Christie Watson

DIE SPRACHE DER MENSCHLICHKEIT

W0012885

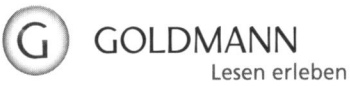

GOLDMANN
Lesen erleben

Christie Watson

DIE SPRACHE DER MENSCHLICHKEIT

Wie wir Kranke wieder
als Menschen wahrnehmen
und nicht als Patienten

Aus dem Englischen von
Pociao und Roberto de Hollanda

(Die Übersetzer danken
Nicola von Hansemann für ihre
großzügige Unterstützung)

GOLDMANN

Die Originalausgabe erschien 2018 unter dem Titel
»The Language of Kindness« bei Chatto & Windus, in der
Verlagsgruppe Penguin Random House, London.

Sollte diese Publikation Links auf Webseiten Dritter enthalten, so
übernehmen wir für deren Inhalte keine Haftung, da wir uns diese
nicht zu eigen machen, sondern lediglich auf deren Stand zum
Zeitpunkt der Erstveröffentlichung verweisen.

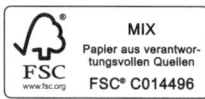 Dieses Buch ist auch als E-Book erhältlich.

MIX
Papier aus verantwor-
tungsvollen Quellen
FSC® C014496
FSC
www.fsc.org

Verlagsgruppe Random House FSC® N001967

1. Auflage
Deutsche Erstveröffentlichung
Copyright © der Originalausgabe 2018 by Christie Watson
Copyright © der deutschsprachigen Ausgabe 2018
by Wilhelm Goldmann Verlag, München,
in der Verlagsgruppe Random House GmbH,
Neumarkter Str. 28, 81673 München
Originalverlag: Chatto & Windus, an imprint of Vintage, London
Umschlaggestaltung: UNO Werbeagentur München
Umschlagmotiv: FinePic ®, München
Redaktion: Regina Carstensen
Satz: Buch-Werkstatt GmbH, Bad Aibling
Druck und Bindung: GGP Media GmbH, Pößneck
Printed in Germany
ISBN 978-3-442-31473-7
www.goldmann-verlag.de

Besuchen Sie den Goldmann Verlag im Netz

Inhalt

Anmerkung der Autorin:
Die hier beschriebenen Ereignisse basieren auf meinen Erinnerungen als Krankenschwester. Die Identität der Menschen und Orte wurde verändert, um die Privatsphäre von Patienten und Kollegen zu schützen, ebenso Beschreibungen von bestimmten Individuen und Situationen. Jede Ähnlichkeit mit lebenden Personen ist rein zufällig.

Für alle Pflegekräfte

*Ein Dichter ist eine Nachtigall, die in der
Dunkelheit sitzt und singt, um ihre Einsamkeit
mit süßen Klängen aufzuheitern.*

Percy Bysshe Shelley

Einsatz fürs Leben

Krankenpflege wurde denjenigen überlassen,
die »zu alt, zu schwach, zu betrunken,
zu schmutzig, zu dumm oder zu ungeeignet
für irgendetwas anderes waren«.

Florence Nightingale

Ich wollte nicht von Anfang an Krankenschwester werden. Eine Vielzahl von Berufsmöglichkeiten kam in Frage, obwohl ich den Berufsberater an unserer Schule mit meinen schlechten Leistungen immer wieder zur Verzweiflung brachte. Meeresbiologin war eine Möglichkeit, die ich in Erwägung zog – ich träumte davon, in sonnigen Gefilden den ganzen Tag im Badeanzug herumzulaufen und mit Delfinen zu schwimmen. Als ich entdeckte, dass ein Großteil der Arbeit einer Meeresbiologin darin bestand, zu den walisischen Küsten getriebenes Plankton unters Mikroskop zu legen, überlegte ich es mir anders. Eines Sommers sah ich in Swansea meiner Urgroßtante eine Weile dabei zu, wie sie in der großen Küchenspüle Seewölfe ausnahm, und einmal fuhr ich im Boot von rauen, kräftigen Männern mit Stoppelbart und gelben Stiefeln, die ins Wasser pinkelten und unablässig fluchten, aufs Meer hinaus. Außerdem hatte ich Herzmuscheln und Laverbread zum

11

Frühstück probiert. Damit war Meeresbiologie für mich gestorben.

»Jura«, antwortete ein Lehrer, als meine Eltern, die mittlerweile ebenfalls an mir verzweifelten, wissen wollten, wozu ich mich möglicherweise eignete. »Sie kann von morgens bis abends diskutieren.« Doch ich war nicht dafür gemacht, mich aufs Lernen zu konzentrieren. Stattdessen richtete ich mein Augenmerk auf Tiere und deren Schutz. Ich träumte davon, als Fotografin für *National Geographic* zu arbeiten, an heiße, exotische Orte zu reisen, wo den ganzen Tag die Sonne schien und ich doch noch im Badeanzug und mit Flip-Flops herumlaufen könnte. Ich beteiligte mich an Demos und Kampagnen gegen Tierversuche und verteilte im Zentrum von Stevenage mit seinen grauen Backsteinhäusern Flugblätter mit Bildern von gequälten Hunden und Kaninchen, die so lange für Kosmetiktests missbraucht wurden, bis sich ihre Augen rot färbten, oder blutenden, bis auf die Knochen abgemagerten Katzen. Ich trug billige politische Buttons, die aufgingen und mich piksten, sodass ich abends eine winzige Konstellation von rosa Stichen auf der Brust entdeckte. Ich weigerte mich, das Wohnzimmer zu betreten, nachdem meine Mutter ein ausgestopftes Huhn vom Flohmarkt angeschleppt und zu ihrem übrigen Klimbim gestellt hatte. Stattdessen nahm ich mein vegetarisches Abendessen aus Protest auf der Treppe ein und erklärte: »Entweder das Huhn oder ich. Mit Mord will ich nichts zu tun haben.«

Mum, die mir mit grenzenloser Geduld alle Teenager-Allüren verzieh, räumte das Huhn weg, machte mir noch ein Käsebrot und drückte mich an sich. Sie war es, die mir die Sprache des Mitgefühls beibrachte, auch wenn ich es damals noch nicht zu schätzen wusste. Am nächsten Tag entführte ich eine Ratte aus der Schule, um sie vor dem Seziermesser im Biologieraum zu retten. Ich nannte sie Furter und hoffte, dass sie sich mit meiner bereits existierenden Hausratte Frank vertragen würde, die mir auf der Schulter saß und ihren langen Schwanz wie eine Kette unmissverständlich um meinen Hals ringelte. Selbstredend hat Frank Furter gefressen.

Schwimmerin, Jazztrompeterin, Reisekauffrau, Sängerin, Wissenschaftlerin ... Astronomie war eine Möglichkeit, bis ich mit zwölf dahinterkam, dass Dad, der mir die Namen sämtlicher Sternbilder beigebracht hatte, sie alle erfunden hatte. Trotzdem sagte ich nichts, sondern hörte weiter zu, wenn er nach oben zeigte und mir Märchen erzählte, während seine Begeisterung für Geschichten am Himmel explodierte.»Da, schau mal, ein Flusspferd ... Siehst du es? Das ist Oriels Schulter. Und da drüben ist die Glockenblume. Erkennst du die Form? Die fast silberblaue Farbe dieser Sterne? Die Fischer glauben, dass sie einem die Geheimnisse der Erde zuflüstern, wenn man lange genug hinsieht. So wie man die Geheimnisse des Meeres im Innern einer Muschel hört. Wenn du dich darauf konzentrierst, kannst du alles und nichts hören – gleichzeitig.«

Ich verbrachte Stunden damit, die Sterne zu beobachten, um die Geheimnisse der Erde zu ergründen. Nachts zog ich eine Schachtel voller Schätze unter meinem Bett hervor: alte Briefe, einen zerbrochenen Schlüsselring, die Uhr

13meines verstorbenen Großvaters, eine einzelne Drachme-Münze; das Kaugummi, das ich unter einem Tisch abgekratzt hatte, weil es von einem Jungen stammte, in den ich verknallt war; Steine, die ich an diversen Orten gesammelt hatte, und eine große Muschel. Dann stand ich in meinem Zimmer, sah zu den Sternen hinauf und hielt die Muschel an mein Ohr.

Eines Nachts klauten Einbrecher Fleisch aus der Kühltruhe, die wir im Gartenschuppen stehen hatten. Damals kaufte man Fleisch en gros von Männern in blutverschmierten weißen Kitteln, die mit Lautsprechern auf riesigen Lieferwagen standen, und damals rückte die Polizei noch mitten in der Nacht an, um wegen des Diebstahls von ein paar tiefgefrorenen Hühnern zu ermitteln. So wurde meine Sternguckerei vom Geschrei der Polizisten unterbrochen. Das Universum hatte meinen Muschelruf erhört: Tierliebe fängt beim Essen an. Ich weiß nicht, welcher Anblick in jener Nacht ungewöhnlicher war: der der jungen Männer, die sich mit einem gefrorenen Huhn und einer Familienpackung Lammkoteletts vom Acker machten, oder der eines dünnen Teenagers in einem mondbeschienenen Schlafzimmer mit einer großen Muschel am Ohr.

Was ich machen und wer ich sein würde, beschäftigte mich auf eine Art, an die meine Freunde offensichtlich keinen Gedanken verschwendeten. Damals verstand ich noch nicht, dass ich viele Leben leben und unterschiedliche Lebensweisen ausprobieren wollte. Ich wusste noch nicht, dass ich genau das finden würde, wonach ich suchte (abgesehen von Badeanzug und Sonne): dass es sowohl bei der

Krankenpflege als auch dem Schreiben darum geht, immer wieder in die Rolle des anderen zu schlüpfen. Seit ich zwölf war, übernahm ich ständig irgendwelche Teilzeitjobs. Ich arbeitete in einem Café, wo ich die Herde putzte – ein ekelhafter Job, mit knausrigen Frauen, die aus einem Teebeutel drei Tassen Tee herausholen konnten. Ich trug in eisigen Wintern Milch aus, bis ich kein Gefühl mehr in den Fingern hatte. Auch Zeitungen trug ich aus, bis man mich dabei erwischte, dass ich sie in einer mit Hundehaufen übersäten Gasse entsorgte. In der Schule strengte ich mich nicht besonders an, machte auch nie Hausaufgaben. Meine Eltern versuchten, meinen Horizont zu erweitern, mir Arbeitsethik und eine Vorstellung dessen zu vermitteln, was ich tun könnte: »Bildung ist der Schlüssel zu allem. Du bist intelligent, machst aber nichts daraus.« Ich war schon immer aufgeweckt gewesen, doch trotz der Werkzeuge, die meine Eltern mir mit auf den Weg gaben, oder ihrer *joie de vivre* blieben meine Schulleistungen mäßig, und meine Flatterhaftigkeit hielt an. Seit ich klein war, hatten sie mich zum Lesen ermuntert, daher liebte ich die Philosophie und suchte in ihr Antworten auf unzählige Fragen: Sartre, Platon, Aristoteles, Camus – ich war süchtig. Die Liebe zur Literatur war das größte Geschenk, das sie mir machen konnten. Ich trieb mich gern herum, brauchte aber immer auch Lesestoff in meiner Nähe und hatte überall auf dem Grundstück Bücher versteckt: *Betty und ihre Schwestern* in der Black Alley, Dostojewski hinter Catweazels Eimern; Dickens unter Tinkers kaputtem Wagen.

Mit sechzehn schmiss ich die Schule hin und zog zu meinem Freund und seinen vier männlichen Mitbewohnern, alle um die zwanzig. Dort herrschte ein unglaubliches Chaos, aber ich war selig, nahm einen Job in einem Videoladen an und tauschte mit dem chinesischen Imbiss nebenan VHS-Videos gegen Chicken Chow Mein. Mein Faible für vegetarische Kost schwand allmählich; ich konzentrierte mich darauf, Pornofilme zu bestellen und meine Freunde in den Laden zu lotsen. Ich besuchte eine Landwirtschaftsschule, um Farmerin zu werden, doch die Begeisterung hielt gerade mal zwei Wochen an. Eine BTEC-Ausbildung in Reisen und Tourismus dauerte nur eine Woche. Mich als orientierungslos zu bezeichnen, war eine Untertreibung.

Als ich zu einem Vorstellungsgespräch zu spät kam und deswegen die Stelle einer Kinderanimateurin bei Pizza Hut nicht bekam, war ich am Boden zerstört. Als meine Beziehung in die Brüche ging, war ich schockiert, aber ich war erst sechzehn und völlig naiv. Aus reinem Stolz konnte ich unmöglich wieder nach Hause zurück. Kein Job, kein Zuhause. Ich arbeitete bei den Community Service Volunteers, dem einzigen Wohlfahrtsverband für Freiwillige damals, der Jugendliche unter achtzehn annahm und ihnen eine Unterkunft bot. Man schickte mich in ein Wohnheim, das von der Spastics Society (heute: Scope) geleitet wurde. Ich bekam 20 Pfund pro Woche und kümmerte mich um Erwachsene mit schweren körperlichen Behinderungen: Ich half ihnen beim Gang zur Toilette, beim Essen und Ankleiden. Zum ersten Mal hatte ich das Gefühl, etwas Nützliches zu tun, einen Sinn im Leben gefunden zu haben. Ich fing endgültig an, Fleisch zu essen; jetzt gab es höhere Ziele im Leben. Ich rasierte mir den Schädel, kaufte meine Kleider in Secondhandläden und verpulverte mein Taschengeld für Cider und Tabak. Ich besaß nichts, war aber trotzdem wunschlos glücklich. Und zum ersten Mal kam ich mit Pflegern in Kontakt. Ich beobachtete die qualifizierten Pflegekräfte so intensiv wie ein Kind seine Eltern, wenn es krank ist. Mein Blick folgte ihnen auf Schritt und Tritt. Aber ich hatte keine Sprache für das, was sie machten, oder für ihren Job.

»Du solltest dich für einen Pflegeberuf ausbilden lassen«, sagte eine. »Du bekommst ein Stipendium und hast ein Dach über dem Kopf.«

Ich ging in die Stadtbibliothek und entdeckte ein ganzes Gebäude voller Heimatloser und Streuner wie ich selbst. In meiner Kindheit und Jugend war ich oft in der Schulbücherei und in der Bibliothek von Stevenage gewesen, doch hier ging es um mehr, als nur zu lernen oder sich Bücher auszuleihen. Dieses Haus war eine Zuflucht. Ein Obdachloser übernachtete hier regelmäßig, und die Bibliotheksangestellten ließen ihn in Ruhe. Ein Mann mit einem Schild um den Hals, auf dem stand, dass er Autist sei und anderen helfen wolle, ging einer Frau in einem Elektromobil zur Hand, die versuchte, ein Buch aus dem Regal zu nehmen. Kinder liefen frei herum, und Gruppen von Teenagern saßen beieinander und lachten.

Ich hörte zum ersten Mal von Mary Seacole, die wie Florence Nightingale während des Krimkriegs Soldaten gepflegt hatte. Sie tastete sich langsam an ihre Tätigkeit heran, indem sie zunächst eine Puppe, dann Tiere und schließlich auch Menschen verarztete. Ich hatte noch nie daran gedacht, Krankenschwester zu werden, doch dann fiel mir etwas ein: Mein Bruder und ich hatten unseren Stofftieren absichtlich die Füllung und den Puppen die Glasaugen ausgerissen, damit ich sie anschließend wieder zusammenflicken konnte.

Ich erinnerte mich, dass meine Klassenkameradinnen in der Grundschule Schlange gestanden hatten, um bei mir einen Anämie-Test zu machen. Wahrscheinlich hatte ich mit meinen speziellen Fähigkeiten geprahlt, bevor ich sie draußen vor der Schule in Reih und Glied aufgestellt und ihnen nacheinander die Lidränder heruntergezogen hatte, um festzustellen, ob sie Leber und Zwiebeln essen mussten. Und auch die unzähligen Freundinnen mit Halsschmerzen fielen mir wieder ein, deren Hals ich sanft mit den Fingerspitzen abtastete, als wäre er eine Klarinette. »Lymphknoten.«

Es gab nicht viel Literatur darüber, was es bedeutete, Krankenschwester zu sein oder was man als solche tun musste, daher wusste ich nicht, ob ich mich dazu eignete oder nicht. Ich entdeckte, dass die Krankenpflege älter war als Geschichtsbücher und es sie seit langer Zeit in allen Kulturen gegeben hatte. Einer der frühesten Texte über Krankenpflege ist die *Charaka Samhita*, die im ersten Jahrhundert vor Christus in Indien entstand und sich dafür einsetzte, dass Pflegende allen Menschen mit dem gleichen liebevollen Verständnis begegnen sollten. Auch im Islam ist die Krankenpflege stark verwurzelt. Im frühen siebten Jahrhundert wurden gläubige Muslime Pflegekräfte – und die erste professionelle Krankenschwester in der Geschichte des

Islam, Rufaidah bint Sa'ad, galt wegen ihres Mitgefühls und Einfühlungsvermögens als Vorbild für andere.

Mitgefühl, Freundlichkeit, Einfühlungsvermögen: das, so sagt uns die Geschichte, macht eine gute Krankenschwester aus. Ich habe mir den Besuch in der Bibliothek von Buckinghamshire immer wieder ins Gedächtnis gerufen, denn diese Fähigkeiten habe ich in meinem Beruf allzu oft vermisst – Fähigkeiten, die wir heute vergessen haben oder nicht länger wertschätzen. Doch mit sechzehn war ich noch voller Hoffnung, Energie und Idealismus. Und als ich siebzehn wurde, traf ich meine Entscheidung. Kein Hin und Her mehr, was die Wahl eines Berufs anging, und kein Herumdrucksen: Ich würde Krankenschwester werden. Obendrein dachte ich an die Partys.

Einige Monate später rutschte ich irgendwie in einen Pflegekurs hinein, obwohl mir noch ein paar Wochen bis zum erforderlichen Mindestalter von siebzehneinhalb Jahren fehlten, und zog in ein Wohnheim für Krankenschwestern in Bedford. Die Räume lagen hinter dem Krankenhaus; es war ein großer Wohnblock, erfüllt vom Widerhall knallender Türen und gelegentlichem lautem Lachen. Die meisten auf meinem Flur waren Pflegekräfte im ersten Jahr, dazu kamen ein paar Röntgentechniker und Physiotherapeuten in der Ausbildung, gelegentlich auch Ärzte, die von Klinik zu Klinik rotierten. Die Pflegekräfte waren alle jung und wild und gerade erst von zu Hause ausgezogen. Es gab eine bedeutende Anzahl von irischen Frauen (»Wir hatten zwei Möglichkeiten«, erzählten sie, »Krankenschwester oder Nonne.«)

und einige wenige Männer (damals hauptsächlich schwul). Im Erdgeschoss befand sich eine Waschküche neben einem spießigen Fernsehraum mit Plastikstühlen, an denen aufgrund der voll aufgedrehten Heizungskörper rund um die Uhr regelmäßig die Beine kleben blieben. In diesem Fernsehraum lernte ich einen angehenden Psychiater kennen, der für ein paar Jahre mein Boyfriend wurde, nachdem ich versehentlich ausgeplaudert hatte, dass ich am Stuhl festklebte. Mein Zimmer lag neben den Toiletten und roch muffig; eine meiner Freundinnen säte einmal Kresse auf dem Teppich aus. Die Küche war schmuddelig, der Kühlschrank voller abgelaufener Lebensmittel, und am Schrank hing ein Schild, auf dem stand: KLAUT KEIN FREMDES ESSEN. WIR WISSEN, WER IHR SEID.

In einem Gang voller Echos stand ein Telefon, das zu jeder Tages- und Nachtzeit klingelte. Es gab Auseinandersetzungen, den Klang schneller Schritte und laute Musik. Wir alle rauchten – meistens Zigaretten, doch das Aroma von Marihuana hing in der Luft wie ein leises Hintergrundrauschen, das man nach einer Weile gar nicht mehr wahrnahm. Für gewöhnlich gingen wir in den Zimmern der anderen ein und aus und schlossen unsere Türen nicht ab. An der Wand über meinem Bett hing ein Poster mit Leonardo da Vincis anatomischen Zeichnungen der Herzkammern; ich hatte ein Bücherregal mit Lehrbüchern über Krankenpflege und Schundromanen, und neben meinem Bett stapelten sich die Philosophiebücher. Außerdem gab es einen Wasserkessel, einen Heizkörper, der sich nicht abstellen, und ein Fenster, das sich nicht öffnen ließ. Nicht zu vergessen ein Waschbecken (für mich und das Geschirr), in das man Asche schnipsen, sich übergeben und ein paar Wochen lang, als die Toiletten verstopft waren, auch reinpinkeln konnte.

Meine Freunde fanden es nicht besonders; doch nachdem ich mir so lange ein Zimmer in einem Wohnheim und davor ein Haus mit meinem Freund und seinen männlichen Untermietern hatte teilen müssen, kam es mir geradezu paradiesisch vor.

Die erste Nacht jedoch ist immer die schlimmste. Ich hatte keine Ahnung, was ich als Pflegekraft tun würde, und bedauerte bereits, den Pflegern, die mich zu der Bewerbung ermuntert hatten, nicht mehr Fragen gestellt zu haben. Ich hatte furchtbare Angst vor dem Scheitern und vor dem Gesicht, das meine Eltern machen würden, wenn sie erfuhren, dass ich es mir schon wieder anders überlegt hatte. Sie waren bereits schockiert gewesen, als ich ihnen eröffnete, dass ich Krankenschwester werden wollte: Mein Dad hatte sogar laut losgelacht. Trotz meiner Arbeit als Pflegekraft betrachteten sie mich immer noch als aufmüpfigen Teenager, dem alle anderen egal waren. Sie konnten sich nicht vorstellen, dass ich zu Mitgefühl fähig war.

In dieser ersten Nacht lag ich wach im Bett und hörte, wie sich meine Zimmernachbarin mit ihrem Freund stritt, einem launischen, schlaksigen Wachmann, der offenbar entgegen allen Regeln mit ihr zusammenwohnte. Und auch nachdem sie sich beruhigt hatten, war an Schlaf nicht zu denken. Mir schwirrte der Kopf vor lauter Zweifeln. Zumindest wusste ich, dass ich eine Zeit lang die Schulbank würde drücken müssen, somit würde ich wenigstens niemanden aus Versehen umbringen oder wäre gezwungen, einem alten Mann den Penis zu waschen oder ähnlich Grässliches. Trotzdem steckte ich voller Ängste. Und als ich in der Nacht zur Toilette ging, die von allen in unserem Stockwerk benutzt wurde, klebte an der Tür eine gebrauchte Damenbinde. Ich würgte. Abgesehen davon, dass es eklig war, erinnerte sie mich daran, dass ich normalerweise beim Anblick von Blut in Ohnmacht fiel.

Meine Überempfindlichkeit wurde am folgenden Morgen bei der berufsmedizinischen Untersuchung bestätigt. Man nahm uns allen Blut ab. »Für die Akten«, erläuterte die Phlebologin. »Falls Sie sich an einer Spritze mit HIV anstecken. Dann können wir feststellen, ob Sie vorher bereits infiziert waren.« Im Jahr 1994 waren Falschinformationen und Angst vor HIV allgegenwärtig. Die Phlebologin zog die Manschette um meinem Oberarm straff. »Sind Sie auszubildende Krankenschwester oder Medizinstudentin?«, fragte sie.

Ich beobachtete die Nadel, sah, wie sich das Röhrchen mit Blut füllte, und dann drehte sich plötzlich der Raum um mich. Ihre Stimme klang wie aus weiter Ferne.

»Christie. Christie!« Als ich wieder zu mir kam, lag ich auf dem Boden, die Beine auf einem Stuhl, und die Ärztin beugte sich über mich. Sie lachte. »Alles in Ordnung?«

Ich stützte mich langsam auf die Ellbogen, fokussierte. »Was ist passiert?«

»Sie sind ohnmächtig geworden, Kleines. Vielleicht sollten Sie Ihre Berufswahl noch mal überdenken.«

Zwanzig Jahre in der Krankenpflege haben viel von mir verlangt, aber noch viel mehr gegeben. Folgen Sie mir durch die Stationen, von der Entbindungs- bis zur Palliativstation, vorbei an der Intensivstation für Neugeborene und durch die Doppeltüren zur Abteilung für Innere Medizin. Laufen Sie mit mir bei einem Notruf durch die Gänge, vorbei an Apotheke und Personalkantine zur Notaufnahme. Wir werden das Krankenhaus selbst und auch die Krankenpflege mit all ihren Aspekten unter die Lupe nehmen. Das, was ich anfangs unter Pflege verstand: Chemie, Biologie, Physik, Pharmakologie und Anatomie. Und das, was ich jetzt weiß: Krankenpflege ist in Wahrheit Philosophie, Psychologie, Kunst, Ethik und Politik. Unterwegs werden wir Menschen begegnen: Patienten, Verwandten und Krankenhauspersonal, Menschen, die Sie vielleicht wiedererkennen. Denn wir werden alle irgendwann in unserem Leben einmal gepflegt. Wir alle sind Pflegende.

1

Ein verzweigter Baum

Jeder hat das Recht auf einen Lebensstandard,
der seine und seiner Familie Gesundheit und Wohl
gewährleistet, einschließlich Nahrung, Kleidung,
Wohnung, ärztliche Versorgung und
notwendige soziale Leistungen.

Artikel 25 der Allgemeinen Erklärung der Menschenrechte

Ich gehe über die Brücke auf ihren zackig geränderten Schatten zu und beobachte, wie das blassblaue, fast grüne fahle Licht auf dem Wasser darunter tänzelt: Es dämmert. Alles ist still. Vollmond. Zwei Frauen weichen mir aus, sie tragen Partykleidung, ihre Wimperntusche ist verwischt; ein Mann liegt in einem Schlafsack vor der Mauer, neben ihm steht ein Pappbecher mit ein paar Münzen. Es gibt kaum Verkehr, abgesehen von einigen schwarzen Taxis und einem gelegentlichen Nachtbus. Doch es sind noch andere Menschen wie ich unterwegs zum Krankenhaus: alle gleich, wie uniformiert, mit abgetretenen, flachen Schuhen, Rucksack, blassem Gesicht und miserabler Haltung.

Ich biege auf das Grundstück des Krankenhauses ein und gehe an der kleinen Kapelle im Hof vorbei, die Tag und Nacht geöffnet ist. Im Innern ist es dunkel, nur ein Lämpchen und wenige Kerzen erhellen den Raum, und auf dem

25

Altar liegt ein Buch mit Sorgen, Gebeten und Fürbitten. Das traurigste Buch, das Sie je gelesen haben.

Die Angestellten drängen eilig durch den Haupteingang; manche schieben Fahrräder, andere gehen zielbewusst und versuchen, den Blicken derjenigen auszuweichen, die mit einem Umschlag oder einer Reisetasche bewaffnet unsicher nach einer Auskunft suchen, ein Kind an der Hand halten oder einen älteren Familienangehörigen mit einer Decke über den Beinen im Rollstuhl vor sich herschieben. Um neun Uhr wird sich hier ein Freiwilliger um die Verlorenen kümmern, mit einem Spruchband, auf dem steht: »Wie kann ich Ihnen helfen?« Es ist Ken, er ist siebzig, seine Enkelin wurde in diesem Krankenhaus zuerst wegen einer Blutvergiftung und dann wegen Eierstockkrebs behandelt. »Ich will Menschen wie mir helfen. Es sind die kleinen Dinge, die zählen.« Er verteilt einen Krankenhausplan, Wegbeschreibungen und ein Lächeln. Der Plan des Krankenhauses ist farblich gekennzeichnet, die Leute folgen den farbigen Streifen auf dem Boden. Mindestens ein Mal am Tag gibt es jemanden, der singend und hüpfend der gelben Linie folgt: »*We're off to see the wizard …*«

Ich gehe am Wartebereich der Aufnahme vorbei, wo noch mehr Menschen sitzen: Reiche und Arme, Behinderte und Gesunde, Vertreter aller Rassen und Kulturen, jeden Alters. Oft sehe ich hier dieselbe Frau – sie trägt Pantoffeln, stinkt nach Urin, hat ein Wägelchen voller Plastiktüten neben sich stehen und führt Selbstgespräche. Manchmal schreit sie auf, als hätte sie Schmerzen; dann steckt der Wachmann kurz den Kopf durch das Schalterfenster, um nach dem Rechten zu sehen. Doch heute ist sie nicht da. Stattdessen sehe ich eine ältere Frau, die trotz der Hitze im Krankenhaus einen dicken roten Mantel trägt. Sie blickt mit ängstlichen, traurigen Augen kurz zu mir auf. Inmitten der vielen Menschen ringsum wirkt sie völlig verloren und einsam. Ihr einstmals lockiges Haar ist ungewaschen und strähnig; es erinnert mich an das meiner Großmutter, wenn sie krank war, und wie sie es hasste, wenn es nicht einwandfrei geföhnt war. Die Frau schließt die Augen und vergräbt das Gesicht in den Händen.

Ich liebe es, durch das Krankenhaus zu gehen. Krankenhäuser waren schon immer heilige Orte. König Pandukabhaya aus Sri Lanka (er lebte von 437 – 367 vor Christus) baute Ruhehäuser in verschiedenen Teilen seines Königreichs – der früheste Hinweis weltweit für diese Art von Einrichtungen, die vor allem der Versorgung von Kranken dienten. Das erste Krankenhaus entstand in der islamischen Welt und wurde 805 in Bagdad gebaut. Derartigen »Heimen« wurde per Gesetz untersagt, Patienten abzuweisen, die sich die Behandlung nicht leisten konnten. Für das Qalawun-Krankenhaus in Kairo, erbaut im dreizehnten Jahrhundert, galt: »Sämtliche Kosten sind vom Krankenhaus zu tragen, unabhängig davon, ob die Menschen von weit her oder aus der Nähe kommen, ob sie Einheimische oder Fremde sind, kräftig oder schwach, niederer oder höherer Herkunft, reich oder arm, ob sie Arbeit haben oder nicht, blind oder sehend, körperlich oder seelisch krank sind, gebildet oder Analphabeten.«

Ich gehe weiter, vorbei an dem Geschenkartikelladen, wo es neben Glückwunsch- oder Beileidskarten auch welche mit Genesungswünschen gibt. Ich komme an dem winzigen Kleidergeschäft vorbei, in dem kein Mensch Kleider kauft, der Besitzer jedoch wunderbare Geschichten zu erzählen weiß und über alles im Bilde ist, was im Krankenhaus passiert; an den öffentlichen Toiletten, wo Patienten zusammenbrechen, sich einen Schuss setzen und gelegentlich überfallen werden – einmal sogar eine Frau vergewaltigt wurde. Gegenüber den Toiletten befinden sich der Zeitungskiosk und das Café, das rund um die Uhr geöffnet hat und wo sich einmal die sauer gewordene Milch aus der defekten Kaffeemaschine über die lebensrettenden Defibrillatoren, kurz Defis genannt, im Keller darunter ergossen.

Ich biege um die Ecke, werfe einen Blick zurück auf die Frau in dem dicken roten Mantel und stoße um ein Haar mit einer Küchenhilfe zusammen. Sie schiebt einen riesigen Metallwagen vor sich her, der nach Chlor, Schimmel und Flugzeugessen riecht. Links vom Café befinden sich die Aufzüge, vor denen sich stets Menschentrauben bildeten. Das Krankenhaus steht auf einem teuren Grundstück und wächst in die Höhe; die meisten Krankenstationen sind Teil des ursprünglichen Gebäudes und werden ständig erweitert. Doch in den einzelnen Abteilungen mit den vielen Fenstern erkennt man noch immer den Baustil wieder, den Florence Nightingale vorschlug, um hervorzuheben, dass Architektur und Inneneinrichtung eines Krankenhauses die Patientengesundheit fördern und somit eine große Rolle spielen. Sie empfahl, die einzelnen Abteilungen als lange schmale Flügel mit hohen Fenstern zu entwerfen, damit so viel frische Luft und Sonnenlicht wie möglich hineinkam. In ihrer Korrespondenz aus den Jahren 1865 bis 1868 mit dem Manchester Architekten Thomas Worthington hatte Nightingale auch die praktischen Bedürfnisse der Pflegekräfte im Blick: »Wird es in der Spülküche auch Platz geben, wo man als Krankenschwester notfalls übernachten kann?«

Ich stelle mir ihre Schritte vor und beobachte meine eigenen, während ich an dem Bereich vorbeigehe, wo viele Patienten darauf warten, nach Hause gehen zu können, aber zu krank sind, um öffentliche Verkehrsmittel zu nehmen, oder zu arm, um sich ein Taxi leisten zu können. Niemand von ihnen hat Familienangehörige, die sie abholen könnten, sie sind auf einen Transport seitens des Krankenhauses angewiesen. Sie sitzen in Rollstühlen und auf Plastikstühlen, tragen Mäntel oder Morgenröcke, sind in Decken gehüllt, suchen in den automatisch sich öffnenden Türen nach dem Gesicht eines Fremden, der sie aufruft, blicken hinaus in den Himmel draußen, in die Leere. Hinter einer Reihe von Stühlen brummt der Getränkeautomat einsam vor sich hin. Ich frage mich, ob diese Menschen – die meisten alt und schwach – hungrig sind, ob sie Schmerzen oder Angst haben. Die Antwort kenne ich bereits. Der Warteraum für diejenigen, die das Krankenhaus verlassen, ist beinahe noch voller als der in der Aufnahme. Alles ist relativ. Als Patient wird man sich nicht gerade glücklich schätzen, wenn man schwer verletzt ist oder in der Notaufnahme um sein Leben kämpft, doch wer in einer solchen Situation Familienangehörige oder Freunde bei sich weiß, hat vielleicht doch Glück gehabt.

Die Türen zum Empfangsbereich öffnen und schließen sich ständig vor einer Reihe von leeren Sauerstoffflaschen, die aussehen wie riesige Kegel. Eine Frau mit Kraushaar und nachgestrichelten Augenbrauen sitzt vor einem Schaltpult mit Mikro. Sie trägt einen Ohrring, der von Madonna hätte stammen können. Ich habe viel Zeit damit verbracht, mich mit ihr anzufreunden. Trotzdem ruft sie jedes Mal, wenn ich sie sehe:»Kann ich Ihnen behilflich sein?«, als wäre ich eine Fremde. Noch habe ich nicht aufgegeben.

Als Nächstes kommt die Apotheke: ein riesiges Schlaraffenland für Erwachsene. Es gibt Schubladen, die sich lang ausziehen lassen, und endlose Reihen verschiedenster Medikamente. Das Innere der Apotheke ist wie das Börsenparkett der Wall Street; eine spärlich erleuchtete Treppe führt in den Keller, wo bestimmte Medikamente in Notfallkisten bereitstehen. Sie werden jedes Mal neu beschriftet, wenn man sie öffnet, um zu gewährleisten, dass niemand sich daran vergreift; anschließend werden sie wieder aufgefüllt und versiegelt. Viele solcher Medikamente werden in Großbritannien verschrieben, obwohl sie vom National Institute for Health and Care Excellence (NICE, Kompetenzzentrum für Gesundheit und Pflege) nicht zugelassen sind. Das ist nichts Ungewöhnliches. In der US-amerikanischen Kinderheilkunde zum Beispiel sind nur 20 bis 30 Prozent der verwendeten Medikamente von der dortigen Gesundheitsbehörde Food and Drug Administration (FDA) zugelassen. In europäischen Ländern gibt es auch seit Jahren ein Off-Label Use, die Verschreibung eines zugelassenen Arzneimittels außerhalb der von den nationalen oder europäischen Zulassungsbehörden genehmigten Anwendungsgebiete in unterschiedlichem Umfang.

Vertreter der Pharmaindustrie sind Geschäftsleute, und früher sorgten sie in den Krankenhäusern unweigerlich für Aufregung. Man erkennt sie sofort – wie die Apotheker sind auch sie besser gekleidet als die Ärzte. Alle tragen Designeranzüge und treten auf wie Autoverkäufer, obendrein verfügen sie über die Fähigkeit, die Aufmerksamkeit eines viel beschäftigten Facharztes (an dessen Sekretärin vorbei) zu wecken. Mit anderen Worten: Ein Heer von smart aussehenden Akademikern zwischen zwanzig und dreißig, deren Noten nicht gut genug waren, um Medizin zu studieren, sucht regelmäßig die Krankenhäuser heim. Früher bedeutete der Besuch eines Pharmavertreters auf der Station Pizza-Gutscheine, Stifte, Notizblöcke und andere Geschenkartikel. Die heutige »Transparenz« hat bewirkt, dass die Mittagessen mit den Vertretern weniger luxuriös ausfallen und Ärzte nicht mehr bestochen werden dürfen, um ein bestimmtes Medikament bevorzugt einzusetzen. Trotzdem verteilen sie nach wie vor ihre Werbegeschenke. (Alle Ärzte und Pflegekräfte haben Becher mit aufgedruckten Medikamentennamen zu Hause herumstehen, und meine Tochter hatte lange einen Lieblingsteddy, der ein T-Shirt mit Werbung für ein Antidepressivum trug.)

An einer kleinen Durchreiche wechseln sich die auszubildenden Krankenpfleger ab, sie warten vor einer Tür auf die verordneten Medikamente für jene Patienten, die entlassen werden sollen. Nacheinander werden sie aufgerufen, um bestimmte Tabletten oder Tropfen zu erhalten.

Mein Büro liegt drei Etagen über der Apotheke. Es ist ein überhitzter, vollgestopfter Raum mit Teppichboden, freiliegenden Rohren und Rattenfallen vor der Tür, doch hier verbringe ich die wenigste Zeit. Ich werfe einen kurzen Blick in den Raum, lasse meine Augen über den Schreibtisch schweifen, auf dem veraltete Tuben und defekte Defi-Pads liegen (»Angeblich haben sie Funken gesprüht, doch das ist nicht bewiesen, also kein Grund zur Panik!«). Daneben ein paar Tütchen mit gestohlener Würzsauce aus der Krankenhauskantine, wo wir gelegentlich einen Zwischenstopp machen, um ein Sandwich zu essen oder etwas Warmes zu frühstücken, nachdem wir von den jeweiligen Schichtleitern den Pflegeplan erhalten haben. Sie sind diejenigen, die nachts praktisch den Laden schmeißen und sich um alle wichtigen Belange kümmern, vom Bettenmanagement über kritische Vorfälle und Sicherheit bis hin zu Opfern von Terroranschlägen. Auf dem Tisch liegt auch die dicke Krankenakte eines verstorbenen Patienten, die wieder zurück ins Archiv muss, neben einer großen Kanne entkoffeiniertem Kaffee, die, wie man mir an meinem ersten Arbeitstag erzählte, seit Jahren unangetastet dort steht.

Als Teil des Reanimationsteams nehme ich eine seltsam hybride Rolle ein – ich bin eine Krankenschwester, die auf Wiederbelebung spezialisiert ist. Unser Team besteht größtenteils aus erfahrenen Notaufnahmepflegern oder ehemaligen Intensivkräften (wie ich), zuweilen aber auch aus Rettungssanitätern oder Oberärzten (gut ausgebildeten

Fachärzten). Wir schulen Pflegekräfte, Ärzte und andere Fachkräfte im Bereich Reanimation und tragen Pager, mit denen wir in alle Bereiche des Krankenhauses gerufen werden: auf Stationen und in OP-Säle, ins Café, zum Treppenhaus, in die Psychiatrische Ambulanz, auf den Parkplatz und auf die geriatrische Station. Wir helfen dem Personal, medizinische Notfälle und Fälle von Herzstillstand zu behandeln.

Noch während ich mich hinter der behelfsmäßigen Trennwand umziehe, piepst der Pager. In unserem Raum gibt es sonst nichts, wo ich mich umziehen könnte, und für die Toilette ist keine Zeit; diese improvisierten Trennwände stehen hier schon seit Jahren. Der Pager gibt Alarm: »Erwachsener; Notfall in der Hauptkantine.« Es kommt vor, dass er den ganzen Tag ruhig bleibt. An anderen Tagen meldet er sich fünf- oder sechsmal. Das Personal löst einen Alarm aus, indem es die Nummer 2222 wählt und die Art des Notfalls beschreibt: Erwachsener, Kind, Geburt, Säugling oder Trauma. Selbst in Krankenhäusern sind medizinische Notfälle eher selten, aber sie können katastrophal sein. Die meisten sind das, was wir insgeheim für Mumpitz halten: ein Patient, der in Ohnmacht gefallen ist oder einen Herzanfall vortäuscht, einmal ging es sogar um einen Wespenstich.

»Ich gebe dir einen guten Rat«, sagte mir ein Kollege an meinem ersten Arbeitstag. »Am besten läufst du sehr, sehr langsam. Man weiß nie, was man vorfindet, und will auf keinen Fall der Erste sein, der am Schauplatz eintrifft, wenn man nicht weiß, was man zu tun hat.«

Doch inzwischen mache ich diesen Job schon eine ganze Weile, deshalb renne ich die Treppen hinunter, nehme zwei Stufen auf einmal, vorbei am Zentralbereich des Krankenhauses, der von einer riesigen Statue von Queen Victoria beherrscht wird. Ich laufe durch das große Foyer mit dem Klavier, das von Menschen gespielt wird, die Sie überraschen würden. Heute ist es ein Bauarbeiter mit Warnweste, der Mozart spielt. Vorbei an einer Frau, die sich im Schneckentempo bewegt, und einem Mann mit einem strahlenden Gesicht, der einen nagelneuen, mit Luftballons geschmückten Kinderwagen schiebt, in dem ein winziges Baby liegt. Auf einem der Ballons steht: »Herzlichen Glückwunsch, ein Junge!« Vor der Poststelle, wo die Menschenmenge dichter wird, muss ich meine Schritte verlangsamen. Flüche und das Plärren eines Radios dringen aus dem kleinen Raum, und gelegentlich schleudert ein Arm einen Brief oder ein Päckchen heraus. Ich gehe rasch Richtung Geldautomat, der nie funktioniert, und erreiche die Kantine, wo übermüdetes Personal sein warmes Frühstück einnimmt.

Die Frau mit dem traurigen Blick und dem roten Mantel wirkt klein und zerbrechlich, ohne ihren Mantel geradezu winzig. Sie trägt eine geblümte, schief zugeknöpfte Bluse. Ihre Haut ist runzlig und trocken, die Augen feucht, die Lippen rissig. Das strähnige weiße Haar riecht säuerlich. Knapp über ihrem Schlüsselbein hängt ein Ehering an einer Silberkette. Ihre Augen flattern von einem Gesicht zum anderen, und sie zittert. Sie sitzt bei vollem Bewusstsein auf einem Stuhl, um sie herum haben sich bereits einige Mitarbeiter des Reanimationsteams versammelt: eine leitende Ärztin, ein Assistenzarzt, ein Anästhesist und die Schichtleiterin. Sie wirken nicht beunruhigt. Tife, die Schichtleiterin, ist eine Freundin. Früher war sie viele Jahre in der Notaufnahme. Sie zu sehen, ist immer beruhigend: Sie strahlt eine unerschütterliche Gelassenheit aus. Sie hat bereits eine Decke organisiert, was keineswegs so leicht ist, wie es sich anhört, kniet vor der Patientin und bringt gerade einen kleinen Sensor auf ihren Finger an, um den Sauerstoffgehalt ihres Bluts zu messen.

»Morgen«, sagt Tife.

»Hallo. Entschuldige, ich war gerade dabei, mich umzuziehen.«

Eine Pflegekraft kommt mit dem fahrbaren Reanimationswagen. Der wird angefordert, sobald der Pager Alarm schlägt, und trifft gleichzeitig mit dem Team ein. Dieser Notfallwagen erinnert an ein kleines Krankenhaus auf Rädern: Die Ausrüstung enthält eine Sauerstoffflasche, einen Absauger, einen Defi, Notfallmedikamente und große Beutel mit allem, was man braucht, von Blutzuckermessgeräten bis zum Beatmungsgerät.

»Betty hat einen leichten Schmerz in der Brust. Die Vitalparameter sind in Ordnung. Allerdings ist sie stark unterkühlt. Kannst du mir ein Wegwerfthermometer besorgen?«

Tife wendet sich den Ärzten zu. »Wir können sie in die Notaufnahme bringen, wenn Sie zurückmüssen.«

»Sie braucht ein 12-Kanal-EKG«, sagt die Ärztin und geht davon, noch ehe sie bemerkt, wie der junge Assistenzarzt die Augen verdreht und murmelt: »Ach, wirklich?«

»Kann ich sie Ihnen überlassen?«, fragt er mich, bevor er losrennt. Abgesehen von solchen Notfalleinsätzen haben die Fachärzte alle Hände voll zu tun, und sobald sich der Pager meldet, müssen sie alles stehen und liegen lassen, manchmal sogar Patienten im OP-Saal Kollegen überlassen.

Ich nicke. »Hallo, Betty.« Ich fasse nach ihrer Hand. Sie ist eiskalt. »Ich bin Christie. Wir setzen Sie jetzt auf eine fahrbare Trage und bringen Sie in die Notaufnahme. Kein Grund zur Panik, aber es ist besser, wenn wir Sie mal durchchecken. Habe ich Sie nicht vorhin gesehen? In der Aufnahme?«

»Betty hatte einen Termin beim Sozialdienst«, erklärt Tife. »Aber sie war zu früh dran, deshalb wollte sie einen Kaffee trinken. Dann spürte sie einen Druck auf der Brust. Sie hat schwere Zeiten hinter sich, stimmt's, Betty?«

Ich registriere ihren Gesichtsausdruck. Zu Tode erschrocken.

»Bettys Mann ist vor Kurzem an einem Herzinfarkt gestorben.«

»Das tut mir sehr leid«, sage ich und ziehe die Decke enger um sie. Ihre Temperatur ist bedrohlich niedrig. »Haben Sie noch Schmerzen?«

Sie schüttelt den Kopf. »Ich will Ihnen keine Umstände machen«, sagt sie. »Es ist halb so schlimm. Wahrscheinlich habe ich bloß was Falsches gegessen.«

Betty sieht nicht so aus, als hätte sie einen Herzinfarkt, obwohl ältere Frauen nicht immer die klassischen Symptome aufweisen, die man erwartet – Brustschmerzen, Taubheitsgefühl, Anspannung, Kribbeln, Stiche –, und gelegentlich nicht einmal Schmerzen haben. Ischämische Herzerkrankungen sind die häufigste Todesursache in der westlichen Welt, ein wichtiger Grund für Einweisungen ins Krankenhaus. Wir sehen viele Patienten, die erst in der Klinik einen Herzanfall erleiden, und die meisten von ihnen wurden nicht deshalb eingewiesen. Sie kommen wegen einer zahnärztlichen Behandlung, um einen Familienangehörigen zu besuchen oder um sich Blut abnehmen zu lassen. Der durch die ungewohnte Umgebung verursachte Stress scheint groß genug zu sein, um sie aus der Bahn zu werfen. Ein Herzanfall ist etwas anderes als ein Herzstillstand. Der Herzanfall wird durch eine Arteriosklerose ausgelöst, einer Gefäßverkalkung – aufgrund einer verminderten Blutzufuhr in den Gefäßen und eines Mangels an Sauerstoff und Glukose. Sauerstoff und Glukose sind notwendig, um das Gewebe am Leben zu erhalten. Herzstillstand heißt, dass das Herz gänzlich zu schlagen aufhört, egal aus welchem Grund. Doch Betty schwitzt nicht, sie ist auch nicht blass, und obwohl ihr Pulsschlag schwach ist, fühlt er sich regelmäßig an und ist deutlich tastbar.

Mithilfe der Pflegekraft und meiner zusätzlichen Unterstützung klettert Betty langsam auf die Trage. Ich stelle die Rückenlehne auf, wickle so viel von der Decke wie möglich um ihre schmalen Schultern und setze ihr eine Sauerstoffmaske auf das Gesicht. Einen Herzanfall mit Sauerstoff zu behandeln, kann gefährlich sein, da so bereits verstopfte Blutgefäße möglicherweise noch weiter verengt werden. Doch in medizinischen Notfallsituationen, bei denen sich der Patient in einem kritischen Zustand befindet, ist Sauerstoff entscheidend. Er hilft auch bei einem Kater. Allerdings riecht die Maske ekelhaft, Sauerstoff selbst wirkt dehydrierend, und mit einer Maske auf dem Gesicht kann man nicht richtig sehen, was die Panik unter Umständen vergrößert.

Ich versuche, Betty zu beruhigen. »Es geht Ihnen gleich besser.« Ich gehe neben ihr her, während die Pflegekraft die Trage schiebt, und denke darüber nach, dass die Verzweigungen des Krankenhauses viel Ähnlichkeit mit Arterien und Venen haben, mit unseren eigenen Arterien und Venen. Der kleinste Stau zwingt uns, stehen zu bleiben und zu warten, bis die anderen zur Seite treten und uns durchlassen.

Schon immer wurde die Bedeutung von Arterien und Venen missverstanden. Im zweiten Jahrhundert nach Christus erklärte Galen, ein griechischer Naturforscher und Philosoph, der sich auch als Mediziner betätigte (er sorgte für die ärztliche Betreuung der Gladiatoren in Rom), dass »im ganzen Körper die Arterien mit Venen vermengt sind und die Venen mit Arterien«. Er war davon überzeugt, dass im Körper verschiedene Kräfte walteten, so ging die *spiritus vitalis* vom Herzen aus in die Arterien, wo sie zur *spiritus animalis* umgewandelt wurde. Diese gelangte seiner Ansicht nach in die Nervenbahnen, von wo aus sie dann in der Leber als *spiritus naturalis* in die Venen weiterzog. Im Mittelalter glaubte man, Arterien enthielten spirituelles Blut – den Lebensgeist. Zwar wurden auf dem Gebiet der Medizin inzwischen unübersehbar enorme Fortschritte gemacht, doch steckt in dem Wissen der Vergangenheit auch ein Körnchen Wahrheit. Als Galen die Arterien studierte, definierte er eine bis heute geltende Erkenntnis (die sich metaphorisch auf ein Krankenhaus übertragen lässt): »Es ist nutzbringend, alle Teile des Tieres zu nähren.«

Rechts und ganz am Ende des Gangs versteckt sich das Kino des Krankenhauses, wo Patienten und deren Angehörige die neuesten Filme sehen können (das Personal übrigens auch, obgleich ich keinen Kollegen kenne, der dafür je Zeit gehabt hätte). Dort steht auch ein Stuhl für die Pflegekraft, die von einem Wohlfahrtsverein finanziert wird und vor Ort ist, um gegebenenfalls die Leute zu beruhigen und sich um eventuelle Notfälle zu kümmern. Daneben befindet sich die Abteilung für Geschlechtskrankheiten (immer voll, nur Stehplätze zu haben). Wir kommen an der Ambulanz vorbei, wo sich Menschen um einen Mann in einem Rollstuhl geschart haben, der eine nicht angezündete Zigarette im Mund und eine weitere hinter das Ohr geklemmt hat und laut herumbrüllt. Hinter ihm steht ein Infusionsständer, an dem ein Beutel aufgehängt ist. Die schaumig klare Flüssigkeit darin läuft durch einen dünnen weißen Schlauch, der wie eine fehlgeleitete Nabelschnur aussieht und im oberen Teil seines Brustkorbs verschwindet.

»Wir sind fast da«, sage ich.

Diese Menschen, das Chaos: das spirituelle Blut des Krankenhauses. Und alle verzweigten Arterien und Venen führen zum Zentrum: der Notaufnahme.

Die Notaufnahme ist beängstigend. Sie erinnert uns daran, wie zerbrechlich das Leben ist – und was könnte erschreckender sein als dieser Gedanke? Die Notaufnahme lehrt uns, dass wir verwundbar sind und trotz größter Anstrengungen nicht voraussehen können, wer auf einem Gehweg stolpern und sich eine gefährliche Gehirnblutung zuziehen wird; wessen Dach einstürzt, was eine traumatische

Beinamputation zur Folge haben könnte; wer sich das Genick bricht, die Wirbelsäule verletzt oder verblutet. So kann bei einem Paar, das seit sechzig Jahren glücklich verheiratet ist, eines Tages die demente Ehefrau ihren Mann angreifen und zurichten. Oder man ist zur falschen Zeit am falschen Ort: So wird ein Mann eingeliefert, dem ein jugendlicher Hitzkopf ein Messer in die Brust gerammt hat, oder eine schwangere Frau, die man zusammengeschlagen und in den Bauch getreten hat.

Doch in der Notaufnahme findet sich auch Schönheit, ein Zusammenhalt, der alle Konflikte vergessen macht. Als Pflegekraft in der Notaufnahme kann man seine Zeit nicht mit Schlafwandeln verbringen. Jeder Tag wird intensiv wahrgenommen, analysiert und wirklich erlebt. Trotzdem zittert meine Hand jedes Mal, wenn ich die Tür öffne – auch jetzt noch, nachdem ich seit vielen Jahren hier arbeite. In der Notaufnahme bin ich nie allein, auch wenn ich als Reanimationsschwester viel Zeit an diesem Ort verbringe. Pflege erfordert Flexibilität, die Gabe, sich anzupassen und die Energie in die Richtung zu lenken, wo Patienten und Kollegen sie brauchen, auch wenn das bedeutet, sich auf fremdes Terrain zu begeben. Und trotzdem macht mir die Notaufnahme Angst. Anders als das Personal in der Kantine, das Alarm geschlagen hat, um Betty zu helfen, rufen die Kollegen in der Notaufnahme Reanimationskräfte nur im äußersten Notfall oder wenn sich ein Trauma ereignet, das besondere Experten erfordert.

Die Notaufnahme ist unberechenbar. Doch es gibt gewisse Muster. Während der Wochentage sind die Vormittage

Müttern vorbehalten, die sich die ganze Nacht um ihre Kinder gekümmert haben und im kalten Licht des Tages erkennen, dass es ihnen trotzdem eher schlechter als besser geht.

Tagsüber werden Unfallopfer und sonstige Verletzte behandelt und am Abend Angestellte, die keinen Termin beim Hausarzt bekommen haben und bei der Arbeit am nächsten Tag nicht fehlen wollen. In den Nächten normaler Wochentage ist alles möglich, denn nachts kommen die Leute normalerweise nur, wenn sie wirklich krank sind. Und zwischen Donnerstagabend und Montagmorgen drängen sich Nachtschwärmer in den Gängen, mit starrem Blick und nervösen Zuckungen. Am Sonntagmorgen reißt der Patientenstrom nicht mehr ab, und je weiter der Tag voranschreitet, umso schlimmer wird es: junge Männer und Frauen, die alle möglichen Amphetamine eingeworfen haben, mit Pupillen so groß wie der Mond, oder alkoholisierte Junkies, mit Augen so klein wie Stecknadelköpfe, die nichts sehen und kein bisschen Licht hereinlassen.

In der Notaufnahme wimmelt es von Polizeibeamten, schreienden Familienangehörigen, Patienten, die nur durch einen dünnen Vorhang voneinander getrennt sind; ein älterer Patient nach einem Schlaganfall neben einem Alkoholiker, eine schwangere Frau mit hohem Blutdruck neben einem Schreiner, der sich die Hand verletzt hat, ein Patient mit den ersten Anzeichen von multipler Sklerose zwischen einem jungen Mann, der an einer Sichelzellkrise leidet, und einem Kind mit Blutvergiftung. Herzanfälle, Hirnaneurysma, Schlaganfälle, Lungenentzündungen, diabetische Ketoazidose, bei der der Stoffwechsel entgleist,

Hirnhautentzündung, Malaria, Asthma, Leberversagen, Nierensteine, Eileiterschwangerschaften, Verbrennungen, Überfälle, psychotische Anfälle ... Hundebisse, Knochenbrüche, Atemaussetzer, Panikanfälle, Überdosen, Pferdetritte, psychische Krankheiten, Schuss- oder Stichverletzungen. Einmal ein halb abgesägter Kopf.

Betty verzieht das Gesicht. Während wir den großen Warteraum durchqueren, in dem die Patienten auf Plastikstühlen sitzen oder vor der mit Plakaten gepflasterten Wand stehen, hält sie meine Hand fest. Niemand sieht sie an. Es ist, als würde jeder durch sie hindurchschauen. Sie ist unsichtbar. Im Vorbeigehen lese ich die Plakate:

Haben Sie sich in den letzten 48 Stunden erbrochen oder hatten Durchfall, erzählen Sie es bitte dem behandelnden Arzt.

Sind Sie zwischen zwölf und fünfzig Jahre alt, sagen Sie bitte dem Röntgenassistenten Bescheid, falls Sie schwanger sind.

Haben Sie Schmerzen? Sind Sie verletzt? Hatten Sie einen Herzanfall? Rufen Sie direkt beim NHS an. Brustschmerzen? Atemnot? Wählen Sie 999.

Neben den Plakaten befindet sich ein Waschbecken. An der Wand sind zwei Behälter angebracht. Der eine enthält Flüssigseife, der andere ist leer: Das Desinfektionsmittel für die Hände ist längst entfernt worden. Alkoholiker, die ins Krankenhaus kamen, tranken das Zeug wegen seines Alkoholgehalts. Menschen, die so verzweifelt sind, brauchen offensichtlich Hilfe, doch letztlich bleibt einem oft nichts anderes übrig, als Dinge dieser Art zu entfernen. Niemand hat die Zeit, einen obdachlosen Alkoholiker unter einem Waschbecken aufzusammeln und ihn wegen der Schäden zu behandeln, die er seinem Körper bereits zugefügt hat. Blutende Krampfadern als Folge einer Leberzirrhose gehören zu den furchtbarsten Dingen, die ich jemals gesehen habe – die Venen in der Speiseröhre platzen, der Patient spuckt Blut. Und so etwas kann, wie bei allen Komplikationen einer Alkoholsucht, schon bei weit weniger Alkoholkonsum auftreten, als man gemeinhin annimmt.

Die meisten Patienten, die auf ihren kleinen Stühlen in unserer Nähe sitzen, haben eine Begleitperson dabei. Mögliche Meinungsverschiedenheiten sind vergessen, man hält sich an der Hand, streicht sich übers Haar. Einige Patienten weinen. Während ich mich im Warteraum umsehe, muss ich an William Hogarths Porträt von London denken, *Gin Lane*. Die Armut ist spürbar. Es gibt betrunkene Mütter und abgemagerte Väter. Der Raum riecht nach Ausdünstungen von Menschen und nach dem metallischen Geruch von altem Blut. Man hat den Eindruck, dass die Notaufnahme sich kaum verändert hat, seit im Jahr 1215 die Nonnen und Mönche, die ein Spital in London leiteten, es als Zufluchtsort für die Armen, Kranken und Obdachlosen betrachteten. Die ersten Krankenschwestern in einem solchen Krankenhaus begannen am 9. Juli 1860 mit ihrer Ausbildung, und nach erfolgreich bestandener Prüfung durften sie Florence Nightingale bei sich zu Hause besuchen – eine aufregende Sache für die wenigen, die ihr persönlich begegneten, aber auch angsteinflößend: Nightingale machte sich Notizen über die Schüler, darunter auch ihren »Charakter«. Was hätte sie wohl über mich gedacht?

Das Krankenhaus, der Ort, blieb während des gesamten neunzehnten Jahrhunderts eine Zuflucht der Armen, obgleich die Krankenpflege inzwischen standardisiert worden war. Gewisse Aspekte der Vergangenheit schwingen bis heute mit: Früher verloren Krankenschwestern ihre Stelle, wenn sie heirateten. Heute sind natürlich die meisten von uns verheiratet, doch während der Ausbildung kannte ich noch viele unverheiratete Oberschwestern im Dienst. Einige wohnten im Schwesternheim Spencer House, das wir »Spinster's House« nannten, weil wir uns gar nicht vorstellen konnten, was gute Krankenpflege einem Menschen abverlangt. Pflege ist ein Beruf, der einem tagtäglich ein Stück Seele raubt. Die emotionale Kraft, die man braucht, um Menschen in all ihrer Verletzbarkeit zu versorgen, hat ihre Grenzen, und es gab Tage, an denen ich mich, wie die meisten meiner Kollegen, völlig ausgelaugt fühlte und nichts mehr zu geben hatte. Deshalb bin ich sehr dankbar für meine Familie und Freunde, die Verständnis dafür aufbringen.

Betty hustet und hält sich die Hand vor den Mund. Ihre schmalen Schultern beben. Sie tastet nach der Handtasche, die ich am Ende der Trage abgelegt habe. Ich lege sie ihr auf den Schoß, und sie kramt ein zerknülltes Papiertaschentuch

44

hervor, wischt sich über den Mund und steckt es wieder zurück. Die Tasche behält sie in der Hand und klammert sich daran wie ein verängstigtes Kind an sein Stofftier. Ich lege ihr die Hand auf den Arm.»Gleich haben wir es geschafft.«

Wir gehen durch die Tür nach draußen, wo eine Schlange von Krankenwagen parkt: Ein Arzt flitzt rein und raus, um sich um die Patienten zu kümmern, die auf harten Krankenwagentragen warten, und entschuldigt sich für den Mangel an Betten. Eine Putzfrau wischt unentwegt die Böden, und gelegentlich schreit sie einfach los: Sie ist schon lange psychisch krank, doch der National Health Service ist ein unvoreingenommener Arbeitgeber. Das Personal kommt aus allen möglichen Ländern und aus allen Schichten der Gesellschaft und spiegelt damit die Patienten wider, die von dieser Einrichtung behandelt werden. Ich habe mit Krankenpflegern aus der ganzen Welt gearbeitet, Krankenschwestern, die selbst obdachlos waren; eine verdingte sich bei einem Escort-Service, um ihre Ausbildung zu finanzieren. Ich habe Pflegekräfte kennengelernt, die sterbende Familienangehörige hatten oder selbst an Krebs erkrankt waren, die außerhalb ihrer Arbeitszeit kleine Kinder oder ältere Angehörige pflegten, homosexuell, heterosexuell, nicht binär (nicht Mann, nicht Frau) oder transsexuell waren. Manche von ihnen waren Flüchtlinge, Sprösslinge aus unvorstellbar reichen Familien oder wohnten in Bezirken, in die sich die Polizei nur in Gruppen hineinwagt. Es gibt sehr wenige Berufe, in der Menschen mit derart unterschiedlichen Charakteren tätig sind.

In der Krankenpflege herrscht immer Bewegung zwischen den einzelnen Stationen und Fachabteilungen, und in London ist die Personalfluktuation höher als in anderen Teilen von Großbritannien, wo die Pflegekräfte gewöhnlich länger an einem Ort bleiben und dort Wurzeln schlagen. »Wenn ich befördert werden will, muss ich warten, bis jemand stirbt oder in Rente geht«, erzählt mir eine Freundin, die in das ländliche Cumbria zieht. Doch egal wo, immer steht zusätzlich ein ganzes Heer von Angestellten im Gesundheitswesen bereit, um die Bedürfnisse der Massen zu befriedigen: angefangen bei Frauen, die Säuglingskleidung nähen oder in den Läden arbeiten, über das Küchenpersonal und die Frauen in der Wäschekammer bis hin zu Apothekern und Biomedizintechnikern.

In der Notaufnahme werden Dutzende von unterschiedlichen Sprachen mit unterschiedlichen Akzenten gesprochen, und die Liste mit den Übersetzern, die in der Aufnahme ausliegt, wird ständig länger. Doch die Dolmetscher werden nur selten gebraucht. Oft haben die Leute einen jungen Familienangehörigen dabei, der übersetzen kann, oder es gibt eine Stations- oder Reinigungskraft, die aus ihrem Teil der Welt kommt. Es spricht einiges gegen das Dolmetschen durch Menschen, die nicht dafür ausgebildet sind; manche Pflegekräfte und Ärzte vermuten, dass Inhalte nicht präzise erklärt oder abgeschwächt werden. Aber so geht es schneller, als wenn man sich erst auf die Suche nach einem entsprechend geschulten Übersetzer machen muss.

Ich schiebe Betty weiter, vorbei an der separaten Notaufnahme für Kinder, den Reihen von Betten, dem langen rechteckigen Tisch, neben dem sich Unterlagen stapeln: Anordnungen, in welchen Fällen nicht reanimiert werden soll, Patientenkurven, Aufnahmeformulare. In Regalen und hinter Glas sind Apparaturen und Geräte untergebracht, in großen, ausziehbaren Schubladen; und vor den Türen stehen Notfallwagen mit allem, was man für den Fall eines Herzstillstands braucht. Betty sieht sich aufmerksam um, ihr Kopf bewegt sich nach rechts und links. Sie hält ihre Handtasche eng an die Brust gepresst. Trotzdem sieht jeder, an dem wir vorbeikommen, wieder nur mich an, nicht Betty.

Am Ende des Reanimationsbereichs liegt ein Mann auf einer Trage, neben ihm stehen zwei Sanitäter und ein Gefängniswärter. Ich sehe auch einige Polizeibeamte in der Nähe des Stationszimmers, aber sie gehören vielleicht nicht dazu. »Wir haben dem Patienten einige Gegenstände entnommen«, hat mir einmal eine Sanitäterin erklärt und dann hinzugesetzt: »Wir haben sie doppelt verpackt.« Sanitäter haben eine interessante Art, sich auszudrücken, ihre Sprache ist oft etwas förmlich, auch wenn sie nicht im Dienst sind. Ich frage mich oft, ob sie damit verhindern wollen, laut loszuprusten, zu schreien oder zu würgen, wenn sie mir einen Patienten übergeben. Als ich fragte, was sie mit *doppelt verpackt* meinte, antwortete sie, die Gegenstände seien kontaminiert gewesen. »Er hatte sie sich in den Arsch geschoben. Das Handy mitsamt Ladegerät.«

Der nächste Patient ist umringt von einem Trauma-Team in ärmellosen Oberteilen (eine Art Kasack): der leitende Oberarzt, Intensivpfleger 1, Anästhesist, Orthopäde, Intensivpfleger 2. Ich schiebe Betty an eine Wand. »Ich lasse

Sie ganz kurz mit Jamie allein, okay? Er ist unsere Hilfs-kraft. Ich bin gleich wieder da.«

Ich habe keine Mühe, Sandra zu finden, die die Notauf-nahme leitet. Sie sieht extrem gestresst aus und bewegt sich nur im Laufschritt, wobei sie gleichzeitig alles im Blick hat. Ich weiß nicht, warum man als Arzt oder Krankenpfleger in der Notaufnahme landet, aber meistens sind es Adrena-lin-Junkies. Sie sind fit und furchtlos, sie denken im Gehen und verfügen über eine nüchterne Intelligenz. Alle Pflege-kräfte in der Notaufnahme, die ich kenne, sind unglaublich sarkastisch, trotzdem glaube ich eigentlich nicht, dass dies eine Voraussetzung für die Arbeit hier ist.

Sandra bleibt an einem Bett stehen, wo sich eine große Menge von Krankenpflegern und Ärzten um einen wim-mernden Patienten versammelt hat.

Ich gehe auf sie zu. »Hallo, Sandra. Ich habe eine Pati-entin dabei, Betty – ich wurde in die Kantine gerufen, sie hat Schmerzen in der Brust. Wo soll ich sie hinbringen?«

Sandra nickt mir zu. »Wir sind voll. Klar. Stell sie vor-erst auf Bettplatz eins.«

Ich werfe Betty am anderen Ende des Raums einen Blick zu, sie presst noch immer ihre Handtasche an sich. Doch Jamie unterhält sich mit ihr, und sie hat die Augen geöff-net. Ich bin froh, dass sie nicht in meine Richtung schaut.

»Drei Stichwunden«, sagt Sandra und nickt in Richtung des wimmernden Patienten. »Ich hatte die ganze Nacht kei-ne ruhige Minute.«

Vermutlich hatte sie Nachtschicht: vierzehn Stunden und noch immer auf den Beinen. Die Leute fragen sich, wie man es sich als Krankenpfleger leisten kann, in London zu wohnen, doch in Wahrheit tun sie das gar nicht. Wie Sandra kommen die meisten von außerhalb und müssen zu ihrer zwölfeinhalbstündigen Nachtschicht noch zwei oder drei Stunden An- und Rückfahrtzeit hinzuzählen.

Zwei Krankenschwestern vergleichen Details auf den kleinen Packungen mit den roten Blutkörperchen. Eine andere hat bereits die Defi-Pads auf die Brust des Patienten geklebt und ist dabei, weitere Aufgaben zu verteilen. Als die Maschine vor ihr Alarm schlägt, beugt Sandra sich über das Opfer der Messerstecherei. Ich wende mich ab. »Bett eins«, ruft sie.

Jamie hilft mir, Bettys Liege ans andere Ende der abgetrennten Bettplätze zu schieben.

Wir kommen an einer Patientin vorbei, die um sich schlägt und sich womöglich noch verletzen wird: Sie liegt auf dem Boden auf einem improvisierten Lager aus mehreren Kissen, die sie schützen sollen, bis man sie in ein Zimmer ohne scharfe Kanten oder andere Gegenstände bringen kann, mit denen sie sich etwas antun könnte. In der Notaufnahme gibt es einen speziellen Raum für Patienten mit psychischen Problemen, der allerdings die meiste Zeit belegt ist. Patienten mit ernsten psychischen Erkrankungen müssen in der Notaufnahme sehr lange warten – zwölf Stunden sind keine Seltenheit, manchmal dauert es sogar noch länger, und für Patienten, die ohnehin überempfindlich oder desorientiert sind, ist die Atmosphäre der Notaufnahme absolut unzumutbar.

Die auf Persönlichkeitsstörungen spezialisierte Betreuerin

in der Notaufnahme ist überall tätowiert und trägt Docs-Stiefel mit ausgefransten Schnürsenkeln. Sie hat einen zunehmend schwierigen Job. Das Ausmaß an Verantwortung ist gewaltig, und das System versagt. Trotzdem muss sie stets die Nerven behalten. Die Patientin auf den Kissen ist deutlich aufgewühlt, während die Betreuerin neben ihr auf dem Boden sitzt und leise auf sie einredet. Ich frage mich, wie viele Stunden sie noch so sitzen und gelegentlich Schläge und Tritte einstecken wird. Dem NHC zufolge wurden in einem Jahr 68 683 Angriffe auf Krankenhauspersonal gemeldet, 69 Prozent davon stammten von psychisch kranken Patienten. In anderen europäischen Ländern schützen sich Kliniken mit mehr und mehr Security-Personal. Der Ausdruck *gemeldet* spricht Bände. Man geht davon aus, dass Aggressionen gegen das Krankenhauspersonal das Gesundheitswesen jährlich rund 69 Millionen Pfund kostet. Was, wenn jede Pflegekraft jeden Vorfall melden würde? Die Betreuerin auf dem Boden wird die vielen Schläge von heute nicht melden. Sie wird bei der Patientin sitzen, ohne sie zu verurteilen, und die blauen Flecken einfach ignorieren.

»Sehen Sie sich das arme junge Ding an«, sagt Betty, als wir an ihr vorbeikommen. »Ihr werdet viel zu schlecht bezahlt.«

Wir verlassen den Reanimationsbereich, die Notaufnahme mit den abgetrennten Betteneinheiten, wo Sandra noch beschäftigt ist, und betreten den Hauptbereich. Wir rollen Betty an einer Reihe von Patienten vorbei, die auf Liegen im Korridor warten, dass man sie auf die Stationen verlegt. Sie alle sind schwer krank und brauchen ein Bett, aber auf den Stationen gibt es keinen Platz. Oder sie warten darauf, untersucht zu werden, um festzustellen, wie krank sie überhaupt sind. Eigentlich sollten sie innerhalb von vier Stunden behandelt werden, doch an Tagen wie diesem kann es viel, viel länger dauern. Manchmal sterben sie, ohne dass jemand es merkt.

Jamie schiebt Betty auf den leer stehenden Bettplatz, der gerade gereinigt wird. Eine Krankenschwester, die ich nicht kenne, lächelt mir zu. An der Wand hängt ein Whiteboard, daneben ein Waschbecken mit einer Schachtel Einweghandschuhe und gestapelten Pflegeschürzen. Über dem Waschbecken befinden sich Spender für Flüssigseife und Desinfektionsmittel, um das Risiko einer Infektion zu verringern. Ich binde eine Schürze um und helfe anschließend, Betty auf das Bett zu heben. Die Krankenschwester rennt los, noch ehe ich etwas sagen kann. »Ich hole das EKG-Gerät«, ruft sie.

Bettys Zustand verschlimmert sich. Ihr Gesicht wirkt eingefallen, sie zittert und klappert mit den Zähnen. Sie hat dieselbe Farbe wie das Laken unter ihrem Kopf: als verschwände sie in einer Wolke.

Ich lege die Decke über sie und bewege sie so vorsichtig wie möglich: Ihre Haut ist dünn wie Papier, und auf den Armen prangen blaue Flecke in verschiedenen Stadien, die aussehen wie Spätsommerrosen. Die blaue Decke ist ein bisschen kratzig, doch Betty zittert noch immer.

Ich messe erneut ihre Temperatur, diesmal mit einem kleinen Gerät, das man direkt ins Ohr steckt und das piepst, wenn es fertig ist. Inzwischen fühlt sich ihre Haut nicht mehr so kalt an, doch ältere Patienten finden Mittel und Wege, um mit ihrer Temperatur andere Probleme zu verbergen. Manchmal weist eine sehr niedrige – statt sehr hohe – Temperatur bei ihnen auf eine Blutvergiftung hin: Das kann lebensgefährlich sein. Ich war schon immer von der Temperatur fasziniert und dem winzigen Spielraum, in dem unsere Körper funktionieren. Um das Leben zu erhalten, müssen wir unsere Kerntemperatur innerhalb von verhältnismäßig engen Parametern konstant halten. Trotzdem können wir in eisiger Kälte gut überleben; Patienten, die im Winter kurz vor dem Ertrinken sind, fahren ihr Hirnsystem so effektiv herunter, dass es zu einem Schutzmechanismus wird. Das andere Extrem ist die maligne Hyperthermie, die als seltene Reaktion auf eine Narkose auftreten kann und die Körpertemperatur erhöht, bis das Gehirn im Innern des Schädels kocht.

Bettys Temperatur ist nicht extrem, aber doch beunruhigend niedrig. Sie hat zu Hause keine Heizung, vermute ich. Millionen von Menschen in Großbritannien leben ohne Heizung, weil sie die Kosten dafür nicht aufbringen können.

»Ich besorge Ihnen einen Bair Hugger, Betty. Das ist eine Maschine, die heiße Luft über Sie bläst und Sie ein bisschen aufwärmt. Das ist sehr angenehm. Und meine Kollegin holt ein Gerät, mit dem wir Ihr Herz überprüfen können, um zu sehen, ob alles in Ordnung ist.«

»Danke. Aber mir geht es gut. Ich will Ihnen keine Umstände machen. Ich sehe doch, wie gestresst Sie sind. Ich kenne dieses Herzgerät ...«

»Sie machen überhaupt keine Umstände. Dafür sind wir doch da.« Ich lächle ihr zu, nehme ihre Hand und drücke sie sanft. »Darf ich Ihnen ein Sandwich und eine Tasse Tee bringen?«

Betty lächelt zurück. »Sie sind so nett«, sagt sie.

»Mal sehen, was ich auftreiben kann.«

Den Bair Hugger finde ich unweit einer Kabine, hinter deren Vorhang ein Pfleger herauslugt und grinst. »So was hast du noch nicht gesehen«, sagt er.

»Die Kleine in Bett fünf ist knatschgelb«, erklärt Francisco, ein spanischer Pfleger, der jetzt auf uns zukommt. Kennengelernt haben wir uns bei einer Schulung. Er bleibt neben mir stehen und fuchtelt mit der Hand herum. »Wie Neon. Wir rufen also das Rea-Team für Jugendliche. In Spanien gibt es keine jungen Leute, die in der Gosse liegen, einen Schuh an, einen aus. Hier haben wir es mit nichts anderem zu tun. Deshalb gehen wir von Selbstmord aus. Leberschaden. Eine Überdosis Paracetamol, du weißt schon. Wir leiten die Behandlung ein, schicken das Blut zur Toxikologie und so weiter. Doch als sie wieder zu sich kommt und wir sie befragen, lacht sie. ›Ich bin keine Selbstmörderin‹, erklärt sie. ›Das ist künstliche Bräune.‹« Damit verschwindet Francisco in seiner Kabine und zieht abrupt den Vorhang zu.

Ich schiebe die Maschine zu Betty hinüber und schnappe mir im Vorbeigehen ein Sandwich mit Ei und Kresse. Es sieht trocken und unappetitlich aus, die Ränder sind verzogen und farblos. Am liebsten hätte ich eine Scheibe frisches Brot abgeschnitten und sie mit Butter und Marmelade bestrichen.

Als ich zurückkehre, hat die Kollegin das EKG bereits gemacht und eine sichelförmige Reihe von Abdrücken um Bettys Brust hinterlassen.

»Sie haben gesagt, es sei alles in Ordnung«, erklärt Betty. Das wundert mich nicht. Sie hat ihren Mann nach einem Herzinfarkt verloren, und danach bekam sie Brustschmerzen. Es ist zwar nicht ratsam, voreilige Schlüsse zu ziehen, doch ich bin ziemlich sicher, dass sie eine Panikattacke hat. »Das klingt gut«, sage ich. »Und jetzt wollen wir Sie ein bisschen aufwärmen.« Das Bair-Hugger-Gerät besteht aus bauschigem weißem Papier, weich wie Stoff, und sobald es über Betty liegt und eingeschaltet wird, umschließt es sie wie ein Miniaturheißluftballon. Jetzt müsste ihre Temperatur um ein Grad in der Stunde ansteigen, und auch ihr Blutzuckerwert, der ebenfalls niedrig ist – sicher, weil sie zu wenig gegessen hat –, dürfte sich nach dem Sandwich und dem süßen, heißen Tee normalisieren. Ein Verlängerungskabel und eine Steckdose zu finden, ist gar nicht einfach, deshalb schiebe ich ein paar Stühle, Geräte und auch Betty zur Seite. Dann endlich ist der Bair Hugger am Strom angeschlossen.

»Fühlt sich tatsächlich an, als würde man umarmt«, sagt sie. Fast augenblicklich sieht sie besser aus. Sie hält den Ring an der Kette um ihren Hals fest.

»Genauso funktioniert diese Maschine. Ich lasse Sie jetzt allein, damit Sie sich etwas ausruhen können, Betty, meine Kollegin wird nach Ihnen schauen. Okay?«

Sie nickt. Schenkt mir ein halbes Lächeln. »Dieser Stoff erinnert mich an mein Hochzeitskleid«, sagt sie.

Ich betrachte das Gerät, dann Bettys Augen. Sie haben

sich mit Licht gefüllt. Ich überlege. Betty ist nicht krank; sie hat keine verkalkten Gefäße, die eine Operation, Medikamente oder den Einsatz von Technologie erfordern würden. Aber irgendetwas braucht sie. Etwas, das eine Krankenschwester geben kann. Ich nehme erneut ihre Hand, die Wärme der Maschine verleiht uns beiden genau die gleiche Temperatur. Einen Moment lang ist es schwer zu sagen, wo meine Hand endet und ihre beginnt.

»Wir konnten nirgendwo Stoff herbekommen«, erzählt sie. »Aber wir hatten Fallschirmseide. Damals gab es auch Sandwiches mit Ei und Kresse. Ich kann mich noch genau daran erinnern, wie sie schmeckten. Und Hähnchencurry-Salat, obwohl Stan alle Rosinen herausgepickt hat. Mein Stan mochte weder Obst noch Gemüse.« Sie lacht. »Ich habe versucht, es in sein Rindergulasch zu schmuggeln, wissen Sie – indem ich ein paar Karotten und Kohlrabi pürierte und dazugab. Aber er hat es immer rausgekriegt. Dann tat er so, als müsste er würgen, und bat mich, ihm auf den Rücken zu klopfen. Was für ein Dummkopf.«

Wenn Menschen sehr lange verheiratet waren, kommt es oft vor, dass kurz nach dem Tod des einen der andere ebenfalls stirbt. Natürlich können wir auf den Totenschein nicht gebrochenes Herz schreiben, aber ich glaube, dass das die Ursache ist. Menschen mit gebrochenem Herzen hören auf, für sich selbst zu sorgen. Sie essen nicht mehr, waschen sich nicht, schlafen nicht. Sie existieren zwischen den Welten, starr vor Trauer.

Ich erfahre, dass Betty keine Familienangehörigen hat, die sich um sie scharen könnten – so wie meine Großmutter nach dem Tod meines Großvaters –, um sicherzustellen, dass sie isst, Trost und Wärme erfährt, Schlaftabletten und Suppe bekommt. Es gibt eine physiologische Reaktion auf Trauer, und der heiße Tee, den man jemandem anbietet, der unter Schock steht, dient tatsächlich dazu, der Unterzuckerung entgegenzuwirken. Gesüßter Tee schützt vor einem Herzinfarkt, vor Koma, ja sogar vor dem Tod, denn der Zuckergehalt im Blut eines Menschen kann als Reaktion auf eine schwere Erkrankung, Trauer oder Schock stärker absinken, als gemeinhin angenommen wird. Das hat nicht notwendigerweise etwas mit Diabetes zu tun, auch lässt es sich leicht behandeln. Doch nichts zu tun, kann verheerende Folgen haben.

Betty ist jetzt völlig allein in ihrer Wohnung, was den schlechten Gesundheitszustand und auch die Schmerzen in der Brust besser erklärt als jede Maschine. Ebenso die Hast, mit der sie ihr Sandwich verschlingt. Während sie spricht, gewinnt sie an Farbe. Sie wird lebendiger und setzt sich sogar ein wenig auf. Ich höre ihr zu, halte ihre papierdünne Hand, die fast genauso verschrumpelt ist wie der Stoff um sie herum. Und während sie erzählt, hört sie auf zu zittern, ihr Griff wird immer fester und wärmer.

Lange kann ich nicht bleiben. Der Angehörige eines anderen Patienten, einige Vorhänge weiter weg, starrt mich böse an, während er ungeduldig auf und ab geht. Ich muss zurück auf meine Station, das Notfallprotokoll ausfüllen und eine ordentliche Übergabe vorbereiten. Ich muss eine Schulung organisieren und das Equipment überprüfen, und mein Chef wird sich fragen, wo zum Teufel ich stecke. Er hat schon einmal eine Bemerkung darüber gemacht, dass ich immerzu auf mysteriöse Weise irgendwo unterwegs bin. Es gibt viel zu viel zu tun. Trotzdem bleibe ich noch einen Augenblick, schließe die Augen und höre zu. Betty hat eine wunderschöne Geschichte zu erzählen. Und wenn ich genau hinhöre, sehe ich keine schwache alte Frau auf einer Krankenhaustrage liegen, sondern eine junge Braut in einem Kleid aus Fallschirmseide, die mit Stan, ihrem frisch angetrauten Mann, tanzt.

2
Alles, was du dir vorstellen kannst, ist wahr

Freundlichkeit ist eine Sprache,
die Taube hören und Blinde lesen können.

Mark Twain

Mehrere Erfahrungen haben mich auf meinem Weg zur Krankenschwester geprägt. Ich bin fünfzehn, als ich von der Schule nach Hause komme und unser Wohnzimmer voll mit Erwachsenen mit Down-Syndrom und anderen Behinderungen ist. Eine fettleibige Frau mittleren Alters mit einem grellrosa bauchfreien Top hat sich neben meinen Dad gequetscht und sagt:»Ich liebe dich.« Meinem Dad ist die Brille verrutscht, und sein Ausdruck verrät Entsetzen. Der Mann neben den beiden lacht laut, eine andere Frau schaukelt vor und zurück und gibt unverständliche Laute von sich. Ich habe viele Fragen. Doch noch ehe ich eine davon loswerde, betritt meine Mutter das Zimmer mit einer Kanne Orangensaft, Gläsern und einer Packung Doppelkekse mit Vanillecremefüllung auf dem *Star Wars*-Tablett meines Bruders.

Meine Mum lässt sich gerade zur Sozialarbeiterin ausbilden und macht ein Praktikum in einem Wohnheim für Menschen mit schweren Lernbeeinträchtigungen, einige mit problematischen Verhaltensmustern. Ich habe den Verdacht, dass sie dabei ist, Kommunistin zu werden. Das führt zu diversen Spannungen mit meinem konservativen Dad, dessen Gesicht immer erhitzter wirkt, während er versucht, sich von der Frau zu lösen, die wie ein kaputtes Spielzeug unentwegt »Ich liebe dich« zu ihm sagt.

»Ach, Natasha«, sagt meine Mum. »Lass ihn in Frieden. Mein armer Mann kriegt ja kaum noch Luft!«

»Ähh ... was geht hier eigentlich ab?«, frage ich.

Meine Mutter schenkt Orangensaft in die Gläser ein.

»Na ja, eigentlich wollten wir nur kurz vorbeischauen und was Kaltes trinken, aber jetzt werden wir wohl doch alle zusammen hier zu Abend essen.«

Ich spüre, wie sich meine Stirn runzelt. Ich bete zu allen Göttern, die mir einfallen, dass keiner meiner Freunde auf die Idee kommt, ausgerechnet jetzt vorbeizuschauen. Noch bin ich keine sozialliberale Linke.

Es wird ein wunderbares Essen, das mein Denken für immer verändert. Am Ende des Abends schäme ich mich, weil ich so wenig über meine privilegierte Situation und meine Vorurteile nachgedacht habe. Und obgleich es mir damals nicht bewusst war, hat mir meine Mum an diesem Tag eine ganze Menge über das Ungleichgewicht in der Pflege beigebracht: »Warum soll ich alles über ihr Leben wissen und ihr Zuhause kennen, während sie nichts über mich wissen? Das erscheint mir nicht besonders fair.«

Zuerst befreit sich mein Dad von Natasha und zaubert in der Küche einen Lammbraten für alle, dann hat sogar er Spaß an der Einladung. Doch als es Zeit ist aufzubrechen, weigert sich Natasha, in den Minibus zu steigen. Es braucht eine Ewigkeit und das Versprechen auf ein weiteres Abendessen, ehe sie sich von Dads Seite löst. »Tut mir leid, dass ich deinen Mann liebe«, sagt sie zu Mum, als sie endlich losfahren.

»Kein Problem«, entgegnet sie. »Das kann ich gut verstehen.«

Dad und ich winken ihnen zum Abschied zu und bleiben dann noch eine Weile starr und sprachlos an der Tür stehen, um die menschenleere, stille Straße zu betrachten.

Etwas mehr als ein Jahr später, als ich vor meiner Ausbildung zur Krankenschwester in Mums Fußstapfen trete, arbeite ich mit Erwachsenen, die mittlere bis schwere Lernstörungen und/oder körperliche Behinderungen haben. Es ist eine herausfordernde, aber lohnende Arbeit.

Anthony leidet nicht an einer Lernbeeinträchtigung, aber man hat eine bipolare Störung bei ihm diagnostiziert, er leidet unter heftigen Stimmungsschwankungen. Viele Stunden verbringe ich in seiner Küche, helfe ihm beim Kochen, beim Essen und höre mir die Geschichte an, wie er zu seiner Diagnose kam: Er hatte dreißig Mopeds auf einen Schlag kaufen wollen. Seine Sprachfähigkeit ist durch eine zerebrale Lähmung stark beeinträchtigt, deshalb muss ich genau hinhören. Aber er wird nie böse, wenn ich ihn bitte, etwas zu wiederholen. Eine andere Heimbewohnerin benutzt eine Kommunikationstafel und sieht sich jeden Buchstaben einzeln an, ehe sie ein Wort buchstabiert. Das war noch vor dem Zeitalter einer geeigneteren Technik, und obwohl sich vieles am technologischen Fortschritt kritisieren lässt, muss ich oft an sie und an andere mit schweren Beeinträchtigungen denken, deren Leben sich dadurch wahrscheinlich grundlegend verändert hat.

Anthony leidet an chronischen spastischen Zuckungen und ist auf eine Vollzeitpflege angewiesen. Seine psychische Verfassung ist nicht stabil – und das trotz der Medikamente, die die Stimmungsschwankungen ausgleichen sollen. Ungeachtet aller Herausforderungen, denen er sich stellen muss, lachen wir uns die ganze Zeit kaputt. Anthonys Schwester kommt ihn häufig besuchen, und jedes Mal bin ich erstaunt, dass sie, die, soweit ich weiß, keinerlei Behinderungen oder psychische Probleme hat, jedes Mal so entsetzlich niedergeschlagen ist. »Sie hört einfach nicht auf zu jammern«, bemerkt Anthony nach einem ihrer Besuche.

»Die Natur des Glücks ist eine komplizierte Angelegenheit«, sage ich. Anthony grinst und meint, ich sei ulkig.

Wir haben eine seltsame Beziehung. Er ist achtundfünfzig, und eine meiner Aufgaben als sechzehnjährige Pflegerin besteht darin, ihn zur Toilette zu bringen: Entweder muss ich ihn aus dem Rollstuhl auf den Toilettensitz hieven und ihn anschließend abputzen oder ihm helfen, in eine Flasche zu pinkeln. Es gibt andere Bewohner, die eine ähnlich intime Pflege benötigen: Man muss Hygienebinden wechseln oder einem älteren Mann, der inkontinent ist, einen kondomartigen Überzieher anpassen, der den ablaufenden Urin in einen Beutel leitet. Heute kann ich mir kaum vorstellen, wie ich derartige Aufgaben bewerkstelligen konnte, ohne dass es peinlich war, für mich und den anderen. Anthony ist körperlich schwer behindert und hat starke psychische Probleme; manche Tage sind schwieriger als andere. Trotzdem habe ich noch nie einen Patienten gehabt, der mich derart zum Lachen brachte, dass mir Teetropfen aus der Nase sprühten. *Ich meine, wer zum Teufel braucht schon dreißig verdammte Mopeds auf einmal?*

In Großbritannien gibt es vier unterschiedliche Ausbildungsgänge für Pflegekräfte: Altenpflege, Kinderpflege, die Pflege von psychisch kranken oder lernbeeinträchtigten Patienten; in anderen Ländern sieht es nicht viel anders aus. Trotzdem macht meiner Ansicht nach keiner der Ausbildungsgänge für sich allein Sinn: So wie sich der Körper nicht von der Seele trennen lässt, ist eine vorzeitige Spezialisierung in der Pflege weder für den Pfleger noch den Patienten von Nutzen. Beispielsweise kann es durchaus vorkommen, dass man sich um einen Jugendlichen kümmert, der eine Lernstörung und psychische Probleme hat und obendrein aufgrund eines Verkehrsunfalls schwer behindert ist.

Ich denke viel an Natasha und wie sehr meine Mutter ihre Arbeit liebte, wie lohnend sie es fand, jemandem zu helfen, selbstständig zu leben. Behinderung hielt sie in Bezug auf die Bildung einer Gemeinschaft für genauso interessant wie alles andere auch. Eine Zeit lang liebäugele ich ernsthaft mit dem Gedanken, eine Pflegekraft für Menschen mit Lernstörungen zu werden. Trotzdem entscheide ich mich zunächst für eine Ausbildung, bei der ich mit psychischen Krankheiten zu tun habe. Anthony spielt dabei eine Rolle, zudem will ich aber auch möglichst wenig mit Blut in Kontakt kommen. Nach dem Ohnmachtsanfall bei der Blutabnahme habe ich ein extrem ungutes Gefühl. Immer wenn ich Blut sehe – sogar im Fernsehen –, scheint irgendwas in meinem Hinterkopf ins Rutschen zu geraten, bis sich der ganze Raum um mich dreht. Werden in einem Buch blutige Szenen oder ein grausamer Mord beschrieben, muss ich es weglegen. Es ist wirklich absurd, plötzlich eine solche Phobie zu entwickeln, doch ich stecke bereits zu tief drin und bin viel zu stolz, um zuzugeben, dass Krankenpflege möglicherweise doch nicht die allerbeste Option für mich ist.

Sich um die Psyche zu kümmern scheint leichter zu sein als um den Körper. Als ich erfahre, dass das Wort »Psychiatrie« zum ersten Mal 1808 von Johann Christian Reil, einem Arzt, der in Halle lehrte, verwendet wurde und »medizinische Behandlung der Seele« bedeutet (Reil war – genau wie ich – überzeugt, dass der Fortschritt der Zivilisation den allgemeinen Wahnsinn befördert), steht mein Entschluss fest.

Heutzutage sind Begriffe wie »Pflegefachkraft für Psychiatrie« oder »Betreuer psychisch Kranker« austauschbar, doch die Sprache hat sich auch in der Pflege verändert. Im achtzehnten und neunzehnten Jahrhundert wurden die Schwestern und Pfleger, die sich ausschließlich um psychisch Kranke kümmerten, als Wärterinnen und Wärter bezeichnet. Dieser Sprachgebrauch offenbarte die grausame Geschichte, wie mit Geisteskranken umgegangen wurde. Er legt aber auch offen, dass damalige Pflegekräfte für Kontrolle und Restriktion standen.

Endlich ist mein erster Tag auf der Station gekommen. Wochenlang hatten wir gemeinsam mit Medizinstudenten Prüfungen in Anatomie und Physiologie ablegen und lange Vorträge über die Bedeutung der Pflege über uns ergehen lassen müssen, obendrein in einer akademischen Sprache, die uns alle einschläferte. In dieser Zeit habe ich einiges gelernt über Risikofaktoren für Suizid, über autoaggressives Verhalten und die Versorgung von Demenzpatienten; über Prävention und rechtzeitige Behandlung, Schadensvermeidung, medizinische Systeme, Psychopharmaka, Pflegeplanung, Grenzen, Stigmatisierung und Diskriminierung, Patientenrechte, Macht, Gesetzgebung, Ethik und Einverständniserklärungen. Sehr viel habe ich über die Geschichte der psychischen Gesundheitsvorsorge gelesen, eine auf morbide Art faszinierende Lektüre. Doch mit seinen Mitschülern in einem Hörsaal zu sitzen, fühlt sich anders an, als Pflegekraft auf der Station zu sein.

Um fünf Uhr morgens bin ich hellwach, viel zu nervös, um weiterzuschlafen; mein Magen hat sich verknotet, als wäre er aus Gummi. Betreuer psychisch Kranker tragen keine Uniform, sondern das, was in Vorträgen »Zivilkleidung« genannt wurde: lässig, sportlich, jedoch keine Jeans. »Ihre Kleidung ist ein bisschen zu zivil«, hatte einmal einer der Dozenten über meine Garderobe bemerkt. Mir meinen Ausweis ausstellen zu lassen, kostet mich einen ganzen Vormittag. Ich laufe durch die verwinkelten Gänge des Krankenhauskellers, vorbei an den Bädern für die Hydrotherapie, wo der Geruch nach Chlor so stark ist, dass er einem Tränen in die Augen treibt (inkontinente Patienten sind hier nichts Ungewöhnliches), und durch den Lichthof in Richtung Medikamentenraum. Keiner von denen, die die riesigen Mengen an Arzneimitteln verwalten, nehmen mich wahr. Der Raum, bunkergroß, erinnert an eine Kommode voller Kleinkram. Ich erreiche die Labore mit den Doppeltüren, für deren Zutritt man einen Code benötigt und das Personal blass und gestresst ist. »Ich habe sechs Monate damit verbracht, Hefe zu pipettieren«, erzählt mir eine Freundin, nachdem sie von biomedizinische Analytik und Chemietechnik auf Betriebswirtschaft umgesattelt ist. »Um im Labor zu arbeiten, muss man spezielle Fähigkeiten haben, sehr spezielle Fähigkeiten.« Ich gehe an der Schlange vor der Zahnklinik vorbei, ein erschreckender Anblick von weinenden, vor Schmerz gekrümmten Patienten mit geschwollenen Gesichtern, die eine zahnmedizinische Notbehandlung brauchen. Schließlich finde ich einen kleinen Raum, in dem ein hünenhafter, tätowierter Sicherheitsbeamter die Ausweise ausdruckt und in ein Namensschild steckt. Als ich das fürchterliche Foto sehe (aus irgendeinem Grund habe ich die Wangen aufgeblasen wie ein Streifen-Backenhörnchen), frage ich, ob man vielleicht ein neues machen könnte. Daraufhin senkt er den Kopf und starrt mich an, bis ich rückwärts den Raum verlasse und um ein Haar einen Stuhl umstoße. »Tut mir leid, tut mir leid«, murmele ich und entschuldige mich für alles, was diesen Blick ausgelöst haben könnte.

Ich hefte den Ausweis mit dem unmöglichen Foto an mein T-Shirt und werfe einen Blick in den Spiegel einer Toilette, dann atme ich tief durch. Ich zittere, das Herz schlägt mir bis zum Hals. Was weiß ich schon? Ich betrachte meine allzu zivile Zivilkleidung. Das T-Shirt ist zerknittert, die Hose zu lang und am Hintern durchgescheuert. Ich habe mir das Haar selbst geschnitten, um Geld zu sparen. Ich frage den Spiegel:»Spieglein, Spieglein an der Wand, wer ist die Hässlichste im ganzen Land?«

Das Gebäude hinter dem Parkplatz erinnert ein bisschen an das Wohnheim der Pflegekräfte, bis auf die schmalen, schmuddelig weißen Kreuzgitter vor den Fenstern. Der psychiatrische Trakt ist genau das: ein geschützter oder geschlossener Bereich, der vom Rest des Krankenhauses abgetrennt ist. Die ersten Krankenhäuser für psychisch Kranke entstanden im dritten Jahrhundert vor Christus in Indien. In Großbritannien gehört das Bethlem (Bethlem Royal Hospital, auch »Bedlam« genannt) zu Europas ältesten psychiatrischen Kliniken, es ist seit über sechshundert Jahren ununterbrochen in Betrieb und beherbergt im Augenblick auch das Behandlungszentrum National Psychosis Unit. Manche Krankenhäuser haben eine eigene psychiatrische Station oder spezielle Ambulanzen, andere wie das Bethlem sind von Anfang an als psychiatrische Einrichtungen in Betrieb genommen worden. Doch ungeachtet ihrer jeweiligen Anlage unterscheiden sich Aufbau und Atmosphäre grundsätzlich von denen anderer Stationen.

Ich drücke auf die Klingel. Nachdem ich es ein zweites Mal versucht und lange gewartet habe, lässt eine Frau mich herein und führt mich zu den Aufzügen, ohne zu fragen, wer ich bin, oder das misslungene Foto auf meinem Ausweis auch nur eines Blickes zu würdigen. Die Tür zur

Akutaufnahmestation ist ebenfalls geschlossen, und wieder muss ich lange warten. Hinter jeder Tür verbirgt sich eine andere Unterabteilung, und in der Psychiatrie gibt es jede Menge davon: Notaufnahme, Frauenabteilung, Männerabteilung, gemischte Abteilung, Abteilung für organische Psychosyndrome (Hirnveränderungen durch Trauma, Schlaganfälle und Tumoren), Gerontopsychiatrie, Abteilung für Kinder und Jugendliche, für Essstörungen, das Rehabilitationszentrum für Suchtkranke, das Zentrum für psychotische Störungen, die forensische Psychiatrie, die medizinische Psychologie, die Mutter-Kind-Abteilung, der Behandlungsbereich EKT (Elektrokrampftherapie).

Inzwischen gibt es auch eine Station für Menschen mit somatischen Störungen, etwa körperlichen Symptomen infolge von emotionalem Stress (Disstress) wie Laufunfähigkeit oder Inkontinenz. »Das ist ein weitverbreitetes Problem, das stetig zunimmt«, erklärt eine Krankenschwester am South London and Maudsley NHS Foundation Trust. »Die Station platzt aus allen Nähten; es gibt Patienten, die monatelang im Bett liegen, nicht laufen oder zur Toilette gehen können, weil ihre Beine nicht funktionieren, die blind sind, chronische Schmerzen haben, an Taubheitsgefühlen oder Krämpfen leiden. Und dann stellt sich heraus, dass es gar nichts Medizinisches ist. Die Psyche kann einen ungeheuer starken Einfluss haben.« Suzanne O'Sullivan, eine angesehene irische Neurologin und Expertin in Sachen Disstress, ist nach wie vor verblüfft über dessen Häufigkeit. »Jede Woche muss ich jemandem erklären, dass seine Störungen eine psychische Ursache haben, eine Diagnose, die oft auf heftigen Widerspruch stößt.« Man kann die Seele nicht vom Körper trennen. Wir alle sind Seelen, die in Körpern wohnen.

Als ich den Personalraum endlich gefunden habe, bin ich spät dran. Ich hatte nicht damit gerechnet, dass ich zwanzig Minuten mit Warten verbringen würde. Der leitende Stationspfleger sieht nicht auf. Er ist dabei, etwas in ein großes schwarzes Journal einzutragen. »Sie haben die Übergabe verpasst«, sagt er. Er hat einen ungepflegten Bart und trägt Jeans. Seine Zivilkleidung übersteigt jede Vorstellung von zivil.

»Tut mir leid. Es ist mein erster Arbeitstag.«

Er wirft mir einen flüchtigen Blick zu und wendet sich dann wieder seinem Journal zu. »Gehen Sie und suchen Sie Sue«, sagt er. »Sie ist Ihre Mentorin.«

Ich stehe reglos da. Mein Magen spielt verrückt und überschlägt sich vor Anspannung. Im Übergaberaum befindet sich ein Aktenschrank, auf dem eine abgestorbene Grünlilie thront. Ich konzentriere mich auf die braunen vertrockneten Blätter, schrumpelig vom Alter. Der Tisch, über den sich der Pfleger beugt, ist mit Rändern und halb vollen Kaffeebechern übersät, und mittendrin liegt auch ein leicht verbeulter, mit Aufklebern verzierter Motorradhelm. Es stinkt nach Thunfisch und Tabak. Außerdem ist es viel zu warm hier, und der riesige Heizkörper brummt gnadenlos laut wie in einer Fabrik vor sich hin.

Jetzt blickt er erneut auf. Lächelt. Aber nur ganz kurz. Sein Füller schreibt weiter, während sein Blick den meinen kreuzt. »Sue«, sagt er. »Wenden Sie sich an Sue. Sie ist Ihre Mentorin. Sie werden es schon schaffen.«

»Ich bin erst siebzehn«, will ich sagen. »Und in der Einführungswoche bin ich ohnmächtig geworden.« Stattdessen hole ich tief Luft und begebe mich in den Hauptbereich, vorbei am Stationszimmer, einem kleinen rechteckigen Bereich mit Schreibtischen, der wie eine Kücheninsel durch Tresen abgetrennt ist; im hinteren Teil stehen abgeschlossene Schränke, wahrscheinlich die Medikamentenschränke. Es gibt einen Aufenthaltsraum, wo Leute sitzen, und gleich dahinter einen Raucherbereich, im Freien. Zum Glück haben die psychiatrischen Zentren, was Einstellung, Behandlung und Architektur betrifft, seither einen Riesensprung nach vorn gemacht. Aber nicht alle. Und auch noch immer nicht weit genug.

Aber es ist das Jahr 1994; der Raucherbereich ist voll. Durch den Qualm hindurch, der an einen Jazzclub zu fortgeschrittener Nachtzeit erinnert, erkenne ich ein Dutzend Männer und Frauen. Die Station liegt vor mir, zu beiden Seiten des Gangs gehen die Zimmer ab. Ich habe keine Ahnung, wie ich Sue finden soll, und die Patienten vom Personal zu unterscheiden ist so gut wie unmöglich.

Ich stehe da und sehe dem Gewusel von Mitarbeitern und Patienten zu. Ich habe keine Ahnung, was ich tun soll. »Sue?«, frage ich jede Frau, die mir entgegenkommt – Patient oder Krankenschwester, wer weiß das schon? Ich wandere durch die Station, vorbei an verblichenen Drucken: Dalí, Rembrandt, van Gogh. Die tristen, ungerahmten Drucke kräuseln sich an der Wand wie alte Bierdeckel. Im Leseraum, in dem es keine Bücher gibt, sitzen zwei Frauen, die vor sich hin starren. »Sue?«, frage ich, erhalte jedoch keine Antwort. Im Fernsehen läuft eine morgendliche Unterhaltungssendung, die niemanden interessiert. Das Ganze kommt mir sehr verwirrend vor. Ich kann mir vorstellen, wie schrecklich es sein muss, hier als psychisch Kranker zu leben.

Plötzlich taucht eine kleine Frau mit einem riesigen Schlüsselbund vor mir auf. Sie trägt Jeans und ein Hemd und lächelt breit. »Sie suchen Sue? Dann sind Sie sicher die neue Auszubildende.«

Ich nicke und atme erleichtert auf. »Christie«, sage ich und reiche ihr meine feuchte Hand.

»Nun, dann führen wir Sie am besten erst einmal ein, anschließend können Sie die Krankenblätter lesen.«

Sie senkt die Stimme. »Vergessen Sie nie das Krankenblatt zu lesen, ehe Sie sich mit einem Patienten beschäftigen.«

Irgendwas an ihrem Tonfall sorgt dafür, dass sich meine Nackenhaare aufstellen und mein Kopf zu pochen beginnt.

Vor uns geht ein großer Mann auf und ab. »Und jetzt stehlen sie mir auch noch die Nieren«, sagt er. »Sie reißen sie aus, und auch das Herz … um es umzupolen. Sie haben mir Geräte eingepflanzt, die alles aufzeichnen. Sie schneiden mir das Herz in Stücke. Sie ersetzen die Kammern im Innern durch Gefängniszellen. Jetzt wollen sie meine Leber. Und die Eingeweide.«

Sue ignoriert ihn. »Derek!«, sagt sie nur. Er flüchtet in ein Zimmer. Auf das Knallen der Tür hin kommt eine Frau aus dem Zimmer links von uns, sieht sich nach allen Seiten um und folgt dann Derek in sein Zimmer. Ich starre ihr nach, bis Sue mir die Schlüssel vor die Nase hält und mit ihnen klimpert. »Der Personalraum muss stets abgeschlossen sein, ebenso die Medikamentenschränke; es gibt Dinge darin, die Schaden anrichten können.« Ich folge ihr und versuche, mir jedes Wort zu merken. »Die Leute lassen gern etwas mitgehen. Das ist eine akutpsychiatrische Aufnahmestation«, erklärt sie. »Daher haben wir es mit einer bunten Mischung zu tun: Schizophrene, Psychotiker, Depressive, Borderline-Patienten.« Sie senkt die Stimme und beugt sich zu mir. »Wenn man daran glaubt, dass es so was wirklich gibt. Na ja, Sie haben ja gerade Derek gesehen. Er ist heute Nacht eingewiesen worden. Hat aufgehört, seine Medikamente zu nehmen. Im Stockwerk über uns befindet sich die geriatrische Station. Da sind Menschen untergebracht, die organische Krankheiten haben, aber auch mit ihnen verbundene psychische Probleme. Psychopathen, Persönlichkeitsgestörte und Kriminelle mit Defekten sind in der forensischen untergebracht.« Sie lächelt. »Allerdings nicht immer.«

Ich folge Sue durch die Station, während sie in verschiedene Richtungen zeigt. Ich denke an all die psychischen Störungen, die zu einer akutpsychiatrischen Aufnahme führen können, wie Patienten beurteilt werden, wie über sie entschieden wird. Es ist eine offene Station, trotz der vielen abgeschlossenen Türen, was bedeutet, dass die Patienten sie jederzeit verlassen dürfen. Trotzdem können einige laut Gesetz hier festgehalten werden – in manchen Fällen bis zu sechs Monaten. Eine Bekannte von mir, die in der Allgemeinpsychiatrie arbeitet, hat mir erzählt, wie Menschen, die für sich und andere eine Gefahr darstellen, in die

Psychiatrie zwangseingewiesen werden können.«Manchmal kann ein Betreuer Freiheitsentzug anordnen und den Patienten in ein Krankenhaus unterbringen, vorausgesetzt, eine qualifizierte psychiatrische Fachkraft hat das entschieden.«

Die ethisch-moralischen Bedenken für eine Zwangseinweisung in die Psychiatrie haben mir schon in vielen Nächten den Schlaf geraubt: Das Patientenverfügungsgesetz und das Psychisch-Kranken-Hilfe-Gesetz geben heute den gesetzlichen Rahmen vor, innerhalb dessen im Interesse des Patienten Entscheidungen getroffen werden können. In England haben wir seit 2005 den Mental Capacity Act, dieses Gesetz regelt die Rechte von Menschen, die psychische Beeinträchtigungen haben, es basiert auf fünf Prinzipien. In ihnen wird hervorgehoben, dass Entscheidungen über einen Patienten so zu treffen sind, dass er in seiner Freiheit und in seinen Rechten so wenig wie möglich beschränkt wird – bis ein endgültiges Urteil gefällt wird. Doch einer einzelnen Person die Macht zu erteilen, jemanden auch nur vorübergehend seiner Freiheit zu berauben, bringt eine enorme und gefährliche Verantwortung mit sich. Zum Glück, sage ich mir, bin ich noch Lichtjahre davon entfernt, eine solche Verantwortung zu tragen. Trotzdem ist es ein komisches Gefühl, zu wissen, dass ich jederzeit nach Hause gehen kann, während viele der Menschen, um die ich mich hier kümmern werde, dafür zu krank sind. Die richtigen Entscheidungen für sie zu treffen, empfinde ich als ungeheure Verantwortung.

»Die Personaltoiletten«, sagt Sue. »Der Bastelraum.« Mein Blick folgt ihrem Arm zu einem kleinen Tisch, an dem zwei junge Frauen und ein älterer Mann sitzen und mit irgendetwas beschäftigt sind. »Magersüchtige«, sagt Sue. »Die muss man im Auge behalten. Wir haben sie bei der Aufnahme durchsucht.« Sie deutet mit dem Kopf auf eine Frau in einem Kapuzenshirt. »Sie hat uns versichert, sie hätte nichts dabei, was verboten sei. Und später übergab sie der leitenden Stationsschwester fünf Rasierklingen, die sie versteckt hatte, und sagte: ›Die haben Sie übersehen.‹ Sie hatte gar nicht vor, sich damit zu verletzen, sie wollte der Aufnahmeschwester nur ein paar Probleme machen.«

Die beiden jungen Frauen sehen seltsam aus, und es fällt mir schwer, sie nicht anzustarren: Sie sind dünn wie Bohnenstangen. Ich beiße die Zähne aufeinander und verkneife mir einen Kommentar. Wie schrecklich muss es für einen kranken Menschen sein, so angestarrt zu werden, vor allem von einer Pflegekraft. Ich habe eine Nachbarin, die eindeutig essgestört ist; ihre Knochen stehen hervor und sehen aus, als könnten sie beim Joggen jeden Augenblick splittern. Ich grüße sie immer und zwinge mich, sie nicht anzustieren, so wie jetzt, obgleich es mir schwerfällt. Ich frage mich, ob sie – oder diese beiden Frauen – sterben könnten. Anorexie, Magersucht, ist nach wie vor einer der Hauptgründe für Todesfälle infolge von psychischen Störungen. Und sie nimmt stetig zu. Mittlerweile haben wir es auch mit einer neuen Form der Essstörung zu tun, der Orthorexia nervosa, Betroffene fixieren sich hier auf gesunde Nahrungsmittel. Orthorexie ist von der American Psychiatric Association, der wichtigsten psychiatrischen Vereinigung in den USA, noch nicht im DSM, im Leitfaden für psychische Störungen, als

Essstörung gelistet, obwohl ich mir sicher bin, dass es bald so weit sein dürfte. Im Zeitalter von sozialen Medien und dem Wahn einer unmöglich zu erreichenden Vollkommenheit werden Essstörungen zweifellos jährlich weiter zunehmen. »Diese Mädchen sind hochgradig wählerische, leistungsorientierte Menschen. Damit haben wir haufenweise zu tun«, erzählt eine Krankenschwester für Kinder und Jugendliche mit psychischen Problemen. »Meistens sind es Mädchen, die an Anorexie leiden, doch die Anzahl der Jungen mit Essstörungen hat in den letzten drei Jahren um 27 Prozent zugenommen: doppelt so viel wie die Rate der Mädchen. Was für eine Zeit! Der Druck, der auf Teenagern lastet, ist enorm.«

Wir erreichen das andere Ende der Station. »Das Wohnzimmer«, erklärt Sue. Einige Patienten trinken Tee, und auch in dem Fernseher, der hier steht, läuft eine Unterhaltungssendung, die sich niemand ansieht. »Die Kunsttherapie um zehn lockt für gewöhnlich viele Patienten an. Um eins folgt die Musiktherapie – dann kommt meistens nur Keith, weil er sich weigert, sich zu waschen. Anschließend ist Gruppentherapie, die ist freiwillig, trotzdem versuchen wir, so viele wie möglich dazu zu bewegen.« Sue lächelt. »Alles klar?«

Ich nicke. »Danke.« Trotzdem weiß ich immer noch nicht, was ich machen soll. Welche Rolle spiele ich hier? Sitze ich einfach mit den Patienten herum, versuche ich, mit ihnen zu sprechen, oder beaufsichtige ich sie nur? Lerne ich etwas über die ausgegebenen Medikamente und deren Nebenwirkungen, oder soll ich den Patienten versuchen beizubringen, wie man töpfert? Ermuntere ich die an

Anorexie leidenden Mädchen zum Essen? Oder kontrolliere ich nur, was sie essen? Das Royal College of Nursing legt in seinen Standards fest, dass»Betreuer in der Psychiatrie unterschiedliche Methoden anwenden sollen, um Menschen zu integrieren und positive Beziehungen aufzubauen, mit dem Fokus auf sozialer Inklusion, Wahrung der Menschenrechte und Heilung, oder anders ausgedrückt, die persönlichen Fähigkeiten eines Menschen so fördern sollen, dass er ein selbstständiges Leben führen kann, mit oder ohne Symptome, das er selbst für sinnvoll und befriedigend hält«. Die Vorstellung, dass ich dem Leben eines anderen Menschen einen Sinn verleihen kann und damit auch meinem eigenen, gefällt mir. Allerdings habe ich keine Ahnung, wie ich das bewerkstelligen soll.

»Kein Problem«, sagt Sue. »Nach dem Mittagessen fangen die Medikamente an zu wirken, dann sind für gewöhnlich alle bis zum Abend zugedröhnt, und dann wird es schon Zeit für *EastEnders* und einen Film. Natürlich nichts mit Horror oder Außerirdischen. Vor allem jetzt, wo Derek wieder da ist. Er glaubt, Außerirdische hätten ihn entführt und ihm seine Nieren geklaut.« Sie schüttelt den Kopf. »Sagen Sie ihm bloß nicht, dass das nicht stimmt. Ich meine, wer sind wir denn, um zu behaupten, dass er nicht von Außerirdischen entführt wurde? Oder es zumindest versucht haben? Das Universum ist größer, als wir uns vorstellen können. Wir haben keine Beweise. Aber dass er recht hat, dürfen Sie ihm auch nicht unter die Nase reiben. Im Übrigen sieht Pam gern *Coronation Street,* und wir wollen ja nicht, dass sie wieder als suizidgefährdet gilt, nicht wahr?«

»Zugedröhnt?« Ich bemerke, wie die Mädchen, die unzweideutig an Anorexie leiden, mich ansehen und lachen. »Suizidgefährdet?«

»Die Medikamente. Chemische Zwangsjacken. Wer will behaupten, dass meine Realität realer ist als die von Derek? Außerirdische könnte es tatsächlich geben. Es ist nicht unsere Aufgabe, es zu widerlegen. Wir sind nicht dazu da, die Möglichkeit zu bestreiten, dass es in einer anderen Galaxie außerirdische Aktivitäten gibt.« Sie lacht, und es klingt wie ein kurzes Gackern.

Mein Magen fühlt sich an wie ein Kloß, in meinem Mund prickelt etwas. Ich spüre, wie sich mein Hinterkopf zusammenzieht.

Sue beugt sich vor und flüstert: »Natürlich wissen die Patienten nicht, dass die Medikamente eine Unmenge von Arsen enthalten. Aber das verraten Sie Ihnen lieber nicht, okay? Man mischt dem Wasser hier auch Kryptonit bei. Deshalb sollten Sie es nicht trinken.«

Kryptonit? Das Mineral aus *Superman?* Ich wende langsam den Kopf, betrachte Sue und ihren entrückten Blick. »Sie sind gar nicht Sue, was?«

Sie lacht erneut und tanzt von einem Bein aufs andere. »Reingelegt – reingelegt! Sue hat gerade Pause.«

Ich bleibe kurz stehen, die Hitze kriecht mir in den Nacken und erreicht mein Gesicht, meine Wangen glühen, und ich kann mir vorstellen, wie rot sie sind. Ich komme mir vor wie ein Esel. Der Boden unter mir schwankt. Ich versuche mich daran zu erinnern, was sie alles gesagt hat. Es kommt mir jetzt schon völlig schwachsinnig vor. Offensichtlich habe ich zu viele Filme gesehen. Habe ich ihr etwas gesagt? Habe ich bereits gegen die Regeln verstoßen? Werde ich meine Registrierung verlieren, noch ehe ich sie erhalten habe? Ich sehe ihr ins Gesicht. Ihr Blick kreuzt sich mit meinem. Sie hält sich kichernd den Bauch. Und dann kann ich nicht anders und lache mit. Mein Lachen stimmt in ihres ein.

Wie sich herausstellt, ist sie tatsächlich nicht Sue, sondern Hayley. Ich komme mir zwar ziemlich blöd vor und bin auch ein bisschen verängstigt, aber seit diesem Tag rede und lache ich mit ihr, und an jedem Tag meiner Ausbildung erzählt Hayley mir (und jedem, der es hören will) die Geschichte meines ersten Arbeitstages. »Natürlich gibt es keine Unterschiede zwischen den Patienten und dem Personal. Wir alle können krank werden, und wahrscheinlich werden wir es auch, irgendwann mal. Psychische Krankheiten sind nicht viel anders als Asthma oder ein Knochenbruch. Also machen Sie sich keine Gedanken. Warum sollte ich nicht Sue sein?« Und dann erzählt sie mir wieder von dem Arsen und dass die anderen Krankenschwestern gar keine Krankenschwestern sind, sondern von der Regierung geschickt wurden, um ihre Gedanken zu kontrollieren. Hayley ist eindeutig krank, trotzdem bringt sie mir eine Menge bei.

Die frühesten Betreuer in der Psychiatrie nannte man »Seelenfreunde«. Jedem wurde ein Patient zugewiesen, mit dem er eine therapeutische Beziehung aufbauen sollte, die auf Freundschaft basierte. Das ist jetzt wieder in Mode gekommen; die Krankenhäuser stellen Menschen ein, die persönliche Erfahrung mit psychischen Krankheiten gemacht haben und jetzt in landesweiten Zentren arbeiten, die einen eher pädagogischen als klinischen Ansatz verfolgen. Ich bin froh über Hayley. Sie bringt mich zum Lachen, so wie damals Anthony. Einmal bekomme ich mit, wie sie ihrem Mann sagt, er solle sie nicht mehr jeden Tag anrufen. »Ich nehme mir eine Auszeit«, erklärt sie. »Eine psychotische Auszeit. Und in sechs Monaten bin ich wieder zu Hause.«

Sue, meine echte Mentorin, stammt aus Skegness, hat vom Nikotin verfärbte Finger und bevorzugt Lidschatten in leuchtendem Violett; einen Schlüsselbund entdecke ich bei ihr nicht. Sie kann sich kaum einkriegen vor Lachen, als ich ihr von Hayley erzähle. »Ach«, sagt sie, »wir alle hatten irgendwann unseren ersten Arbeitstag! Wenigstens habe ich Sie nicht losgeschickt, um eine 10-ml-Sauerstoffampulle aufzutreiben!«

Ich folge Sue (nachdem ich mir den Ausweis auf dem Oberteil angesehen habe) zum Stationszimmer, wo sie mit einer weiteren Krankenschwester eine Bestandsaufnahme der vorhandenen Medikamente vornimmt. Seit dem späten neunzehnten Jahrhundert, als man den Patienten eine Vielzahl von Beruhigungsmitteln verabreichte, um sie chemisch ruhigzustellen, statt ihre Krankheit zu behandeln, hat die Pharmakologie riesige Fortschritte gemacht. Chloralhydrat, ein Schlafmittel, verursacht eine starke Abhängigkeit und hat unangenehme Nebenwirkungen (wird auch als K.-o.-Mittel benutzt, um Frauen während eines Dates bewusstlos zu machen und anschließend zu vergewaltigen). Zwar wird es in der psychiatrischen Behandlung nicht mehr verwendet, wurde aber noch bis vor Kurzem in der pädiatrischen Intensivpflege routinemäßig und europaweit eingesetzt, um Kinder zu sedieren.

Sue redet ohne Punkt und Komma. »Medikamente behandeln eigentlich nicht die Krankheit, sie helfen nur, die Symptome zu lindern. Und man setzt sie nach wie vor ein, um die Leute zu bändigen. Wir haben exzellente Ärzte hier, trotzdem ist es wichtig, sie immer wieder daran zu erinnern, dass die Entscheidung des Patienten in puncto Medikamente absoluten Vorrang hat, auch dann, wenn er sich dazu entschließt, sie nicht zu nehmen. Es sei denn, er wurde zwangseingewiesen. Hier an der Durchreiche stehen unsere Patienten morgens, mittags und abends Schlange, um ihre Medikamente entgegenzunehmen. Den meisten geht es ganz gut, andere brauchen eine Menge Ermutigung und Unterstützung.« Ihre Worte kommen in einer Nikotinwolke bei mir an. »Sie müssen sämtliche Krankenblätter durchlesen, um sicherzugehen, dass die Ärzte keine falsche Dosierung verschrieben haben. Dann haben wir die morgendlichen Versammlungen, an denen sollten Sie teilnehmen. Da wird über jeden Patienten gesprochen, über Probleme, Pflegeplanung und so weiter. Anschließend muss jede Menge Papierkram erledigt werden, Gutachten, Gerichtsurteile, elektronische Patientenakten. Keine Sorge, mit der Zeit blicken Sie durch.«

Wenn die Medikamente nur die Symptome lindern, wie behandelt man dann die Krankheit? Robert Drake, Professor für Gemeindepsychiatrie in Michigan, erklärt: »Das einzig wirksame Werkzeug des Psychiaters besteht darin, den

Menschen zu helfen, eine bezahlte Arbeit anzunehmen.« Sue bringt mir viel darüber bei, was in der psychischen Gesundheitsfürsorge funktionieren kann und was nicht. Alle angehenden Pflegekräfte bekommen einen Mentor zugewiesen, der sie beaufsichtigt, unterstützt und bewertet. Hin und wieder verbringen sie auf der psychiatrischen Station auch Zeit mit anderen Mitarbeitern des Teams: Kunsttherapeuten, Psychologen, Sozialarbeitern oder Beschäftigungstherapeuten, doch die meiste Zeit bleiben sie an der Seite ihrer Mentoren. Es ist ein Arrangement mit wechselndem Erfolg, so wie bei allem. Manche Mentoren gehen freundlich und verständnisvoll mit Schützlingen wie mir um, die eingeschüchtert, jung oder naiv sind, während andere die Macht, die Hierarchie, offensichtlich genießen. Ich habe Glück. Sue ist eine warmherzige Person, ständig legt sie die Hand auf meinen Arm und drückt ihn leicht. »Sie werden eine großartige Krankenschwester sein. Messen Sie bei Derek doch schon mal den Blutdruck und die Körpertemperatur, Sie haben ihn ja bereits kennengelernt. Wir brauchen die Daten für sein Krankenblatt.«

Ich atme aus. Solche Untersuchungen habe ich bereits durchgeführt, im Gegensatz zu gruppendynamischen Aktivitäten, davon verstehe ich herzlich wenig. Temperatur, berechnete Flüssigkeitsmenge sowie Herz- und Atemfrequenz in Patientenakten einzutragen, ist eine praktische und verhältnismäßig einfache Aufgabe, die ich mir zutraue. Ich bringe ein Lächeln zustande, spüre, wie sich mein Kiefer entspannt, und mache mich auf den Weg zu Dereks Zimmer.

Derek ist eins neunzig groß, seine Stimme hört man sicher noch draußen vor dem Krankenhaus. Er wurde von der Psychiatric Intensive Care Unit (PICU), der psychiatrischen Akut- und Intensivstation, überwiesen. Dort wurde er, wie ich später erfahre, von philippinischen Pflegekräften versorgt, die, eher klein, sich in der PICU oft um so großgewachsene Männer kümmern müssen, manchmal auch um Männer, die sich mit Drogen und Alkohol selbst medikamentiert haben. Häufig sind sie schwer krank und können gewalttätig werden, doch die philippinischen Schwestern erzählen mir auch, dass das Risiko, angegriffen zu werden, für sie geringer ist als für ihre männlichen Kollegen. »Die Patienten fühlen sich durch Frauen nicht so stark bedroht, daher haben sie weniger Angst. Ein großer Teil der Krankheit wird durch Angst verstärkt. Manchmal rufen die männlichen Krankenpfleger uns zu Hilfe, wenn sie es mit einem gewalttätigen oder aggressiven Patienten zu tun haben, damit wir ihn beruhigen.«

Derek scheint keine Angst zu haben. Aber auf seinem Kopfkissen liegt eine dicke Bibel, und als ich in sein Zimmer trete, streckt er die Hand aus und berührt sie.

»Hallo, ich bin Christie«, sage ich, als ich eintrete. Das Zimmer ist funktional eingerichtet, mit eingebautem Kleiderschrank, einer Kommode, Bett und Stuhl.

Auf dem Stuhl ihm gegenüber sitzt ein anderer Mann.

»Hallo, ich bin Vik, einer der Psychiater.« Er steht auf, und ich gebe ihm die Hand.

Derek steht nicht auf, nickt mir aber zu.

»Hallo, Derek. Ich muss Ihren Blutdruck messen – geht

das in Ordnung?« Ich sehe das Gerät draußen vor der Tür und strecke schon den Arm aus, um es hereinzurollen.

»Nein«, sagt er.

Vik setzt sich wieder hin. »Derek, Christie ist heute zum ersten Mal bei uns. Sie ist hier, um uns zu helfen. Sie will dich nur untersuchen, so wie wir es jeden Tag machen. Es geht auch ganz schnell. Gestern Abend war dein Blutdruck leicht erhöht.«

Ohne Vorwarnung steht Derek auf und ballt die Fäuste. Dann brüllt er los: »Sie wollen mich stehlen. Mir die Seele aus der Nase und den Augenhöhlen ziehen. Sie wollen meine Augen auffressen und mir das Gehirn aussaugen. Ein Loch in meinen Hals bohren, einen Kleiderbügel reinstecken und Klumpen aus dem Innern aufspießen, bis der Rest von meinem Hirn von selbst rausfällt. Und dann verändern sie meine Neuronen. Programmieren mich neu. Kippen Säure in mein Hirn und ätzen es weg. Und wenn sie es mir wiedereinsetzen, bin ich einer von ihnen …«

Vik rührt sich nicht von der Stelle. »Okay, Derek, du bist in Sicherheit. Ich bin da.« Er zeigt auf die Tür, und ich gehe langsam hinaus, während andere hereindrängen. Ich bleibe in der Tür stehen, während sie sich um Derek stellen, der immer lauter schreit. Ich spüre, wie mir die Tränen kommen und über meine Wangen laufen. Ich habe seinen Zustand verschlimmert, nicht verbessert. Ich muss irgendetwas Falsches gesagt oder getan haben. Bevor ich kam, ging es ihm gut.

Sue lacht. »Es lag nicht an Ihnen. Derek ist leider unberechenbar wie alle unsere Patienten. Vik ist großartig, trotzdem können wir manchmal die Lage nicht entschärfen, dann müssen wir den Patienten ruhigstellen.« Sie reicht mir eine Tasse Tee.»Armer Derek. Draußen hat man ihn wiederholt angegriffen. Die Gesellschaft stellt für psychisch kranke Menschen eine Gefahr dar. Nicht umgekehrt.« Wir sind im Personalraum, wo ich dem Stationsleiter in Zivil begegnet bin. Meine Schicht ist erst zur Hälfte vorbei, trotzdem bin ich bereits erledigt und komme mir vor wie ein ausgepresster Schwamm, weggetreten und benebelt.»Sie sollten sich Notizen machen. Reflexion gehört zum Job. Sie sollten jeden Tag rekapitulieren, was vorgefallen ist, und es, wenn möglich, aufschreiben.«

In einem Kurs hatten wir eine Unterrichtseinheit darüber, wie entscheidend ein reflektierender Umgang mit Kranken sein kann, doch erst jetzt wird mir zum ersten Mal richtig bewusst, wie wichtig das ist. Natürlich hat Sue recht. Ein genau überdachter Umgang mit Kranken fußt – wie alle Theorien in der Krankenpflege – auf einer Vielzahl von unterschiedlichen Modellen und Ideen, doch im Wesentlichen ist es eine Möglichkeit, sich reale Ereignisse zu erklären, ihnen Sinn zu verleihen. Er wird weitgehend als eine Art emotionaler Schutz für Krankenpfleger betrachtet, die einen hohen Preis dafür zahlen, dass sie sich um verwundbare, verletzte Menschen kümmern; er hilft ihnen, ihre eigene Persönlichkeit und Lebensgeschichte zu verstehen, ihre Erinnerungen oder auch, inwieweit diese spätere Ereignisse beeinflussen. Eins der bekannteren Modelle, das von der australischen Krankenschwester und Hebamme Beverley Taylor entwickelt wurde, läuft darauf hinaus, dass »manche Fragen letztendlich Rätsel bleiben«. Trotzdem kann ich Sues Standpunkt verstehen; Bedeutung im Hinterfragen zu finden, hilft tatsächlich. Warum hat Derek so reagiert? Und warum hat es mich so beunruhigt?

»Ein Tagebuch zu führen hilft dabei, gesund zu bleiben«, sagt Sue, »und an schwierigen Tagen kehre ich heute noch zu dieser alten Gewohnheit zurück. Außerdem können Sie damit besser verfolgen, wie weit Sie mit Ihrer eigenen Einstellung kommen. Das alles nachvollziehen, das bringt Sie weiter, und ein großer Gin Tonic am Ende des Tages …«

Derek ist nicht der einzige Schwarze in unserer Abteilung, bei dem Schizophrenie diagnostiziert wurde, eine schwere seelische Erkrankung, die das Denken eines Menschen beeinflusst. Schizophrenie hat nichts mit einer gespaltenen oder multiplen Persönlichkeit zu tun. Eine Bekannte, die an Schizophrenie leidet, beschreibt die Krankheit so: »Es ist, als sähe man die Welt in Fragmenten. Man versucht, die Dinge zusammenzufügen. Aber natürlich passt nicht immer alles für alle; meine Erfahrung ist völlig anders als die der anderen.«

Unabhängig von der Erkrankung gibt es einige Gemeinsamkeiten aller männlichen Patienten auf dieser Intensivstation. Zurzeit sind die meisten schwarz, es gibt einige Asiaten, sie bilden aber eine ethnische Minderheit, und fast alle stammen aus der Arbeiterklasse. Sie verhalten sich, soweit ich sehe, jedoch nicht unruhiger als Pam, die weiße Frau aus der Mittelschicht, die bislang noch nie eine geschlossene psychiatrische Akutstation von innen gesehen hatte. Und

obwohl ich hier Ereignisse schildere, die zwanzig Jahre zu-
rückliegen, hat sich bis heute nicht viel daran geändert. Der
Mental Health Act, der in England 1959 erlassen wurde,
um die Behandlung in den psychiatrischen Kliniken mehr
den normalen Krankenhäusern anzupassen und sie zu ent-
institutionalisieren, beurteilt kulturelle und ethnische Ste-
reotypen innerhalb der Gesellschaft an sich nicht gerade
kreativ. Der französische Philosoph Michel Foucault wies
darauf hin, dass die Geburt von Wahnsinn nicht zu denken
ist ohne die Entstehung einer Institution und ihrer Instrumente zur Kontrolle und dass somit in jeder Gesellschaft
kulturelle, intellektuelle und ökonomische Strukturen die
Wahrnehmung von Wahnsinn bedingen. Es bleibt noch viel
zu tun, um dies zu erforschen. Den Zusammenhang von
ethnischer Zugehörigkeit und Schizophrenie sowie anderen
Psychosen untersuchte man in einer zweijährigen Studie,
durchgeführt in drei britischen Städten (London, Notting-
ham und Bristol); es war die bislang umfassendste Untersuchung zur Analyse von Psychosen. Aus ihr ging hervor, dass
der Anteil von Schizophrenie in der afrokaribischen und
schwarzafrikanischen Bevölkerung deutlich höher ausfiel
als bei anderen Bevölkerungsgruppen, und zwar für beide
Geschlechter und alle Altersgruppen. Die Wahrscheinlichkeit, dass afrokaribische Männer eine derartige Diagnose
erhalten, ist sogar besonders hoch. Seit den Sechzigerjahren
hat es zahlreiche Studien gegeben, um die Häufigkeit von
Schizophrenie und anderen Psychosen zu vergleichen, mit
dem Ergebnis, dass farbige Männer um zwei- bis achtzehn-
mal eher an ihnen erkranken als weiße. Ein vor Kurzem

erstellter Bericht wies darauf hin, dass Männer aus Afrika und der Karibik nur eine begrenzte Fürsorge erhalten, und konstatierte, dass sie durchschnittlich fünfmal so lang in geschlossenen Abteilungen verbringen wie weiße Menschen. Es gibt keine Erklärung dafür, obwohl Rassismus auf individueller und institutioneller Ebene eindeutig ein Schlüsselthema bleibt.

Ich überlege, was das für Derek bedeutet. Und wie ich vorgehen könnte, um solche Ungleichheiten in der Psychiatrie anzugehen. Das Royal College of Nursing insistiert auf eine Bekämpfung von diskriminierendem Verhalten, das aus der Stigmatisierung psychisch Kranker entsteht oder sogar zu einer Erkrankung beitragen kann. Dies gehört zu den Schlüsselaufgaben von Betreuern in der Psychiatrie. Nicht anders ist es in der Allgemeinen Erklärung der Menschenrechte festgehalten, sämtliche Aspekte der psychischen Gesundheitsfürsorge werden darin bekräftigt. Doch psychische Fürsorge ist im Kontext von Politik, auch Sozialpolitik, wie schmutziges Badewasser. Sie findet wie überall hauptsächlich in den Gemeinden statt, mit den üblichen Problemen: chronische Unterfinanzierung und damit verbunden gravierende Einschnitte etwa bei Unterkünften und finanziellen Zuwendungen. All das hat einen verheerenden Einfluss auf die psychische Verfassung einer Gesellschaft und trägt meiner Ansicht nach zu den steigenden Selbstmordraten bei. Es gibt eine Vielzahl unangenehmer Wahrheiten, die Gesundheitsexperten immer noch nicht wirklich zur Sprache bringen oder manchmal auch nur anerkennen wollen, obwohl sie dazu beitragen, dass psychische Störungen entstehen.

Mir sind einige Dinge in London schon immer aufgefallen: die Schlangen von fast ausschließlich farbigen Menschen, die zur Arbeit unterwegs sind und viel zu früh am Morgen auf den Bus warten. Ich sitze bei McDonald's, schwitze im Fitnessstudio oder lese in der British Library und beobachte, wer an diesen Orten saubermacht. Mir fällt auf, dass die Hilfskräfte im Gesundheitswesen farbig, die Manager der Krankenhäuser hingegen weiß sind. Mir fallen auch die bunten, kunstvoll gearbeiteten Traumfänger in den schmutzigsten Fenstern von Südlondon auf. Während der Arbeit mit Derek denke ich zum ersten Mal über die relativ hohe Rate von afrokaribischen und schwarzafrikanischen Männern nach, die die Diagnose Schizophrenie gestellt bekommen, und die vielen unangenehmen statistischen Wahrheiten. Ich fange an zu reflektieren.

Ich werde dafür eingeteilt, regelmäßig Zeit mit Derek zu verbringen. Allmählich kann ich erkennen, dass er Fortschritte macht. Inzwischen lässt er ohne Probleme zu, dass ich seinen Blutdruck messe, und Vik erzählt, dass Derek Freigang hat – etwas, das er als »positive Risikobereitschaft« bezeichnet. Derek ist jetzt wesentlich ruhiger und kann seine Gefühle besser artikulieren. Während die Psychose an Intensität verliert, kommt sein Charakter stärker ans Licht. In seinen ruhigen Phasen interessiert er sich für Kunst und Schach und versucht, ohne großen Erfolg, mir über beides mehr beizubringen. Beim Schach lacht er mich aus; die Bauern bezeichnet er als »Barsche«. Sein Schachbrett ist ein antikes Stück, das nach Meer riecht, und er erzählt mir, es sei über Jahrhunderte hinweg durch die ganze

Welt gereist. Ich mache große Augen. Bis ich begreife, dass er gebratenen Barsch gegessen hat und seine Fingerspitzen danach riechen. Er lacht erneut, bis ihm die Tränen kommen. Er erzählt mir von Frida Kahlo, die er regelmäßig zitiert:»›Man hat mir gesagt, ich sei Surrealistin, aber ich bin es nicht. Ich habe niemals Träume gemalt. Ich habe meine eigene Realität gemalt.‹ Sie wusste Bescheid, okay?«, sagt Derek.»Ich meine, sie hat wirklich verstanden, was Realität ist. *Ich male keine Träume.* Alles klar?«

»So ungefähr«, sage ich. Und es stimmt, allmählich dämmert mir, was psychische Betreuung bedeutet, auch wenn die Definition schwierig ist.»Ein psychischer Betreuer ist ein Traumfänger in einem hoffnungslosen Fenster«, sage ich.

Derek sieht mich an, als hätte ich entweder etwas extrem Zutreffendes oder völlig Schwachsinniges gesagt.

»Es ist ein ständiges Abwägen zwischen Risiko und Nutzen«, erklärt Vik später.»Vieles in der Psychiatrie raubt einem Menschen die Energie, wenn er krank ist, und gibt sie ihm in verkraftbaren Häppchen zurück, wenn er sich wieder stabilisiert.« Obwohl ich noch eine Anfängerin bin, gefällt mir diese Vorstellung nicht, doch ich habe nicht das Selbstvertrauen – oder das Wissen –, um Vik mit meiner Überzeugung herauszufordern, dass Menschen, die an einer psychischen Krankheit leiden, häufig ohnehin völlig machtlos sind.

Ich denke an andere Bereiche der Krankenpflege: an die Intensivstation, wo lebenserhaltende Maßnahmen in Form von Geräten die Körper der Menschen übernehmen, wenn sie krank sind, und sie ihnen allmählich zurückgeben, wenn ihre Organe wieder funktionieren. Experten wie Vik und Sue sind für Dereks Seele so etwas wie diese lebenserhaltenden Maßnahmen. Manchmal, sagt Sue, bestehe Krankenpflege einfach darin, eine Weile zuzuhören, zu beruhigen, Menschen Sicherheit zu geben, bis sie sich wieder gefangen haben. Albträume fernzuhalten, bis der Schlafende erwacht.

Dereks Aufenthalt auf der Station neigt sich dem Ende zu, und viel von Sues Arbeit ist jetzt das, was sie »therapeutische Kommunikation« und »Vorbereitung auf die Entlassung« nennt. »Kranke Menschen können vor der Einweisung sprunghaft und gewalttätig gewesen sein oder sich mit Drogen und Alkohol selbst vollgepumpt haben; fast immer haben sie Probleme mit der Arbeit oder ihren Finanzen, die geregelt werden müssen. Deshalb ist es eine komplexe Angelegenheit, jemanden nach Hause zu entlassen. Möglich, dass es kein Zuhause mehr gibt oder das Zuhause sich in einer ungeeigneten Umgebung befindet.«

Als der soziale Wohnungsbau stoppte, haben psychische Krankheiten in Großbritannien epidemische Ausmaße erreicht. Für mich ist es durchaus vorstellbar, dass wir alle irgendwann in unserem Leben seelisch erkranken können, so wie wir auch körperlich erkranken. Ich habe mich in manchen Phasen meines Lebens zweifellos mal besser und mal schlechter gefühlt, seelisch wie körperlich. Trotzdem wird einer von vieren unter uns so krank, dass er als psychisch krank diagnostiziert wird. Heute leidet eins von zehn Kindern unter diagnostizierbaren seelischen Störungen. Suizide nehmen zu, und die Wartezeiten für psychisch kranke Menschen sind beschämend. Vor Kurzem fand man heraus, dass ein Kranker im Durchschnitt dreißig Wochen auf einen Termin warten muss, um in einer Akutstation aufgenommen zu werden, in Ländern wie Deutschland sieht es nicht besser aus. Die psychiatrischen Abteilungen der Krankenhäuser sind völlig überlastet und erfüllen nicht die Richtlinien, oft wird man dort nur verwahrt, das Personal ist nicht ausreichend qualifiziert. Die britische Premierministerin Theresa May hat versprochen, das psychiatrische Gesundheitssystem zu revolutionieren, und die Schaffung von 21 000 neuen Stellen in der psychischen Gesundheitsfürsorge angekündigt. Doch angesichts der Budgetstreichungen bei Stipendien für angehende psychische Betreuer ist es schwer vorstellbar, woher diese neuen Kräfte kommen sollen. Janet Davies, Vorsitzende und Generalsekretärin des Royal College of Nursing, erklärte: »Es gibt bereits eine gefährliche Lücke innerhalb der Belegschaftsplanung und Rechenschaftspflicht … Unter dieser Regierung gibt es 5000 Fachkräfte in der Psychiatrie weniger als vorher, und daraus erklärt sich, warum Patienten nur ungenügend behandelt werden.«

Psychische Krankheiten sind verheerend in ihren Auswirkungen. Nachdem ich einige Zeit auf der Station mit Menschen verbracht habe, die an Angstzuständen leiden, schutzlos und manchmal seit sehr langer Zeit hoffnungslos krank sind, stimme ich Sue zu: »Ich würde lieber Krebs bekommen als eine schwere psychische Krankheit.«

Aber nicht nur Großbritannien und andere europäische Länder kämpfen mit Problemen des psychiatrischen

Gesundheitssystems. Die UN fordert, dass diesem global Priorität eingeräumt wird. In China, wo psychische Krankheiten eher als politisch falsche Gesinnung eingestuft werden, leiden mittlerweile hundert Millionen Menschen an Depressionen und anderen Störungen der Psyche. In einem Zeitalter, in dem wir alles haben, unsere Lebensbedingungen grundlegend besser geworden sind und unsere allgemeine Gesundheit ebenso wie unsere Bildung überall auf der Welt einen höheren Standard haben müssten, leiden wir mehr als je zuvor.

Mir fällt auf, dass Derek ängstlich wirkt, sobald er in Pams Nähe ist. Dann geht er auf und ab, und seine Körpersprache deutet auf Stress hin: Er beißt die Zähne aufeinander, senkt den Blick, und sein ganzer Körper zeigt Abwehr. Er schottet sich dann von seiner Umgebung ab. Im Speisesaal habe ich Gelegenheit, mit ihm zu sprechen. Pam – die blasse, hagere Frau, die an einer Depression leidet – steht mit ihrem Tablett und einem breiten Grinsen in der Schlange. Der Speisesaal ist jetzt zur Lunchzeit voll mit Personal und Patienten. Man isst entweder viel zu schnell oder viel zu langsam, und bei psychisch Kranken ist die Wahrscheinlichkeit zu würgen ziemlich hoch. Manchmal würgen die Patienten sogar absichtlich, in dem Versuch, sich selbst zu schaden.

Die Leute hier versuchen, sich auf alle möglichen einfallsreichen Arten zu verletzen: Sie schnüren sich Bandagen um den Hals, betreiben sexuelle Selbstverstümmelung, indem sie versuchen, sich den Penis abzuschneiden, bringen sich Brandwunden bei oder reißen sich die Haare aus, schlucken

Rasierklingen, Nadeln, Stecknadeln oder Batterien, trinken Bleich- oder Frostschutzmittel, ritzen oder kratzen sich die Haut auf. Autoaggressives Verhalten hat es schon immer gegeben, aber keine wirkliche Erklärung dafür, obwohl sie von manchen Leidenden als ein Narrativ, eine Art Sprache betrachtet wird. Kein Ausdruck von Schmerz ist größer als der eines Menschen, der so wenig isst, dass er sterben könnte. Oder so viel isst, dass er sterben könnte. Fettsucht ist Selbstverletzung. Sucht ist Selbstverletzung. Wir verletzen uns auf unterschiedliche Weisen, um emotionalen Schmerz auszudrücken.

In ihrem Buch *Psyche on the Skin: A History of Self-Harm* beschreibt Sarah Chaney, die für das Royal College of Nursing arbeitet, die psychiatrischen Narrative als ebenso konstruiert wie historische, literarische oder künstlerische Narrative der Selbstverletzung. Trotzdem muss man zwischen autoaggressivem Verhalten und versuchter Selbsttötung unterscheiden. »Frida Kahlo hat im Alter von siebenundvierzig Selbstmord begangen«, sagt Derek. »Alle behaupteten, es sei ein Blutgerinnsel in ihrer Lunge gewesen, aber es war eine Überdosis.«

Es ist das erste Mal, dass ich ihn über Selbstmord sprechen höre. Sue sitzt ihm gegenüber. »Denkst du manchmal an so was?«, fragt sie.

»An Selbstmord?« Er kneift die Augen zusammen. »Tut das nicht jeder?«

Sie schüttelt den Kopf. »Ich glaube nicht, nein.«

Derek trägt eine Wollmütze mit Nike-Logo. »Als ich noch jede Menge Stoff geraucht habe. Ich Idiot.«

»Aber jetzt nicht mehr.«

»Ich kann mich sehr stark konzentrieren, selbst im Traum kann ich meine Umgebung verändern. Ich gehe rückwärts in diesem Traum, nicht vorwärts.«

Ich habe nicht die blasseste Ahnung, was Derek meint, trotzdem sitzen wir eine Weile zusammen, und ich höre ihm einfach zu. Er scheint ruhig zu sein: Sein Körper ist entspannt, und es fällt ihm leichter zu lächeln. In seinen Augen sind keine Wut und auch keine Angst.

Trotzdem runzelt Sue die Stirn. »Ich halte es nicht für eine gute Idee, dass er heute Ausgang bekommt«, sagt sie später zu mir. »Er bräuchte eine Begutachtung. Die Psychiatrie ist wie ein Blinder in einem dunklen Zimmer, der eine schwarze Katze sucht, die in Wirklichkeit nicht da ist. Ich glaube, das stammt von Oliver Sacks. Oder so ähnlich. Einsicht kann gefährlich sein.«

Ich habe keine Ahnung, wovon Derek sprach oder was Sue meint. Oder wovon der britische Neurologe Oliver Sacks gesprochen hat. Trotzdem fühlt es sich wichtig an.

Ich bin die Erste, die ihn findet. Derek liegt auf dem Boden neben seinem Bett, während das Blut in einem irrwitzig schönen Bogen aus seinem Arm spritzt. Das Blut ist unvorstellbar rot. Seine Augen sind geöffnet, aber die Haut ist grau wie Asche.

Ich bleibe mehrere Sekunden so stehen – zu viele Sekunden –, unfähig, meine Beine zu bewegen oder den Mund zu schließen. Der Geruch nach Meer und einem antiken Schachbrett, der Klang seines Lachens, alles vom Nichts verdrängt. Für einen Moment oder zwei bin ich bei Derek, irgendwo anders. Ich schwebe.

Hayley schreit im Gang. Eine kleine Schere liegt einige Zentimeter von Derek entfernt neben seiner ausgestreckten Hand. Dann stürze ich auf das Blut und die Notklingel zu, ich schreie los, und im Nu füllt sich der Raum mit Menschen, die viel besser als ich wissen, wie man mit einem derartigen Notfall fertigwird. Ein Arzt stürmt herein, dann ein weiterer, und als das Notfallteam aus dem Hauptgebäude eintrifft, knie ich auf dem Boden, in Lachen aus Blut, tiefrotem Blut. Sie sehen aus wie eine Ölspur, bilden ein Muster. Jemand reicht mir einen Handschuh. »Drück. Drück zu, so fest du kannst.«

Dereks Arm ist dermaßen blutüberströmt, dass man nicht sehen kann, wo es ihm gelungen ist, durch die Haut und das Fleisch zu stoßen und eine Vene zu finden – oder ist es eine Arterie? Das Blut spritzt heraus wie ein reißender Strom. Sein Arm ist bis oben hin zerfetzt, manche Schnitte sind so tief, dass das Fleisch hervorbricht, andere nicht so tief, die aber bluten noch stärker. Aus einem Schnitt sprudelt das Blut. Ich presse Verbandsmull darauf, der sich in Sekundenschnelle vollgesaugt hat. Schließlich finden meine Finger die richtige Stelle, und ich drücke fest zu, während immer noch ein bisschen Blut heraussickert. Ich kann die Schreie kaum hören.

»Abbinden!«

»Sofort in den OP!«

»Starke Blutung!«

Ich erinnere mich, wie ich über die Farbe von Blut nachdenke, wie unfassbar rot es ist. Wie anders als alles, was man sich vorstellt. Wie warm es ist, fast heiß. Ich versuche zu schätzen, wie viel es ist, und mir fällt nur viel zu viel ein. Dann hustet Derek, stockend, und bewegt den anderen Arm. Alles verlangsamt sich.

»Es ist okay. Sie werden es überleben«, bemerkt ein Arzt. Er dreht sich zu einer Krankenschwester an der Tür um. »Informieren Sie die Notaufnahme – wir bringen ihn jetzt hin«, sagt er.

Ich hasse Blut. Und jetzt ist es überall, auf meiner Hand und meinem Arm. Hier ist das Blut, rot und warm – genau das, was ich vermeiden wollte. Doch in meinem Hinterkopf verändert sich nichts. Ich falle nicht in Ohnmacht. Mir wird nicht schwindlig. Ich drücke Dereks Arm so fest, dass meine Finger taub werden. Ich konzentriere mich nur auf sein Gesicht, es ist verzerrt, kleine Tränen erscheinen in den Augenwinkeln wie winzige Glassplitter. Dereks Gesicht ist voller Angst. Ich habe das Bedürfnis, ihn irgendwie aufzuheben. Ihn in eine Decke zu hüllen und in Sicherheit zu bringen. Ich möchte eine unsichtbare Macht bekämpfen, die besagt, dass er größere Chancen als andere hat, krank zu sein, diagnostiziert und hier festgehalten zu werden.

Derek blickt aus dem Fenster in die Weite. Ich sehe, wie Sue ihre Hände auf ihn legt und ihm sanft ins Ohr flüstert, bis sein Gesicht nicht mehr ganz so erschrocken ist. Ich will wissen, was sie flüstert, und obwohl ich ihre Worte nicht wirklich verstehen kann, begreife ich in diesem Moment etwas über psychische Fürsorge. Gute Betreuer retten Leben. Und jetzt, angesichts der größten Einsparungen im gesamten Gesundheitssystem und der Sozialfürsorge sind die psychische Gesundheitsfürsorge und das Pflegepersonal an die Grenzen ihrer Belastbarkeit gekommen. Das staatliche Gesundheitssystem ist eine Handgranate ohne Sicherungsstift. Es gibt nicht genügend Traumfänger auf der Welt.

3
Der Ursprung der Welt

Wir kommen trudelnd aus dem Nichts
und verstreuen Sterne wie Staub.

Jalaluddin Rumi

Wie Krankenschwestern und Ärzte auf Terroristen, so lief Florence Nightingale auf die Gefahr zu. Sie gab ihr privilegiertes Leben als Mitglied der höheren Mittelschicht ebenso auf wie die Aussicht zu heiraten, ein schönes Heim zu haben, Gäste zu unterhalten und Kinder großzuziehen. Stattdessen hospitierte sie in der protestantischen Diakonissenanstalt in Kaiserswerth, wo sie die Grundlagen der Krankenpflege erlernte, im Juli 1850 eine zweiwöchige Weiterbildung absolvierte, dann im Juli 1851 eine weitere, diesmal für drei Monate. 1854 reiste sie nach Skutari im Osmanischen Reich, um Soldaten zu pflegen, die im Krimkrieg verwundet worden waren. Während ihres ersten Winters dort verloren 4077 Soldaten ihr Leben. Zehnmal so viele Soldaten starben an Krankheiten wie Typhus, Fleckfieber, Cholera und Ruhr als an Kriegswunden. Nightingale ersetzte Gesellschaftsspiele und Handarbeit durch »entsetzliches Grauen ... bis zum Hals in Blut versunken«. Nach ihrer Rückkehr nach Großbritannien interessierte sie sich intensiv für die Ausbildung von Krankenschwestern und die

Entwicklung der Hebammenstation am St Thomas' Hospital.

Die damaligen Anforderungen an die Geburtshelferinnen erscheinen uns heute relativ anstößig. John Maubray, schottischer Arzt, schrieb in *The Female Physician,* das 1724 veröffentlicht wurde:»Sie sollten weder zu dick noch zu korpulent sein, vor allem aber dürfen sie keine kräftigen oder fleischigen Hände oder Arme haben und keine grobknochigen Handgelenke …«

Im Verlauf eines veränderten Umgangs mit Hebammen hat sich auch die Versorgung und Pflege von Müttern in den westlichen Industrienationen und in den Vereinigten Staaten entscheidend verändert. Seit den Achtzigerjahren hat sich die Fruchtbarkeit der über Vierzigjährigen verdreifacht, sodass wir heute mehr Geburten in dieser Altersgruppe haben als bei Teenagern. Und selbst bei Unfruchtbarkeit ist es zunehmend möglich, Kinder zu bekommen. Einem Bericht der Society for Assisted Reproductive Technology (Gesellschaft für Reproduktionsmedizin) zufolge erhalten heute mehr US-amerikanische Frauen medizinische Hilfe (In-vitro-Fertilisation), um schwanger zu werden, als jemals zuvor. Auch die Art, wie Frauen ihre Kinder zur Welt bringen, verändert sich. 2014 wurden die NICE-Richtlinien aktualisiert, um Frauen größere Freiheit einzuräumen, wo sie ihr Kind zur Welt bringen wollen. Es gibt Hinweise, dass Frauen, bei denen man eine unkomplizierte Geburt erwartet, in von Hebammen geführten Einrichtungen sicherer sind als in Krankenhäusern. Geburten in Gemeindeeinrichtungen oder zu Hause nehmen langsam, aber stetig zu, und es wird erwartet, dass ihre Zahl in den kommenden Jahren noch weiter ansteigt. Umgekehrt gibt es auch vermehrt Geburten mittels Kaiserschnitt; inzwischen kommt in Großbritannien durchschnittlich ein Kaiserschnitt auf vier normale Geburten, in Deutschland wird er bei fast einem Drittel aller Geburten durchgeführt.

Die vor- und nachgeburtlichen Praktiken unterscheiden sich weltweit sehr stark voneinander. Die Vorstellung, im Wochenbett zu liegen oder möglichst zurückgezogen zu leben, ist jahrhundertealt, im Westen zwar inzwischen überholt, in der übrigen Welt aber noch weit verbreitet. In China nehmen sich Frauen für die letzten dreißig Tage vor dem errechneten Entbindungstermin nichts mehr vor und bleiben zu Hause. In den Vereinigten Staaten wiederum, dem einzigen Industriestaat, in dem es keinen bezahlten Mutterschaftsurlaub gibt und dreiundvierzig Millionen Arbeiter keinen bezahlten Krankenurlaub bekommen, nimmt ein Viertel der Mütter knapp zwei Wochen nach der Geburt die Arbeit wieder auf. Was bedeutet das für die Bindung zwischen Mutter und Kind, die gerade am Anfang Geborgenheit und Schutz vermittelt? Leidet ein Viertel der dortigen Säuglinge unter entsprechenden Trennungsängsten? Auch in Europa gibt es starke Unterschiede. In Frankreich bleiben die Frauen nach einer Geburt mindestens drei Tage im Krankenhaus, in Deutschland ist die Entscheidung davon abhängig, wie fit sich die Frauen fühlen. In England können sie wenige Stunden nach der Geburt entlassen werden.

»Eine Geburt ist ein natürlicher Prozess, keine Krankheit«, erklärt Frances, die Hebamme, der ich wie ein Schatten folge. Ihre Stimme ist genauso energisch wie ihr Gang, wenn sie im Zimmer herumläuft und nebenbei aufräumt, mit Blut oder anderen Flüssigkeiten vollgesogene Binden in gelbe Abfalleimer wirft, sich die Hände wäscht und ein Bettlaken straff zieht. Angehende psychische Betreuer müssen keinen Kurs in Geburtshilfe absolvieren, doch der Gruppe in meinem ersten Ausbildungsjahr wird ein Praktikum in dieser Abteilung angeboten, und ich packe die Gelegenheit beim Schopf.

Frances führt mich herum, und ich folge ihr durch die pränatale Station, »wo wir uns um Frauen kümmern, die länger als zwanzig Wochen schwanger sind und sich aus irgendwelchen Gründen unwohl fühlen«, und die ambulante Vorsorgestation für »Probleme während der Schwangerschaft, wir können hier Ultraschall- und Blutuntersuchungen und so weiter durchführen«. Wir kommen an einem Raum vorbei, wo eine Frau an einen Wehenschreiber (CTG) angeschlossen ist, der die Herzschläge eines Fötus und die Geburtswehen misst und in dem immer die Angst vor einer Totgeburt in der Luft hängt. Wir passieren Frauen, die an Hyperemesis gravidarum leiden – extremer morgendlicher Übelkeit – und Infusionen benötigen, die ihnen Flüssigkeit zuführen, nachdem sie sich Tag und Nacht erbrochen haben. Es gibt Frauen, die an Schwangerschaftsdiabetes leiden und riesige Babys zur Welt bringen. Manche sind körperlich gesund, haben aber schon ein- oder auch fünfmal ein Baby verloren, und die Angst, dass das wieder geschehen könnte, ist akut und quälend. Wieder andere leiden an Herzproblemen, Asthma oder Störungen des Immunsystems. Möglicherweise müssen sie Medikamente nehmen, die während der Schwangerschaft eigentlich nicht zugelassen sind; hier muss der Arzt Risiken und Nutzen abwägen.

Frances erklärt mir, warum Frauen, deren Schwangerschaft unkompliziert verläuft, in von Hebammen geführten Einrichtungen eher eine normale Geburt haben und weniger Schmerzmittel benötigen. Aus einem der benachbarten Krankenzimmer hört man das Schreien einer Frau.

Wir gehen an Zimmern mit Frauen vorbei, bei denen die Geburt künstlich eingeleitet wird, und betreten den Übergaberaum. Einen kurzen Blick werfe ich auf das große Whiteboard, auf dem die Namen der Patientinnen aufgelistet sind: Zimmernummer, Schwangerschaftswoche, Parität (wie viele Kinder hat sie bereits zur Welt gebracht), allgemeiner Gesundheitszustand, Entwicklung, Schmerzempfindlichkeit und der Name der Hebammen, die ihnen zugewiesen wurden. Rechts von mir befindet sich ein Zimmer mit einem großen Wasserbecken. Es gibt sieben Kreißsäle und einen Raum für Mehrlingsgeburten. Das Beckenzimmer wird beherrscht von einem riesigen Planschbecken mit einer Art Schaukel darüber, die die Frauen benutzen können, um ihre Position zu ändern. Auch Männer dürfen in das Becken, sagt Frances, aber es kann etwas chaotisch werden. »Ein bisschen wie in *Der weiße Hai*.«

Im hinteren Teil des Beckens ist ein kleines Netz versteckt, mit dem die Hebammen Stuhlgang oder Erbrochenes aus dem Wasser herausfischen; und ich entdecke Lautsprecher, um Musik laufen zu lassen. Ich bekomme mit, wie sich Hebammen über erstgebärende Mütter unterhalten und dabei große Stücke eines nicht mehr ganz frischen Geburtstagskuchens in sich hineinstopfen, den die Nachtschwestern übrig gelassen haben. »Sie tauchen mit einem laminierten Geburtsplan auf, wenn die Gebärmutter erst einen Zentimeter geweitet ist, verlangen Entspannungsmusik, aromatherapeutische Öle und weigern sich, Schmerzmittel zu nehmen, bis es wirklich ernst wird. Dann schreien sie nach allem, was wir in den Medikamentenschränken haben. Die mit einer Doula sind die schlimmsten.«

Trotzdem ist Frances ein Fan von Doulas – erfahrenen Frauen, die eine Geburtshilfeausbildung gemacht haben. »Ich halte es für sinnvoll, dass Doulas in die Geburtsplanung einbezogen werden.« Ähnlich wie die Geburtshelferinnen vor dem achtzehnten Jahrhundert, den Vorläuferinnen der heutigen Hebammen, ist die Doula eine Begleiterin während der Geburt oder in der Zeit unmittelbar danach: Sie steht einer Schwangeren während des gesamten Geburtsvorgangs zur Seite. Die Untersuchungen, die ich gelesen habe, deuten darauf hin, dass Frauen mit einer Geburtsbegleiterin – die die ganze Zeit bei ihnen bleibt – schneller entbinden, weniger Kaiserschnitte haben und dass ihre Babys sich weniger lange auf neonatologischen Intensivstationen aufhalten.

Ich erfahre, dass es sehr unterschiedliche Hebammen gibt, selbst innerhalb derselben Fachrichtung. Man unterscheidet zwischen Hebammen, die auf normale Geburten spezialisiert sind, und jene mit einer akademisch-medizinischen Ausrichtung. Das sind die, die sich für lebenserhaltende

Maßnahmen in der Neonatologie interessieren, für den Einsatz von Hightech-Medizin. Es gibt auch Hebammen, die jegliche Art von medizinischer Intervention ablehnen, es sei denn, sie ist unbedingt notwendig. Dieser Konflikt innerhalb der Hebammenzunft wurde von außen an sie herangetragen. Es war ein Konflikt, der ab dem achtzehnten Jahrhundert zwischen Ärzten und Hebammen ausgetragen wurde, als Erstere anfingen zu behaupten, dass ihre modernen wissenschaftlichen Verfahren für Mütter und Kinder besser seien als die von Hebammen angewandten Praktiken der Volksheilkunde.

In Großbritannien und anderen europäischen Ländern werden herkömmliche Methoden von Hebammen nicht mehr angewandt, sie lehnen diese aber auch nicht grundsätzlich ab. In anderen Ländern hingegen – in Nigeria beispielsweise – ist es etwa in ländlichen Gegenden völlig normal, dass einzig und allein traditionelle Geburtsbegleiter die Kinder auf die Welt bringen. Das andere Extrem sind die Vereinigten Staaten, wo sogenannte Geburtshelfer Ärzte sind und den Laden schmeißen; die Hebammen gehen ihnen nur zur Hand. Die schwangeren Frauen entscheiden sich hier jedoch immer öfter für die Unterstützung von auf Geburtshilfe spezialisierten Krankenschwestern. Sie lehnen es ab, von einem Arzt entbunden zu werden. Man kann auf vielerlei Art beides sein, Hebamme und auf Geburten spezialisierte Krankenschwester; das Spektrum zwischen medizinischer und herkömmlicher Geburtshilfe hängt eher von der eigenen Persönlichkeit ab als von der Fachrichtung. Als Florence Nightingale das allgemeine Krankenhaus in

Skutari leitete, führte die britisch-jamaikanische Krankenschwester Mary Seacole beispielsweise ein Hotel und ein Geschäft, in dem sie pflanzliche Heilmittel für ihre Laufkundschaft verkaufte. Was genau sie enthielten, verriet sie nicht. Vielleicht hatte sie verstanden, dass es nicht wichtig war.

Frances steht in der Auseinandersetzung zwischen Tradition und Moderne in der Mitte. Sie ist eine erfahrene Hebamme, die in »einem früheren Leben«, wie sie es nennt, Naturwissenschaftlerin war. Nach der Geburt ihrer Kinder ließ sie sich umschulen und arbeitet nun auf einer Station, die von Fachärzten und Hebammen gleichberechtigt geführt wird. »Ich mache diesen Job seit Jahren und habe Hunderte von Babys entbunden«, erzählt sie mir. »Vielleicht Tausende. Und es wird nie langweilig.«

Sie trägt einen dunkelblauen OP-Kittel und schwarze Clogs und macht einen entspannten Eindruck, selbst wenn sie schnell geht. Die kurzen Ärmel des Tops haben eine perfekte Bügelfalte, sie ist tadellos geschminkt, und es gibt keine Strähne ihres Haars, die nicht sitzt.

Während ich versuche, mit Frances Schritt zu halten, bin ich bereits schweißgebadet und zerzaust. In der geburtshilflichen Abteilung ist es heiß und feucht. Ich spüre, wie mein hastig aufgetragenes Make-up zerfließt. Wir kommen zu Scarlett, einer jungen Frau, deren Wehen gerade erst begonnen haben.

»Junge Mutter«, sagt Frances. »Erstes Kind. Man kann nicht voraussehen, wie es ausgeht. Manche meiner

Patientinnen sehen so schwach aus, als könnten sie jeden Augenblick zusammenbrechen, und dann setzen sie ihr Baby in die Welt, als drückten sie eine Erbse aus der Schale. Andere wirken kräftig und robust, und am Ende kriegen sie die ganze Palette an medizinischer Versorgung: Schmerzmittel, Epiduralanästhesie, Geburtenzange, Kaiserschnitt. Man kann nie wissen.«

Scarlett setzt sich gerade auf, als wir eintreten. Ich bleibe in der Tür stehen.

»Kommen Sie rein.« Frances winkt mich ins Zimmer. »Das ist Christie, sie ist Auszubildende. Sie wird zusehen, wenn es Ihnen recht ist.«

Scarlett nickt. »Von mir aus kann die gesamte Armee zusehen«, sagt sie. »Ich will nur, dass das Baby endlich da ist.« Sie lacht. Sie trägt einen BH, der früher einmal weiß war und vom vielen Waschen grau geworden ist. Die Tätowierung auf der Schulter ist ein Schriftzug: »Rocket«. Ist Rocket der Vater? Ihre Brüste sind riesig und mit blaugrünen Venen übersät, der Bauch unglaublich groß und glänzend. Sie sieht jung aus, zu jung, um ein Baby zu bekommen. Ich erinnere mich an eine Freundin, die mit zwölf schwanger wurde und mit dreizehn ihr Baby bekam. Eines Tages nach der Schule erschien sie zum Tee und zum Spielen und hatte ein Baby dabei. Ich kann mich noch an das Gesicht erinnern, das mein Dad zog. »Was zum Teufel ist denn das?«

Scarlett ist Single – »Er ist nicht bei mir geblieben, aber ich danke dem Herrn für die kleinen Gaben« – und hat keine Doula dabei, dafür aber ihre Mutter, die ihr die Hand hält. Scarlett lacht und sieht mich an. »Ehrlich, es macht

mir nichts aus. Ich will nur endlich dieses Baby loswerden.«
Sie hat rotes Haar und Sommersprossen.

»Bei ihr muss man mit eingerissenem Gewebe rechnen, dünne Haut«, sagt Frances später. »Und sie ist jung. Schreckliche Schwangerschaftsstreifen, aber die Muskeln erholen sich schnell.«

Der Raum ist durchflutet von Sonnenlicht. Es ist viel zu heiß, und die Fenster lassen sich nicht öffnen. Frances hat einen kaputten Ventilator aufgetan, der nur in eine Richtung bläst, aber in Position drei noch immer funktioniert. Sie stellt ihn so ein, dass er Scarletts Gesicht erreicht. Trotz des Ventilators ist sie in Schweiß gebadet. Ihre Mum tupft ihr die Stirn mit einem grauen Flanelltuch ab. »Da, das ist schön kühl. Ich habe auch Traubenzucker dabei, Scar, die kannst du nehmen. Ich bin bestens vorbereitet.«

Scarletts Mutter trägt ein T-Shirt mit der Aufschrift »Mexiko« quer über der Brust und dem Bild einer Palme. Sie bemerkt, wie ich es anschaue. »Da waren wir vor vier Jahren. Der schönste Urlaub, den ich je hatte. Das Essen! Ich habe so viele Käsetacos verdrückt, dass ich dachte, ich werde selbst zu einem.«

Scarlett verdreht die Augen, dann schiebt sie das Flanelltuch beiseite. »Ich muss kotzen«, sagt sie.

Frances drängelt sich an mir vorbei und hält Scarlett gerade noch rechtzeitig eine kleine Brechschale aus Karton unter das Kinn. »Keine Sorge, das passiert ständig. Wenn das Baby erst mal da ist, wird Ihnen auch nicht mehr übel.« Hatte sie das Ding die ganze Zeit dabeigehabt, für alle Fälle? Es war mir nicht aufgefallen.

Ein riesiger Flummi, der aussieht wie ein Hüpfball ohne Griffe, rollt auf Scarletts Bett zu und wieder zurück. Später erfahre ich, dass es sich um einen Pezziball handelt, auf den sich Frauen setzen, um während der Wehen eine gute Haltung zu fördern. Auf dem Kinderbettchen neben dem Fenster liegt eine Kombination bereit: ein Winnie-the-Pooh-Strampler, eine Mütze und gelbe Babystiefelchen. Hinweise auf einen McDonald's-Besuch stapeln sich auf der Fensterbank: ein großer Pappbecher, Hamburger-Schachteln, Frittentüten. In dem kleinen Badezimmer mit dem riesigen Abfalleimer neben der Toilette steht ein Schild: »Werfen Sie die Binden nicht weg. Ich muss mir die Blutreste ansehen und überprüfen, ob nach der Geburt alles in Ordnung ist. Lassen Sie sie einfach auf dem Abfalleimer liegen.«

Als die Hebamme Scarlett sagt, dass es Zeit sei nachzusehen, wie weit sie sei, und Scarlett die Beine spreizt, falle ich fast in Ohnmacht. Botticellis Gemälde *Geburt der Venus*, das um 1480 entstand und zeigt, wie die Göttin Venus einer Muschel am Strand entsteigt, ist eine Metapher, die schon seit der Antike verwendet wird. Die Muschel symbolisiert die weibliche Vulva. Ich liebe dieses Gemälde.

Scarletts Vulva hat mit einer Muschel keinerlei Ähnlichkeit.

Als ich die geschwollene, teils rissige Haut sehe, durchsichtig wie ein Luftballon kurz vor dem Platzen, versetzt mich der Schock in mein Kinderzimmer zurück, und ich bin wieder der dünne Teenager, der sich eine Muschel ans Ohr hält. Ich kann beinahe ihre Kälte spüren und suche nach den Worten meines Dads: »Wenn du dich darauf konzentrierst, kannst du alles und nichts hören – gleichzeitig«, doch ich höre nur Schreie.

Es ist das erste Mal, dass ich die Geburt eines Kindes miterlebe. Seit Scarlett zu pressen begonnen hat, habe ich geweint, schockiert und fest überzeugt, dass irgendetwas schiefläuft. Man hatte mich gewarnt, dass die Nabelschnur blau sei und der Kopf des Babys die Form einer Eistüte haben würde. Doch die Gewalt des Pressens schockiert mich.

Ich bin eine blutige Anfängerin, und obwohl ich rein theoretisch einiges verstehe, habe ich noch keinerlei Erfahrung außerhalb des Colleges gesammelt. Patricia Benner, eine der bekanntesten US-amerikanischen Pflegewissenschaftlerinnen, hat ein Stufenmodell zur Kompetenzentwicklung entwickelt, und meinen Entwicklungsstand beschreibt sie als »zu wissen, dass«, aber noch nicht als »zu wissen, wie«. Doch als ich in diesem Raum Scarlett am Abgrund des Lebens sehe und gleichzeitig beobachte, wie ihr Baby sich auf das Leben zubewegt, habe ich das Gefühl, als wüsste ich gar nichts.

Ich heule Rotz und Wasser. Frances sieht mich an und runzelt die Stirn, trotzdem kann ich nicht aufhören. Nach dem Geschrei wird Scarlett ganz still. Dann stößt sie ein leises Stöhnen aus, das sich nicht mehr menschlich anhört. Früher bezeichnete man eine Geburt auch als »Seufzer« oder »Aufschrei«. Im Deutschen enthält das Wort »Wehen« eine Anspielung auf den damit verbundenen Schmerz. Im englischsprachigen Raum wurde Besuchern, Freunden und Familienangehörigen, die eine Geburt feierten, »*groaning beer*« und »*groaning cake*« angeboten. Das alles ist mir bekannt. Trotzdem bin ich auf diese Laute nicht vorbereitet. Ich zähle die Schweißperlen auf Scarletts sommersprossigem Gesicht. Ich versuche, nicht an ihre Haut zu denken. Wie dünn sie ist. Wie rissig.

»Ich will die PDA«, schreit sie. »Ich schaffe es nicht. Ich kann nicht mehr pressen.«

Frances bleibt zunächst ruhig. »Warten wir noch eine Wehe ab. Danach sorge ich für eine Epiduralanästhesie. Einverstanden?«

Das Stöhnen wird lauter, fremdartiger und entfernt sich noch mehr von Scarletts natürlicher Stimme, als käme es aus einer anderen Welt. Es klingt wie ein Geräusch, das der Erde gehört, und scheint aus weiter Ferne zu kommen. Scarlett presst und keucht und windet sich auf dem Bett, als stünde sie in Flammen. Das kann doch nicht normal sein. Und Frances' Hand steckt zur Hälfte in ihr, die Handschuhe sind mit Schleim bedeckt, ihr Blick fixiert Scarletts Bauch.

»Ich sterbe«, schreit Scarlett.

Jetzt schluchzt auch Scarletts Mutter und hört nicht auf, bis das M von »Mexiko« so durchnässt ist, dass es eine andere Farbe hat als die restlichen Buchstaben.

Frances zieht die Hand heraus und öffnet ein weißes, steriles Entbindungsset am Fußende des Betts. Ihre Stimme ändert sich, ihr Tonfall wird hart. »Sie sterben nicht. Sie müssen stärker pressen. Das schaffen Sie. Prima, Sie machen es schon sehr gut.«

Scarlett hört auf zu schreien und sich herumzuwerfen. Der Kopf des Babys erscheint mit einer Glückshaube – einer Art faltiger Membran, Resten der Fruchtblase um den

Fötus, die normalerweise im Innern der Mutter verbleiben. Frances streift sie ab, so einfach, als würde sie dem Baby einen Hut abnehmen.

»Super. Gut gemacht, Kleines. Jetzt hecheln Sie und pressen Sie sanft, wenn ich es Ihnen sage.«

Der Kopf des Babys ist draußen, und der Rest kommt mit einem Schwall aus Blut, Stuhl und einem klebrigen weißen Zeug hinterher. Überall ist schmutzige Flüssigkeit, und Scarletts Schreie hallen von den Wänden wider. Frances rubbelt dem Baby den Rücken, als wollte sie jemandem das Haar trocknen, und lässt es dann auf Scarletts Brust plumpsen.

»Ein Mädchen«, sagt sie.

Scarlett schluchzt. »Ein Mädchen.« Ihr Körper zuckt und zittert. »Ein Mädchen!«

»Machen Sie sich deswegen keine Sorgen.« Frances zeigt auf die Glückshaube. »Manche Leute behaupten, es sei ein Zeichen dafür, dass das Baby Großes vollbringen wird.« Und sie wirkt so freudig überrascht, als wäre es ihr erstes Mal.

Ich beobachte Scarletts Gesicht, als sie staunend erst ihr Baby und dann ihre Mutter betrachtet, und bei dem Blick, den die beiden wechseln, muss ich noch mehr weinen. Der Schrei, den Scarletts Tochter jetzt von sich gibt, ist schöner als alles, was ich je gehört habe, eine seltsame, schöne Musik.

Frances ist noch beschäftigt. Nachdem die Plazenta draußen ist und sie die Nabelschnur durchtrennt hat, nimmt sie das Nähset aus der Packung, um Scarletts dünne Haut zu nähen. »Sehr tiefe Risse können zu Inkontinenz führen, das kommt viel häufiger vor, als man glaubt.« Eine Untersuchung des *British Journal of Obstetrics and Gynaecology* ergab, dass 85 Prozent aller Frauen bei ihrer ersten vaginalen Geburt irgendeine Form von Riss erlitten.

Zum Glück fällt Scarlett – trotz ihrer dünnen Haut – nicht unter die »schwere« Trauma-Variante: das, was Geburtshelfer »höhergradiger Dammriss mit Sphinkterbeteiligung« nennen. Das droht, wenn der Damm bis zum After gerissen ist, sodass Nerven und Muskeln Schaden genommen haben. Sie muss nicht in den OP-Saal. Sie hat nur einen kleinen Dammriss, »Grad 2«, das bedeutet, dass Frances ihn selbst nähen kann. Doch bevor sie das tut, nimmt sie sich Zeit, sich neben Scarlett zu knien und das Baby zu bewundern. »Es ist perfekt«, sagt sie. Sie streichelt die Wange des kleinen Mädchens, dann streckt sie die Hand aus und streicht auch Scarlett über die Wange. »Glück gehabt, alle beide. Das haben Sie gut gemacht, Mum.«

Ich muss das Zimmer verlassen. Draußen lehne ich mich an die Wand, neben dem roten Feuerlöscher und der Pinnwand mit den vielen Babyfotos. Ich bin erledigt. Eine Geburt ist eine blutige Angelegenheit. Mein Kopf fühlt sich leicht an, und mir ist schwindlig. Aber es ist nicht das Blut, an das ich denke. Die Luft hat sich verändert. Die Welt hat sich verändert. Der Kragen meiner Pflegekleidung ist nass von meinen Tränen, und sie fließen noch immer. Ich bin voller Bewunderung für die Frauen, die Hebammen, die Menschheit.

Später zeigt mir Frances in einem Versorgungsraum, wie man die Plazenta untersucht. Sie legt sie in eine Plastikschale. Sie ist größer, als ich mir vorgestellt habe. »Suchen Sie nach hellen Blasen auf der Außenseite«, sagt sie. »Das könnte ein Anzeichen für Schwangerschaftsdiabetes oder einen angeborenen Herzfehler sein.« Während sie das Organ inspiziert, erklärt sie mir alles. Die Plazenta sieht aus wie die Leber, die man bei jedem Metzger kaufen kann, nur etwas heller: rötlich braun, etwa so wie die Farbe eines Pinot Noir. »Das hier um die Nabelschnur heißt Wharton-Sulze – sie findet sich auch im Augapfel.«

Ich sehe mir die gallertartige Substanz an und versuche, nicht zu würgen. »Sieht aus wie das Innere einer Schweinepastete«, sage ich.

»Ja, das kommt hin«, antwortet sie, ohne zu lächeln.

»Es war so animalisch«, sage ich zu Frances. »Sie hat gestöhnt wie ein Tier. Ich weiß nicht, wie ich es beschreiben soll, so jenseitig, fast unmenschlich. Wie eine Kuh!«

Frances sieht kurz zu mir auf, dann wendet sie sich wieder der Plazenta zu. »Normal.«

Die Wehen beim Menschen sind ganz anders als bei anderen Spezies. Es gibt zahlreiche Studien, die belegen, dass zwischen Mutter, Fötus und Plazenta ein komplexer biochemischer Dialog stattfindet. Der menschlichen Plazenta fehlt das CYP17-Enzym, das die Wehen bei Tieren auslöst. Die Wehen beim Menschen gleichen eher einer Sprache – einer Sprache zwischen Mutter und Kind, übersetzt von einer Plazenta, wie Frances sie jetzt vor sich liegen hat. Die geheime Sprache der Frauen.

»Ein Kind auf die Welt zu bringen ist das Natürlichste der Welt«, sagt sie. »Es gibt keinen stärkeren Ausdruck von Menschlichkeit.«

Sie erklärt die Dinge so, dass ich sie auf eine Art begreife, die ich nicht verstehe. »Die Geburt hält die Hand des Todes«, erzählt sie mir. »Sie ist unser Anfang und Ende zugleich.«

Es ist inzwischen 1998, und ich bin endlich eine zertifizierte Krankenschwester. Ich habe beschlossen, nicht in der Psychiatrie zu bleiben, die Traurigkeit ist mir zu groß, und bin in die Kinderpflege gewechselt. Kinder können zwar sehr schnell sehr krank werden, können sich aber fast noch schneller erholen, jedenfalls meistens. Das finde ich großartig. Ich ziehe in eine Wohnung im Südosten von London, zusammen mit meinen drei besten Freundinnen, die sich alle zu Hebammen ausbilden lassen. Ich erzähle ihnen von meiner einzigen Erfahrung mit einer werdenden Mutter: »Scarlett war so tapfer. Und jung. Es war gewöhnlich, und es war außergewöhnlich!« Meine Freundinnen lächeln sich mit Blicken zu. Sie haben bereits die Hälfte der vierzig Geburten hinter sich, die sie absolvieren müssen, um ausgebildete Hebammen zu werden. Sie kaufen sich Tarot-Karten – »Hebammen waren schon immer Hexen« – und sagen mir abends meine Zukunft voraus. Das Kerzenlicht fällt auf die Robbie-Williams-Poster an den verputzten Wänden des Wohnzimmers und auf das Regal voller Korken, mit Kugelschreiber haben wir festgehalten, bei welcher Gelegenheit die jeweilige Flasche geköpft wurde:

»Dienstagabend, Scheißtag«, »Freitag, Vorglühen«, »Nics Geburtstag – Wodka-Jelly-Nacht.«

»Du wirst einen gut aussehenden, dunkelhäutigen Fremden kennenlernen«, prophezeien mir meine Freundinnen, »und in der Welt herumreisen. Du wirst hundert Jahre alt.« Eines Abends, nachdem ich in der Nacht zuvor zu viel Lärm gemacht hatte, obwohl eine meiner Mitbewohnerinnen Frühschicht hatte: »Ich sehe eine Tragödie. Du wirst dich mit einer Menge Unsicherheit herumschlagen müssen, und in deinem Rücken stecken Messer.«

Bei Vollmond Schicht zu haben, ist ein Horror. Es gibt keinen wissenschaftlichen Beleg dafür, dass bei Vollmond mehr Babys geboren werden, doch ich habe mit drei Hebammen zusammengelebt: Die Wissenschaft muss sich irren. Am Morgen nach einer Vollmond-Schicht kommen sie unweigerlich zu spät nach Hause, gestresst und müder als sonst: »Ich habe die ganze Nacht keine einzige Minute Ruhe gehabt! Die Mütter standen Schlange. Klar, dass wir alle versuchen, uns für Neumond-Wochenenden einzutragen.«

Sie kennen Millionen solcher Geschichten, hören mir aber trotzdem gnädig zu, wenn ich versuche, ihnen die Gefühle zu schildern, die ich am Anfang meiner Ausbildung als Zeugin eines solchen Wunders hatte. Für sie ist das ihr tägliches Brot. »Es ist schwer in Worte zu fassen, was ihr tut. Irgendwie seid ihr im Zentrum unseres Ursprungs – im Ursprung allen Lebens.« Ich höre ihnen zu, wenn sie einen üblen Tag hatten, und verspreche, mich nie wieder über einen schlechten Tag auf meiner Station zu beklagen.

»Das Baby war längst tot. Sie meinte, es hätte schon vor Tagen aufgehört, sich zu bewegen, und sie hätte zu viel Angst gehabt, es irgendwem zu sagen. Sie hatte zehn Stunden lang Wehen. Wir haben versucht, die Geburt zu beschleunigen, aber sie hat alle Medikamente verweigert. Sie bestand darauf, ihren toten Sohn zur Welt zu bringen. Sie hat mehr als eine Stunde lang gepresst.«

»Die Schulter war eingeklemmt: Schulterdystokie. Das McRoberts-Manöver, bei dem die Beine der werdenden Mutter angewinkelt werden, hat nicht funktioniert. Der Arzt musste das Schlüsselbein des Babys im Mutterleib brechen. Und dann schoss es wie ein Fußball quer durchs Zimmer.«

»Das Baby kam mit einer Enzephalozele auf die Welt – das Gehirn befand sich also buchstäblich außerhalb des Kopfes. Die Mutter hat es im Arm gehalten, aber der Vater musste den Raum verlassen. Er konnte den Anblick nicht ertragen. Ganz ehrlich, mir fiel es auch schwer, es anzusehen.«

Um mit so etwas fertigzuwerden, feiern wir ständig Partys. Wir wohnen in einem großen viktorianischen Haus, das in einzelne Wohnungen aufgeteilt ist, in einer zwielichtigen Gegend. Eine andere Gruppe von angehenden Hebammen wohnt über uns, wir sind in der Mitte. Die Wohnung darunter steht leer, und das bereitet uns Sorgen: Wer würde den Krach aushalten, den wir machen? Regelmäßig kommen Freunde mit riesigen Lautsprechern, und dann dröhnt die ganze Nacht die Musik unseres DJs durch das alte Haus. Als wir sehen, wie zwei junge, gut aussehende Männer mit dem Makler die Straße entlangkommen, sind wir noch im Pyjama und trinken Cocktails. Es ist Mittag (und wir haben fünf Nachtschichten hinter uns). Eine meiner Hebammenfreundinnen beugt sich aus dem Fenster.

»Hallo! Wollen Sie sich die untere Wohnung ansehen?«

Noch ehe sie die Haustür erreichen, dreht sich einer der Männer zum Makler um. »Wir nehmen sie.«

Wie alle Krankenschwestern, Hebammen und Ärzte haben wir keine festen Arbeitszeiten. Manchmal sind die Dienstage bei uns Samstage, und es kommt vor, dass wir am Montagmorgen einen draufmachen, so wie andere Leute am Wochenende. Wenn wir zwei Tage hintereinander freihaben, trinken wir billigen Wein und Fusel. Wir klettern aus dem Badefenster, sitzen auf dem Dach des abbruchreifen Gebäudes und rauchen; einmal machen wir auch einen Kanister Distickstoffmonoxid leer, der von einer Hausgeburt übrig geblieben ist. In Großbritannien ist Lachgas gang und gäbe, in Deutschland erhalten es nur zehn Prozent aller Gebärenden, in den Vereinigten Staaten wird es sehr selten eingesetzt. Judith Rooks, zertifizierte Krankenschwester, Hebamme und Vizepräsidentin am American College of Nurse-Midwives in Silver Spring, Maryland, erklärt: »Es verdient keiner was dran, wenn eine Frau Lachgas bekommt.«

In Großbritannien setzt der NHS es immer noch als sichere und nützliche Schmerztherapie bei den Wehen ein, es wird aber auch als Raketentreibstoff verwendet. Wir sind nicht die Ersten, die es zum Vergnügen missbrauchen: Seit 1799 feiert die britische Oberschicht Lachgaspartys. Bald krümmen wir uns vor Lachen und betrachten dabei den Sonnenuntergang über London mit seinem rot gestreiften Himmel.

Doch die Feste sind nicht von Dauer. Und in puncto Tragödien hatten meine Freundinnen wohl recht mit ihren Tarot-Karten und ihrem Gerede über Hexerei. Innerhalb von sechs Monaten verändert sich das Leben für uns alle. Eine von uns verliert ihre Mum an Krebs, eine andere eine Freundin bei einer Sturzflut in Arizona, und Callum, einer meiner besten Jugendfreunde, begeht Selbstmord. Als Callum sich am Silvesterabend erhängt, ist plötzlich meine ganze Welt rot gestreift. Ich denke über Depressionen nach. Über Suizid. Über Freiheit. Über Derek. Ich besuche noch einmal das kleine Klassenzimmer, wo der fünfzehnjährige Callum und ich von unseren Mitschülern getrennt wurden, weil man uns für besonders intelligent hielt und zum Selbststudium ermunterte. Wir legten unsere Bücher beiseite und unterhielten uns stattdessen über Camus. Ich weiß noch, dass wir uns einbildeten, die russischen Zigaretten mit dem goldenen Filter, die wir rauchten, machten uns zu Intellektuellen. Ich erinnere mich an das Haar meines Freundes und an das von Scarlett; auch er war rothaarig und dünnhäutig, und auch ihn zerriss es allzu leicht. Aber ich kann dem Ganzen keinen Sinn abgewinnen.

In einem anderen Leben – zusammen mit all meinen anderen Berufswünschen, die ich in der Schule hatte – wäre ich Sonografin geworden. Aber als Krankenschwester studiere ich keine Herzscans. Als Schriftstellerin sehe ich, wie sich

Scans auf dem Computerbildschirm darstellen. Die sinnliche Erfahrung der Herzgeräusche, das wundervolle Blau und Rot, sauerstoffarmes und sauerstoffreiches Blut. Die Muster, die wir alle in uns tragen, sind die schönste Landschaft, die man sich vorstellen kann. Die rhythmische Bewegung des Bluts – unser Inneres tanzt. Ich trage das Rauschen des Herzultraschalls mit mir wie andere Leute den Trommelschlag ihres Lieblingssongs. Ich kenne die Takte. Je kleiner das Baby, umso schneller und lauter das Rauschen. Babys galoppieren förmlich auf das Leben zu. Der Scan eines Babyherzen erinnert mich daran, dass Überleben ein instinktives Bedürfnis ist, bei der Geburt womöglich mehr als jemals sonst – dieser Wille eines Kindes, einer Spezies, zu überleben. Wir laufen immer auf das Leben zu.

Alle Herzechos sind erstaunlich, aber einige sind erschreckend. Manche Herzen schlagen gefährlich anders. Es gibt einen Herzrhythmus, der häufiger – und hauptsächlich – bei Kindern vorkommt und supraventrikuläre Tachykardie (SVT) genannt wird. Dabei nimmt der Wille zu überleben ein gefährliches Tempo an, und das Herz des Säuglings oder kleinen Kindes schlägt so schnell, dass es nicht genügend Blut im Körper verteilen kann. Wenn ich mit einem Baby mit SVT zu tun habe, muss ich daran denken, wo wir herkommen. Die Behandlung besteht darin, das Kind kopfüber in Eiswasser zu tauchen oder, wenn das nicht wirkt, sein Gesicht mit einem Eisbeutel zu bedecken. Menschliche Babys und auch die Jungen von Delfinen, Ottern und einigen Seevögeln (darunter Pinguinen) behalten bis zum sechsten Monat den Tauchreflex. Er ist stärker als alle anderen und ermöglicht es einem Säugling, länger als sonst unter Wasser zu bleiben, ohne zu ertrinken. Das ist unsere Verbindung mit der Natur, unser Überlebenswille.

Wenn der Tauchreflex nicht funktioniert, haben die Ärzte ein Medikament namens Adenosin, das das Herz betäubt; sie beobachten auf dem Monitor, wie die Ausschläge für ein paar scheinbar endlose Sekunden abflachen, bevor die normale elektrische Herzaktion wieder einsetzt. Kaltes Wasser hat weniger Nebenwirkungen. Adenosin wird intravenös verabreicht, gefolgt von einer großen Spritze mit Wasser, damit das Medikament schneller in den Blutkreislauf gelangt. Im Blutplasma überlebt Adenosin nicht lange: Es wird umgehend von Nieren und Leber verstoffwechselt, daher muss es schnell verabreicht werden, um seine Wirkung voll zu entfalten. Dieser Vorgang gibt dem Patienten das Gefühl, im nächsten Moment zu sterben. Eine treffendere Beschreibung wäre, dass er das Gefühl hat, einen Herzstillstand zu erleiden und ein paar Sekunden lang den eigenen Tod zu erleben. Es kommt zum Herzstillstand, solange das Herz betäubt ist, dann setzt die elektrische Aktivität hoffentlich wieder ein, und das Herz nimmt seine normale Funktion wieder auf. Es ist eine grauenvolle Pause.

»Stellen Sie es sich vor wie ein Orchester«, erklärt mir ein Arzt. »Die Flöten spielen eine Melodie und die Cellos eine andere, und keiner hört auf den anderen. Die Musik klingt entsetzlich. Interventionen wie Adenosin oder synchronisierte Kardioversion sind wie ein Dirigent, der seinen Taktstock schwingt. Erst herrscht ein paar Sekunden Stille, dann spielen alle wieder im Takt und im Einklang.«

Ich denke an diese Pause zwischen Leben und Tod. Ein paar Sekunden Stille.

Angeborene Herzfehler treten bei etwa acht von tausend normalen Schwangerschaften auf. Erkrankungen des Herzens assoziieren wir mit falscher Lebensweise, Herzinfarkte erleiden üblicherweise ältere Menschen, die sich schlecht ernähren, die falschen Getränke zu sich nehmen, rauchen oder sich nicht genügend bewegen. Mit Sorge beobachtet man eine Zunahme von Herzinfarkten bei jungen Menschen, in Verbindung mit steigenden Raten von übergewichtigen Kindern – sogar bei Vorschulkindern. Ein angeborener Herzfehler bedeutet, dass während der Schwangerschaft genetisch etwas falsch gelaufen ist, sodass das Herz des Kindes ein Loch oder eine andere strukturelle Anomalie hat. Ein Fetalkardiologe hat mir einmal erklärt, es sei nicht erstaunlich, dass so viele Kinder mit Anomalien geboren werden, eher, dass es nicht noch viel mehr sind.

Drei von acht solcher Kinder werden nicht überleben. Sie werden einige Stunden, Tage oder Wochen alt, aber nicht wirklich alt werden. Das sind die verlorenen Kinder. Familien bekommen ein äußerlich vollkommenes Baby, wissen aber, dass es einen Herzfehler hat und nicht lange leben wird. Eine fehlerhafte Uhr, die bald stehen bleibt. Ihr ganzes Leben – nicht mehr als ein paar Sekunden Stille.

Mittlerweile arbeite ich auf einer Kinderintensivstation mit gewöhnlichen kleinen Patienten, zu der aber auch eine Abteilung in einem separaten Stockwerk gehört, die auf Patienten mit Herzkrankheiten spezialisiert ist. Diese Station besteht aus vier Betten gleich neben den OP-Sälen. Es gibt keine Fenster in dem Saal, nur seltsames, künstliches Neonlicht. Doch die Kinder bleiben nicht lange hier. Es ist eine Zwischenstation zwischen den OP-Sälen und der Herzstation, zwischen Leben und Tod. Die Betten stehen alle in einer Reihe und sind durch nichts voneinander getrennt. An der hinteren Wand gibt es jede Menge Schränke mit Equipment: Spritzen, Beuteln mit Salzlösung, Gaze und Tegaderm-Verbandszeug, winzige Scheren, Rollen von Hansaplast oder weißem Klebeband, um Schläuche zu befestigen. Die Kinder und Babys werden meistens direkt nach einer Herzoperation von dem Anästhesisten oder Chirurgen hierhergebracht, damit sie in der Nähe der OPs sind, falls ein weiterer Eingriff erforderlich werden sollte.

Jeder kleine Patient ist von diversem Zubehör umgeben: dünnen Drähten, angeschlossen an Boxen, die aussehen wie tragbare Lautsprecher und die Geschwindigkeit des Herzschlags regulieren können, falls das Herz plötzlich den Rhythmus wechselt: Dann übernehmen sie. Meistens befinden sich auf der Seite Schläuche, etwa so dick wie Regenwürmer, die mit großen rechteckigen Drainagebehältern auf dem Boden unter dem Bett verbunden sind, um das überschüssige Blut abzuleiten. Die Pfleger müssen regelmäßig überprüfen, dass sie frei beweglich sind und blubbern, um sicherzugehen, dass sie funktionieren und nicht verstopft sind. Manchmal verlieren Patienten größere Mengen Blut, und der Anstieg in den Drainagen sagt den Pflegern, dass der Patient verblutet und rasch wieder zu den Chirurgen in den OP muss, ehe es zu spät ist.

Ich sehe nach einem kleinen Mädchen mit »steifer« Lunge (pulmonaler Hypertonie). Ihr Herz hat zu heftig und zu lange gepumpt, eine Klappe funktioniert nicht, weil sie ein Loch in der Mitte hat. Das Kind kann sich nicht selbst mit Sauerstoff versorgen und braucht Stickstoffmonoxid, um zu überleben. Stickstoffmonoxid ist nicht zu verwechseln mit Distickstoffmonoxid, das meine Hebammenfreundinnen und ich inhalierten. Stickstoffmonoxid, das in der sauerstoffreichen Umgebung des Beatmungssystems in der Neonatalogie sowie auf Kinder- und Erwachsenenintensivstationen regelmäßig zum Einsatz kommt, birgt die potenzielle Gefahr, sich in zytotoxisches Stickoxid zu verwandeln – das gleiche Gas, das bei Atomtests entsteht und für die rötliche Verfärbung der Atompilze verantwortlich ist. Heliox, ein anderes Gas, das in Krankenhäusern zum Einsatz kommt, geht so schnell zur Neige, dass man im Krankenhaus den ganzen Tag mit den leeren Flaschen herumläuft. Heliox, ein Mischgas aus Helium und Sauerstoff, hat die Nebenwirkung, die Stimmlage zu verändern. Das ist auch bei dem Mädchen der Fall, wenn es extubiert, also vom Beatmungsschlauch getrennt wird. Die Stimme ist dieselbe, doch da Heliox leichter ist als Sauerstoff, bewegt sich der Klang schneller, daher klingt sie höher. Worte bewegen sich in leichterer Luft schneller.

»Heliox ist das Zeug in den Heliumluftballons«, erkläre ich der Kleinen über das Geräusch ihrer Sauerstoffmaske hinweg. »Durch dieses Gas wissen wir auch, dass Delfine in Wahrheit nicht pfeifen, sondern zwitschern. Man hat getestet, wie ihre Laute entstehen, und es hat sich gezeigt, dass ihre Schwingungen in einem Heliumgemisch entstehen.« Die Kleine sieht mich mit großen Augen an. Ich lache, setze sie auf meinen Schoß und erfinde eine Geschichte von einem Delfin. Doch nicht jeder Tag eignet sich zum Geschichtenerzählen und Kuscheln.

Als ich als Pflegerin begann, konnte ich mir nichts Traurigeres vorstellen, als mich um kranke Kinder zu kümmern. Jetzt habe ich mit einem jungen Mädchen zu tun, das aus unerfindlichen Gründen an einer Kardiomyopathie leidet, einem vergrößerten Herzen. Ein Teenager. Ich sehe mir ihr Gesicht an, die winzigen Sauerstoffleitungen in ihrer Nase. Sie schaut sich die Röntgenaufnahmen an, die der Arzt hochhält und auf denen ihr Herz viel zu viel Platz einnimmt. Sie wird nicht überleben.»Habe ich zu viel Herz?«, fragt sie.

Jede Geburt ist extrem. Wie unsere Erfahrung als begrenztes menschliches Wesen. Das lehrt mich viel später die Geburt meiner eigenen Tochter. Meine Beine liegen auf den Haltern, Menschen kommen und gehen, schütteln dem Dad die Hand, der Arzt ist und hier jeden kennt. Sie begrüßen meine Vagina (von der ich mit ziemlicher Gewissheit weiß, dass sie nicht wie eine Muschel aussieht), aber das alles geht an mir vorbei. Ich habe das Gefühl, langsam von einem Laster überfahren zu werden. Ich liege im Krankenhaus, und der Raum ist voller Alarmsysteme, Ärzte und Geräte. Meine Tochter sitzt fest und wird mithilfe von Instrumenten aus mir herausgezogen. Eine Blutung. Gilt trotzdem als normal.

Schon Scarletts absolut normale Geburt kam mir jenseitig vor. Die Geburt eines Kindes mitzuerleben ist beeindruckend, der ganze Vorgang unglaublich. Doch die Geburt eines Kindes zu erleben, wenn die Eltern wissen, dass ihr Baby eine schwere und möglicherweise lebensbedrohliche Krankheit hat, ist etwas ganz anderes. Eine anomale Geburt.

Baby Murphy wird vielleicht nie nach Hause kommen. Claire Murphy drückt das Kinn auf die Brust, und ich höre, wie sie mit den Zähnen knirscht. Ihre Hebamme, Preeti, ist eine kleine Frau, trägt einen dunkelvioletten OP-Kittel und eine Schürze. Noch weitere Menschen sind da: ein Kinderarzt, ein Neonatologe (Säuglingsarzt) sowie eine zweite Hebamme, die ich nicht kenne. Sie steht neben der Reanimationseinheit für Neugeborene, die aussieht wie ein Brutkasten mit höhenverstellbarer Wärmelampe und Skalen, um Sauerstoff und Luft durch einen kleinen Beutel zu pumpen, der dem Baby bei Bedarf das Atmen erleichtert. Claires Ehemann Richard steht neben ihr, streichelt ihr Haar und ihre Wangen. Er wirkt, als könnte er jeden Augenblick umkippen. Mit der anderen Hand hält er sich an der Rücklehne des Plastikstuhls fest, seine Schultern heben und senken sich mit jedem Atemzug. Die Hebamme an der Reanimationseinheit spricht mit den Ärzten über die Einstellungen des Geräts. Doch trotz all der Menschen im Raum sind in Wirklichkeit nur Claire und ihre Hebamme anwesend.

»Konzentrieren Sie sich auf meine Stimme«, sagt Preeti. »Sie schaffen es. Wir machen das zusammen. Ich kann schon das Köpfchen sehen. Es hat dichtes Haar.« Sie hockt am Fußende des Betts und sieht auf, die Hände in Handschuhen, die Packung mit dem Entbindungsset geöffnet, frische Handtücher liegen bereit – eines, um die klebrige Flüssigkeit aufzuwischen, ein anderes, um das Baby warm einzupacken.

Claire trägt ein T-Shirt, von der Taille abwärts ist sie nackt, aber mit einem Laken bedeckt. Dazu hat sie flauschige Socken an, wie man sie sonst nur im Winter trägt, violett-rosa gestreift. Sie sieht sich im Zimmer um, bewegt den Kopf von einer Seite zur anderen. Sie schreit nicht vor Schmerzen. Sie presst auch nicht. Neben ihr steht ein Gerät, das den Herzschlag des Babys in Wellen und Pieptönen darstellt und die ganze Zeit Alarm schlägt.

»Achten Sie nicht darauf«, sagt Preeti. »Hören Sie nur auf meine Stimme. Bei der nächsten Wehe pressen Sie ein bisschen. Nicht stark, das Baby ist fast draußen. Aber ein bisschen.«

Die Ärzte sehen sich an. »Sollen wir Claudette holen?«

Ich begreife, dass Claudette die ranghöchste Geburtshelferin hier ist. Die Ärztin, die einen Kaiserschnitt machen oder das Baby mit einer Saugglocke oder einer Geburtenzange herausholen kann.

Preeti schaut auf und wechselt den Tonfall. »Wir brauchen hier keine Hilfe. Claire wird ihr Baby auch so zur Welt bringen.«

Geburtshilfe ist eine seltsame Kunst. Es geht nicht so sehr um technische Möglichkeiten, die die Geburt erleichtern sollen, sondern viel mehr um die richtige Einschätzung.

Preeti erklärt mir: »Eine erfahrene Hebamme weiß alles über eine Frau. Ob sie das Baby herauspressen wird oder nicht, ob sie eine Epiduralanästhesie braucht oder nicht, und wann man darauf eingehen sollte, wenn sie darum bittet. Wir wissen es einfach.« Das ist etwas völlig anderes als das, was mir Frances vor Jahren erzählte. Wie die Krankenpflege, so kennt auch die Geburtshilfe viele Akzente.

Doch Claire macht nicht den Eindruck, als würde sie stark genug pressen. Preeti steht jetzt halb auf und sieht sie direkt an. »Wenn Sie jetzt nicht pressen, werden wir doch Hilfe holen müssen. Ich weiß, dass wir darüber gesprochen haben und Sie es nicht wollen. Also müssen Sie jetzt tun, was Sie eigentlich wollen. Sie schaffen es.«

Claire holt Luft. Sie weint. »Ich will nicht, dass es stirbt«, sagt sie. »Ich ertrage es nicht. Was dann?«

Sie sieht Richard an. Er weint jetzt auch. Im Raum ist es still. Selbst das Gerät ist jetzt still. Schließlich presst Claire den Kopf auf die Brust, knirscht mit den Zähnen und schreit.

Wir sind im Krankenzimmer 10, ähnlich wie das von Scarlett. An der Seite ist ein Bad, unter einem erhöhten schmalen Fenster stehen ein paar Stühle, die sich leicht abwischen lassen, und es ist viel zu heiß. Es gibt einen Nachttisch mit ausziehbarem Tablett, wie man ihn auf allen Krankenhausstationen vorfindet, mit holzfarbener Oberfläche und Beinen auf Rollen, die unter das Bett passen. Darauf steht eine große Kanne Wasser mit mehreren Tassen. Ich bin am Fußende, ganz in der Nähe, falls das Baby mit Luft versorgt werden muss. Ich denke über den Ernst der Lage nicht

126

nach. Ich bin noch immer eine Anfängerin. Trotzdem fühlt sich das Beatmungsgerät schwerer an, als es sollte. Mein Arm ist taub. Ich weiß kaum etwas über die Familie oder das Baby, das jeden Augenblick zur Welt kommen wird. Ich weiß nur, dass es an einer Linksherzhypoplasie leidet, mit anderen Worten: Die linke Herzkammer und die Aorta sind zu klein, sodass das Herz den Kreislauf nicht mit genügend Blut versorgen kann.

Wenn ein Kind mit einer Linksherzhypoplasie (wir nennen es kurz »Hypoplast«) geboren wird, kann es sein, dass Sauerstoff – das Lebenselixier, das lebensrettende Medikament, das wir routinemäßig während eines medizinischen Notfalls einsetzen – es tötet. Eine winzige Gefäßverbindung zwischen Lungenschlagader und Hauptschlagader (Ductus Botalli) hilft, es am Leben zu erhalten; es ist so etwas wie der Ersatzkreislauf des Babys. Normalerweise schließt er sich einige Tage nach der Geburt, doch der des Murphy-Babys muss offen bleiben. Sauerstoff kann die Schließung der Öffnung beschleunigen. Wenn diese Babys weinen, nehmen sie viel zu viel Sauerstoff auf. Die wichtigste Aufgabe einer Krankenschwester vor der Norwood-Operation Stufe 1 – die erste von drei größeren OPs, um eine Linksherzhypoplasie zu behandeln – besteht darin sicherzustellen, dass das Baby nicht schreit: Alles hängt von dieser einen simplen Sache ab. Wenn das Murphy-Baby während der Geburt Hilfe beim Atmen braucht, besteht meine Aufgabe darin, das Beatmungsgerät anzureichen.

Claire ist von Menschen umgeben. Ihr schwarzes Haar liegt fächerförmig auf dem Kopfkissen; das T-Shirt hat sich um die Taille geknüllt. Ich konzentriere mich auf ihre flauschigen, violett-rosa gestreiften Socken. Sie sieht Richard an, und ich beobachte den Blick, den sie wechseln. Angst. Er steht ganz oben am Kopfende und schaut seiner Frau ins Gesicht. Claire presst und schreit und presst.

»Hören Sie auf meine Stimme«, sagt Preeti.

Der Neonatologe, die andere Hebamme und der Kinderarzt stehen alle in der Nähe der Reanimationseinheit. Ich selbst stehe so nah wie möglich an der Tür. Ich bin da, um sicherzustellen, dass niemand Sauerstoff verabreicht. Ich bin die Sauerstoffhüterin. Es ist eine banale Aufgabe, etwas, das jeder machen könnte. Trotzdem halte ich die Luft an und wünsche, dass das Baby es schafft.

Claires Gesicht wechselt die Farbe. Sie keucht. Ich sehe, wie Baby Murphy plötzlich herausschießt, ein kurzer Windstoß, ein Augenblick. Preeti hat die Nabelschnur durchtrennt, die sich um den Hals des Babys gewickelt hatte, und legt das Kind auf Claires Bauch, der sich bereits wie ein alter Luftballon entleert.

»Ein kleiner Junge«, sagt sie.

Er wimmert, ganz leise. Der erste Schrei eines Neugeborenen ist etwas Wundervolles, doch dieses Mal will ich, dass er nicht anhält. Baby Murphy schreit kurz auf, dann verstummt es. Ich atme erleichtert auf.

Preeti hält die Hand hoch, damit die Ärzte bleiben, wo sie sind. Alle sind besorgt. Wir schauen auf das Baby und warten. Die zweite Hebamme bringt ein warmes Handtuch und reicht es Preeti. Die Ärzte treten jetzt näher. Preeti wirft ihnen einen Blick zu. »Nur noch ein paar Sekunden«, sagt sie.

Richard schluchzt. Er lässt den Stuhl los und umfasst Claires Gesicht mit beiden Händen. Er küsst Claire, wie ich noch niemanden habe küssen sehen. »Ein Junge«, flüstert er. Er schaut das Baby an. »Ich glaube nicht, dass ich es schaffe, die Nabelschnur durchzuschneiden. Kannst du das übernehmen?«

Claire sieht auf das Baby hinab. »Können wir es so lassen?« Sie schaut Preeti an. »Nur noch einen Augenblick?« Preetis Stimme klingt ruhig und klar. »Lassen Sie sich Zeit, so lange Sie wollen.«

Nach der ersten der drei großen Operationen kommt Baby Murphy unter meine Aufsicht. Das Norwood-Verfahren Stufe 1, so harmlos es fast klingt, ist ein gewaltiger Eingriff, bei dem unter anderem wichtige Arterien durchtrennt und durch künstliche Blutgefäße (sogenannte Shunts) ersetzt werden, die den Blutfluss umleiten.

Baby Murphy hat noch keinen Namen. Wie bei vielen Neugeborenen, die am Herzen operiert werden, ist die winzige Brust nicht groß genug für ein Anschwellen des Herzens, deshalb müssen die Ärzte den Brustkorb komplett offen lassen. Das walnussgroße Herzchen vor mir schlägt rasend schnell und ist nur mit einem dünnen Stück Gaze bedeckt. Ich erinnere mich an eine Fruchtfliegenplage auf der Station. Ein offenes Herz und Fruchtfliegen. Sie schweben in der Luft wie Stäubchen. Wir wissen nicht, wo sie ihr Nest haben. Die Station wird völlig leer geräumt, alles wird gereinigt: die Teppiche, die Möbel. Bis wir entdecken, dass die Fliegen aus dem Aufenthaltsraum kommen, wo wir unseren Kaffee kochen. »Gehen Sie nur noch ins Stationszimmer, wenn Sie Kaffee machen wollen«, weist uns die Krankenhausleitung an. Schließlich findet sich auch das Nest: in der Kaffeemaschine. Für eine Weile trinken wir keinen Kaffee mehr.

Nach langem Hin und Her darf Baby Murphys sechsjährige Schwester Siobhan ihren Bruder auf der Intensivstation besuchen. Er hat geschwollene Augen und ist an eine Vielzahl von Maschinen angeschlossen, mit Schrittmacherkabeln, Thoraxdrainagen und allen möglichen anderen Schläuchen. Alle machen sich Sorgen, wie Siobhan reagieren wird, aber noch mehr darüber, was passiert, wenn nicht.

Siobhan hat keine Angst, berührt seinen Kopf so sanft wie eine Feder, lächelt breit. »Mein Bruder sieht aus wie ein Roboter«, sagt sie, während sie sich die Maschinen und Instrumente ansieht.

Und damit bekommt Robert Murphy seinen Namen.

Ich lerne schnell bei diesem ersten Job auf der Intensivstation. »Es ist wie eine Feuertaufe«, sagt mir eine erfahrene Schwester. »Andere Stationen sind besser besetzt, daher müssen sich die jungen Pflegekräfte hier um schwere und kompliziertere Fälle kümmern, und oft haben wir keinen Springer.« Ein Springer ist eine zusätzliche Pflegekraft, die bei Bedarf aushilft, fehlendes Equipment holt und die Medikamente überprüft. Es wird als Luxus betrachtet, aber auf einer Intensivstation sollte ein Springer selbstverständlich sein. Ich bin jetzt Anfang zwanzig und habe nur ein begrenztes Wissen und noch begrenztere Kenntnisse in der Pflege von winzigen Babys, die an lebensgefährlichen Herzfehlern leiden und eine risikoreiche Operation brauchen. Aber das meiste lerne ich nicht von den Patienten. Meine eigene »Geburt« als Pflegerin entspringt der plötzlichen Erkenntnis, dass so, wie eine Mutter und ihr Baby nie weit voneinander entfernt sind, egal wie groß der Abstand zwischen ihnen sein mag, eine Krankenschwester mit ihrem Patienten verbunden bleiben soll. Und manchmal fließt das Blut durch eine Nabelschnur rückwärts. Ich wurde nicht als Pflegerin geboren, aber durch andere Geburten zu einer gemacht. Beides, Freude und Tragödie, prägen eine Krankenschwester. Und wir können nicht vorhersehen, was sein wird. Baby Murphy überlebt und gedeiht trotz unserer schlimmsten Befürchtungen.

Aber da ist ein anderes Kind. Eins, das den Scans zufolge völlig gesund ist. Eins von uns. Mein Kollege Stuart – ein wundervoller, liebevoller Pfleger, der schon Tausende von Babys und Kindern gepflegt hat – hat einen perfekten kleinen Jungen, der plötzlich schwer erkrankt und auf unsere Intensivstation eingewiesen werden muss: dieselbe Station, in der Stuart arbeitet. Ich habe mit diesem kleinen Jungen nichts zu tun. Nur die erfahrensten und besten Pflegekräfte sowie ein Team von hervorragenden Ärzten kümmern sich um ihn, gehen in seinem kleinen Krankenzimmer ein und aus. Es ist das genialste Team, mit dem ich jemals gearbeitet habe, international anerkannt. Es verfügt über viele Jahre klinischer Erfahrung, es hat schon alles gesehen. Die meisten Pflegewissenschaftler stimmen darin überein, dass Reflexion über ihre klinischen Erfahrungen das ist, was den Pflegekräften hilft, ihren eigenen Erfahrungen einen Sinn zu verleihen. Es ist die Vielzahl von Erfahrungen, die sie zu Experten macht, doch die Fähigkeit, wirklich darüber nachzudenken und nach einem Sinn zu suchen, ist das, was guten Pflegekräften häufig angeboren ist.

Das Team von Krankenschwestern und Ärzten, mit dem ich arbeite, hat beides, die Expertise und die Fähigkeit zur Selbstreflexion. Es ist ein Privileg, von diesen Menschen zu lernen, mit ihnen zu arbeiten und sie zu kennen. Sie sind die sichersten Hände, in die man sich begeben kann. Und trotzdem kommt die Stationsleiterin Katerina eines Vormittags niedergeschlagen aus dem Krankenzimmer, mit fahlem Gesicht und geröteten Augen. Die Schwestern stehen in einer Reihe am Fußende der Betten ihrer Patienten und sehen sie an. Es folgt eine schreckliche Pause, dann schüttelt sie nach paar Sekunden Stille nur langsam den Kopf. Manchmal, das verstehe sogar ich als Berufsanfängerin, ergibt es einfach keinen Sinn.

4

Zuerst die Kinder

Man braucht im Leben nichts zu fürchten,
man muss nur alles verstehen.

Marie Curie

Ich habe diverse Theorien über die Krankenpflege in einer
trockenen, schwer verständlichen, akademischen Sprache
gelernt. Ich habe versucht, mir die Philosophie der Pflege mit echten Patienten zu vergegenwärtigen, doch kaum
bin ich da, auf der Station, ergeben die Philosophen und
Theoretiker noch weniger Sinn. Ich habe Florence Nigh-
tingales Schriften gelesen, in denen sie behauptet, die Umgebung sei entscheidend für die Genesung des Patienten.
»Ein Großteil der Pflege besteht darin, für Reinlichkeit zu
sorgen«, schrieb sie. Ich bemühe mich, dies im Gedächtnis zu behalten, obwohl es wenig tröstet, wenn Pflege anscheinend im Wesentlichen daraus besteht, Körperflüssigkeiten zu beseitigen: Ich verbringe meine Zeit damit, Blut
von den Wänden zu wischen, den steinhart getrockneten
Kot vom Rücken und Nacken eines Babys abzuwaschen,
Instrumente und andere Gegenstände in einer Seifenlauge
zu schrubben, die mit Milton-Desinfektionstabletten an-
gereichert und so stark ist, dass sie mir die Tränen in die
Augen treibt.

An anderen Tagen bedeutet Pflege, nur Papierkram zu erledigen: Ich schreibe einen Pflegeplan nach dem anderen, führe Buch über Beobachtungsprotokolle, zeichne tausend Unterschriften ab, um zu bestätigen, dass ich das richtige Medikament, den richtigen Patienten und die richtige Zeit kontrolliert habe. Wieder andere Tage gehören größeren Überprüfungen: Lagerbestände, Verfallsdaten, korrekte Aufbewahrung des Equipments, ausreichend Büromaterialien im Aktenschrank des Stationszimmers. Selbst an den abwechslungsreichen Tagen, wenn Pflege heißen kann, rasch ein Kind aus dem OP zu holen, medizinische Notfälle auf der Station zu versorgen, Verwandte zu trösten, schlechte Nachrichten zu überbringen oder zu erklären, hat die Theorie nur wenig mit dem zu tun, was ich tatsächlich mache.

Die US-amerikanische Krankenschwester Hildegard Peplau entwickelte in den Sechzigerjahren die Theorie der interpersonalen Beziehung in der Pflege und bezeichnete die Krankenpflege als Heilkunst: Pflegende und Patienten arbeiten so zusammen, dass während des Prozesses beide reifen und lernen, seine Bedeutung zu verstehen. Ich fühle mich trotzdem nicht reif. An den meisten Tagen bin ich einfach nur überwältigt, und manchmal stehe ich völlig neben mir. An anderen Tagen widert mich alles nur an, und gelegentlich langweile ich mich oder bin ziemlich erledigt. Eine andere US-amerikanische Krankenschwester und Wissenschaftlerin, Virginia Henderson, wurde als einflussreichste Krankenschwester des zwanzigsten Jahrhunderts beschrieben. Ich habe ihre Theorie der vierzehn Grundbedürfnisse gelesen und versucht, ihre berühmte Definition von Pflege nachzuvollziehen:

Die einzigartige Aufgabe der Krankenpflege ist es,
dem Einzelnen, krank oder gesund, bei der Durch-
führung jener Aktivitäten zu helfen, die zur Gesund-
heit oder Rekonvaleszenz (oder zum friedvollen Tod)
beitragen, die er ohne Hilfe selbst durchführen wür-
de, wenn er dazu die notwendige Kraft, den Willen
oder das Wissen hätte.

Pflege bedeutet, für die Menschen das zu tun, was sie normalerweise selbst tun würden, falls sie den Willen dazu nicht aufbringen, und zwar so lange, bis sie ihn zurückerlangt haben.

Ich kaufe für meine Nachbarin ein, der das Wetter zu schaffen macht. Ich koche für eine Freundin, die gerade ein Baby bekommen hat. Ich gehe für meine Großmutter zur Post und erledige die Buchhaltung für meinen Dad. Doch das alles fühlt sich nicht wie Pflege an. Und dann lese ich die großartige Pflegetheorie, die zwischen 1959 und 2001 von Dorothea Orem entwickelt wurde, einer weiteren Expertin der Krankenfürsorge aus den USA, die behauptet, Menschen sollten ihre Pflege selbstständig und eigenverantwortlich in die Hand nehmen. Mein Kopf ist voll von widersprüchlichen Argumenten darüber, was Pflege tatsächlich bedeutet.

Ich verschlinge Lehrbücher über die Entwicklung, die Gesundheit und die Krankheiten von Kindern. Ich erfahre eine Menge über Bindung, studiere die Werke des britischen Psychologen und Psychiaters John Bowlby über kindliche Entwicklung und bin fasziniert von dem Gedanken, dass

Menschen ein angeborenes Bedürfnis nach gefühlsintensiven Beziehungen haben und wie wichtig eine sichere Mutter-Kind-Beziehung, für Beziehungen, Sexualität und moralische Vorstellungen ist. Ein anderer, der mich beeinflusste: der US-amerikanische Verhaltensforscher Harry Harlow. In einer seiner Studien wurden neugeborene Affen während ihres ersten Lebensjahrs in der Dunkelheit allein gelassen. Dadurch wurden sie in ihrer Entwicklung schwer gestört und galten als Musterbeispiele für menschliche Depressionen. Harlow bezeichnete das Gebäude, wo die Tiere in Käfigen gehalten wurden, als »Brunnen der Verzweiflung«. Später erlebte er seinen eigenen Brunnen der Verzweiflung und wurde wegen schwerer Depressionen mit Elektroschocks behandelt.

Meine Bücherregale sind vollgestopft mit gewichtigen akademischen Wälzern. Die meisten habe ich gebraucht gekauft, sodass mein neues Zimmer im Pflegewohnheim wie eine alte Bibliothek riecht. Ich versuche, mich auf das *Textbook of Paediatrics*, *Wong's Nursing Care of Infants and Children* und *The Colour Dictionary of Childhood Dermatology* zu konzentrieren (nicht zu empfehlen bei schwachen Nerven oder für Leute wie meine Mum, die eines Tages geistesabwesend darin blätterte und in der folgenden Nacht kein Auge zutat).

Die englische Krankenschwester Anne Casey hat *Caseys Model of Nursing* entwickelt, als sie in der pädiatrischen Onkologie arbeitete. Ihre Theorien sind sehr populär auf den Kinderstationen, sie basieren auf der familienzentrierten Pflege, was beinhaltet, dass für die Pflege eines kranken

Kindes am besten die Eltern, andere Familienmitglieder oder Betreuer in Frage kommen, unterstützt von einem Pfleger. In einem Interview, das sie vor Kurzem gab, beschrieb sie die Eigenschaften einer guten Pflegekraft und hob ein natürliches Einfühlungsvermögen hervor. Doch wir sind weit entfernt von dem, was wir ursprünglich unter »einfühlsam« verstanden.

Früher rieten Pflegekräfte kranker Kinder den Familienangehörigen davon ab, sie zu besuchen, mit dem Argument, dass es sie zu sehr aufwühlen würde. Stattdessen wurden die kleinen Patienten ans Bett gefesselt; sie waren nicht nur krank, sondern auch allein. Heutzutage werden die Eltern angehalten, möglichst während des gesamten Krankenhausaufenthalts bei ihrem Kind zu bleiben. Wir haben provisorische Feldbetten für Familienangehörige, die wir neben dem Krankenbett aufstellen können; es gibt sogar einen speziellen Bereich, wo die Familien von langfristig erkrankten Kindern untergebracht werden können. All dies wird häufig von Wohltätigkeitsorganisationen finanziert, Krankenschwestern und Ärzte sammeln in ihrer Freizeit Geld, indem sie hundert Meilen zu Fuß gehen, Berge besteigen oder weite Fahrradtouren unternehmen. Ist die separate Einrichtung voll, schicken wir die Eltern in nahe gelegene Hotels, mit denen wir Sonderpreise ausgehandelt haben. Leider scheinen die lokalen Prostituierten im Zentrum von London ebenfalls von solchen Sonderangeboten zu profitieren. »Ständig haben irgendwelche zwielichtigen Typen an die Tür geklopft, auf der Suche nach einer gewissen Patsy«, erzählt mir eine Mutter. »Und von den Geräuschen im Zimmer nebenan wollen wir gar nicht erst anfangen.«

Natürlich sind es nicht die akademischen Lehrbücher, die mir beibringen, wie man Kinder pflegt. Ich schließe die Augen und versuche, mich an alles zu erinnern, was ich in Hörsälen und von den Ausbildern gelernt habe. Stattdessen fällt mir eine Zeit aus meiner Kindheit ein, die ich mit einer Lungenentzündung und anschließender anaphylaktischer Reaktion auf die Antibiotika im Krankenhaus verbrachte. Ich war acht und kann mich noch gut an verschiedene Ereignisse entsinnen, aber die einzige wirklich wichtige Erinnerung an diesen Aufenthalt ist die an eine Krankenschwester, die mich mit Orangenjoghurt fütterte, ein winziger Löffel folgte auf den anderen, ganz langsam. Über die Ärzte, die mich heilten, kann ich nichts sagen, aber der Geschmack von Orangenjoghurt ist bis heute in mir lebendig.

In London haben die auszubildenden Pflegekräfte Doppelnamen und langes, gepflegtes Haar. In meinem Kurs ist nur ein Mann, und er ist der einzige farbige Schüler. Es hat schon immer männliche Pflegekräfte gegeben; im dritten Jahrhundert nach Christus hießen die Krankenpfleger in Alexandria *parabalani*, »Personen, die ihr Leben als Pfleger riskieren«, weil sie Kontakt zu Menschen mit ansteckenden Krankheiten hatten (weibliche Pflegerinnen bekamen solche Titel nicht). Während der Pestepidemien in Europa waren vorwiegend Männer als Pflegekräfte tätig. In den USA waren Schulen für die Ausbildung von männlichen

Krankenpflegern bis in die frühen Jahre des zwanzigsten Jahrhunderts noch ziemlich verbreitet, aber schon 1930 machten Männer nur noch ein Prozent aller Pflegekräfte aus. Im Unterschied zu den Kampagnen zur Förderung der Chancen von Frauen in der Medizin hat es ähnliche Anstrengungen für Männer in der Krankenpflege hier nicht gegeben.

In einigen frankophonen afrikanischen Ländern wie Tschad, Kamerun, Guinea, Senegal oder Ruanda gibt es mehr männliche Krankenpfleger als weibliche. Und in europäischen Ländern wie Spanien, Italien und Portugal sind rund 20 Prozent der Pfleger männlich, in Deutschland sogar 28 Prozent. Aber 2016 waren in Großbritannien nur 11,4 Prozent der Pfleger Männer. Über die möglichen Gründe hierfür ist viel gesagt worden, auch über die Vorstellung, dass Empathie und Fürsorge nicht nur weibliche Eigenschaften sind. Doch ohne die Männer ausschließen oder diskriminieren zu wollen, könnte man behaupten, dass die Krankenpflege als einer der am schlechtesten angesehenen (weiblichen) Berufe überhaupt gilt und dass man, statt Krankenfürsorge in einen nicht geschlechterspezifischen Kontext zu integrieren, diese an sich als nicht besonders wertvoll erachtet. Weibliche Ärzte sind im Club willkommen, aber wir Krankenschwestern werben nicht für die Mitgliedschaft von Männern in unserem Club – nicht, weil wir sie nicht dabeihaben wollten, sondern aus einem viel tieferen und weitaus beunruhigenderen Grund. Meiner Erfahrung nach werden die Männer, mit denen ich in der Krankenpflege gearbeitet habe, schnell in leitende Positionen gedrängt. Und Studien legen nahe, dass die vergleichbaren männlichen Krankenpfleger besser bezahlt werden, obwohl es viel mehr weibliche Pflegekräfte gibt als männliche.

Ismael, der zum Krankenpfleger ausgebildet wird, lebt mit seiner Frau und drei Kindern zusammen und spricht ständig über sie. Meiner Meinung nach wird er ein fantastischer Krankenpfleger für Kinder sein. Die übrigen zwanzig Frauen in meinem Kurs stammen aus der privilegierten Mittelschicht von Akademikern. Ganz anders als in Bedford, wo mein Jahrgang, was Alter und Rasse betraf, viel breiter gefächert war und fast alle aus der Arbeiterschicht kamen, obwohl London und Bedford geografisch gar nicht so weit auseinanderliegen. Und das ist nur mein erster flüchtiger Eindruck auf die Unterschiede in der Pflegekultur innerhalb eines kleinen Teils von London, ja selbst innerhalb verschiedener Krankenhäuser.

Jedes Krankenhaus ist ein Land für sich, einzigartig und unabhängig, mit eigener Infrastruktur und Philosophie, die sich von denen der anderen unterscheiden. In dem Krankenhaus, in dem ich mittlerweile arbeite, sind die Krankenschwestern ein bisschen arrogant und im Großen und Ganzen konservativ. Durchweg rechthaberisch. Trotzdem verbinde ich die Zeit, die ich hier verbringen werde, mit großen Hoffnungen. Es ist das internationale Zentrum innovativer Kinderärzte. Wenn man etwas über die Krankenpflege von Kindern lernen will, dann ist dies der richtige Ort dafür. 1918 wurde Prinzessin Mary im Great Ormond Street Hospital zur Krankenschwester ausgebildet. Und 1936 absolvierte Prinzessin Tsahai – Tochter von Kaiser

Haile Selassie – ebenfalls hier ihre Londoner Ausbildung zur Krankenpflegerin. Gemeinsam mit den anderen Auszubildenden leistete sie die erforderlichen sechsundfünfzig Stunden in der Woche ab und verdiente 20 Pfund im Jahr. Man brachte ihr bei, sich um andere Menschen zu kümmern, doch dann starb sie tragischerweise mit nur zweiundzwanzig Jahren bei einer Fehlgeburt, noch ehe sie das Erlernte in die Praxis umsetzen konnte.

Ich denke an Prinzessin Tsahai (die als würdevoll und elegant geschildert wurde) und trete selbstsicher auf, nehme mir vor, nicht nur das Beste aus der zweiten Hälfte meiner Ausbildung zu machen, sondern auch aus den Chancen, die mir mein Leben im Zentrum von London eröffnet: Kultur, gute Restaurants, Theater, Oper, Ballett und Kunst. Aber mit Würde und Stil ist es bei mir nicht weit her. Stattdessen kippen wir Auszubildenden im zweiten Jahr haufenweise elektrisch blaue Cocktails und flammende Sambucas in einer benachbarten Kellerbar und tratschen über unsere Lover. Wir trinken zu viel. Als mein Dad zu Besuch kommt und einen Nachbarn mitbringt, um mir zu helfen, meine restlichen Sachen zu transportieren, erbreche ich mich über seine Schuhe auf dem Beifahrersitz eines gemieteten Lieferwagens. »Verdammte Studenten!«, sagt er und wischt meinen Krankenschwesterumhang mitsamt Hut und Gürtelschnalle ebenso beiseite wie den Einwand, dass ich was Falsches gegessen haben muss.

Für mein allererstes Praktikum in der Kinderpflege werde ich in die Hackney Road geschickt, die wir angesichts von Prä-Hipster-Bars und Gentrifizierung »Mörder-Meile« getauft haben. Es ist ein Ortskrankenhaus im Osten von London, und obwohl es an das spezialisierte Universitäts- und Kinderkrankenhaus angegliedert ist, in dem der größte Teil meiner Ausbildung stattfindet, liegen Welten dazwischen. Meine Uniform ist tadellos gebügelt, die Gürtelschnalle glänzt, meine Taschenuhr ist am Kragen befestigt, in meiner Tasche steckt eine Sammlung von Kulis, meine neuen Schuhe quietschen und glänzen – kurz: Ich bin bereit.

Innerhalb von zwei Wochen habe ich Krätze, Eiterflechte und Läuse. Ich wurde von einem Kind gebissen und musste meine Hepatitis-Impfung auffrischen; außerdem habe ich eine »Augenspülung« erhalten, nachdem ein Baby, dem ich die Windeln wechselte, mir seinen Durchfall ins Gesicht gespritzt hatte. Ich erwartete innovative Kinderärzte. Stattdessen ertappe ich mich dabei, dass ich die meiste Zeit damit verbringe, mich um Kinder zu kümmern, die an Verstopfung leiden oder nach einer falschen Ernährung eine Darmspülung brauchen, Kinder, die aufgrund von Vitamin-D-Mangel Rachitis haben, denen man, nachdem sie zwei Jahre Coca-Cola aus einer Babyflasche getrunken haben, die Zähne ziehen muss, Kinder, die gefährlich unterernährt sind (Gedeihstörung), eine Diät wegen Übergewicht machen müssen oder Masern haben, weil sie keine MMR-Impfung (Masern, Mumps, Röteln) erhalten haben. Das bedeutet ernsthafte Komplikationen im Fall einer Ansteckung. Ich lerne, dass mit der Bezeichnung »KK« ein »komisches Kind« gemeint ist. Es ist, als lebte man in einem Roman von Dickens, und tatsächlich hat Dickens seinerzeit geholfen, ein anderes Londoner Kinderkrankenhaus vor dem finanziellen Ruin zu bewahren, indem er bei einem Dinner eine Rede hielt und eine öffentliche Lesung seiner *Weihnachtsgeschichte* veranstaltete.

»Tut mir leid«, sage ich bei der Übergabe. »Was meinen Sie? Ich weiß nicht, ob ich die Diagnose verstehe.« Wir hocken im Personalraum und kritzeln hektisch Informationen auf irgendwelche Papierfetzen. Die Wände sind voll mit überholten Informationen. Alles an diesem Raum ist trist: Die Stühle hängen durch oder sind kaputt, die Pflanze im Aufenthaltsraum ist seit Ewigkeiten vertrocknet. Der Mülleimer in der Ecke quillt über vor leeren Hula-Hoop-Chips-Packungen und Plastikbechern. Es stinkt nach Schweißfüßen und gekochtem Rindfleisch.

Die Oberschwester, die hier Stationsleiterin ist, sieht mich mit gerunzelter Stirn an. Sie ist eine grimmige, hagere Irin, die im Ruf steht, mitten in der Nacht durch das Krankenhaus zu geistern und die Fernseher mit den Handflächen abzutasten. Gnade den Krankenschwestern, deren Geräte warm sind. Einmal beobachte ich sie dabei, und es wirkt fast spirituell – die ausgestreckten Arme, die gespreizten Finger, die auf den Bildschirm gelegten Hände. Sie kniet vor dem Gerät, als bete sie.

»Entschuldigen Sie«, wiederhole ich, »haben die Kinder Diabetes?« Im Geiste gehe ich alle Bücher durch, die ich gelesen habe: War irgendwo von einer fettabbauenden Behandlung die Rede, von der die Oberschwester gesprochen hatte? Im Geiste versuche ich, mich an Informationen über

Kinderkrankheiten zu erinnern – Pfeiffer'sches Drüsenfieber, Fieberkrämpfe, Diabetes, Bronchiolitis, Blinddarmentzündung, Intussuszeption (Einstülpung eines Darmabschnitts), Blutarmut, nephrotisches Syndrom (Sammelbegriff für verschiedene Krankheiten durch eine Nierenschädigung), Pseudokrupp, Hämophilie (Bluterkrankheit), Mukoviszidose (genetisch bedingte Stoffwechselkrankheit).

Ich kratze mir den Kopf. Die Läuse sind wieder da, obwohl ich mir die Haare, die mittlerweile spröde und trocken sind, ständig mit Teebaumöl wasche. Alles juckt. Ich habe auch eine Borkenflechte auf dem Unterarm – eine helle, erhöhte runde Stelle, die wie ein kleiner Kornkreis aussieht.

»Fettabbauende Diäten«, sagt sie, lässt die Brille auf die Nasenspitze rutschen und sieht mich über den Rand hinweg an, »sind Diäten für fettleibige Kinder.«

Ich erinnere mich an das Prader-Willi-Syndrom, über das ich gelesen habe. Eine Behinderung, die durch ein beschädigtes Chromosom auftritt, das Chromosom 15, und ich bin drauf und dran, ihr erneut eine Frage zu stellen. Ich öffne den Mund, um etwas zu sagen, doch ein Wink ihrer skelettartigen Hand lässt mich verstummen. Ich schließe den Mund.

»Im Moment sind es keine medizinischen Probleme, alles ist gesellschaftlich bedingt«, sagt sie. »Die Kinder sind dick. Bedrohlich dick. Ungeheuer dick. Daher die fettabbauenden Diäten. Manchmal leiden sie aufgrund falscher Ernährung an Verstopfung. Oder haben emotionale Probleme, Probleme mit der Psyche. Gelegentlich sind sie wegen ständigen Bettnässens hier. Angstzustände, Magersucht,

Zwangsstörungen, ADHS, Depressionen. Alles Mögliche.« Sie schiebt die Brille wieder hoch und presst die schmalen Lippen aufeinander. »Auf den Stationen haben wir es auch mit diversen Arten von Kindesmisshandlungen zu tun. Nicht nur bei uns. In allen Krankenhäusern, flächendeckend«, sagt sie.

Viele Kinder, um die ich mich während dieses Praktikums kümmere, leiden an Fettleibigkeit. Im Jahr 2015 schätzte die Weltgesundheitsorganisation (WHO) die Anzahl der fettleibigen Kinder unter fünf Jahren weltweit auf mehr als zweiundvierzig Millionen. In Großbritannien gelten etwa zehn Prozent der Kinder als fettleibig, in Deutschland sind es sieben bis acht Prozent. Und die Zahl steigt.

Meinen ersten Tag verbringe ich damit, nach eingeschmuggelten KFC- oder versteckten Hamburger-Verpackungen zu suchen und nach Dingen, die von einem dreizehnjährigen Jungen namens Jerome auf der Station herumgeworfen wurden, der ein auffälliges Verhalten an den Tag legt, an Sichelzellenanämie leidet und gegen die Schmerzen Morphin-Infusionen bekommt. Ich versorge ein dickes Kleinkind mit Asthma in einem neongrünen Netzhemd, dem ständig eine Raupe aus Rotze über dem lächelnden Mund hängt. »*Happy Wheezer* nennen wir sie«, sagt die Stationsleiterin. »Na los, wischen Sie ihm das wieder ab.«

Kinderpfleger müssen Kinderflüsterer sein und vor allem mit Kindern kommunizieren können, die Angst und Schmerzen haben. Sie erinnern uns an etwas, das schon Florence Nightingale klar war, dass sich nämlich Leid und auch das Gefühl von Schmerz durch Zuneigung lindern lassen. Sie fand heraus, dass es Einfluss darauf haben kann, wie ein Patient seine Krankheit wahrnimmt, wenn man ihn an ein Fenster setzt, aus dem er herausschauen kann, oder ihm einen Blumenstrauß mitbringt. Kinder müssen in Krankenhäusern spielen können. Spielen ist die Arbeit – und Therapie – der Kindheit. Daher sind Spieltherapeuten lebenswichtig. Während ich mich zur Krankenschwester ausbilden lasse, macht meine Mutter eine Ausbildung zur therapeutischen Sozialarbeiterin. Sie zeigt mir Fotos von ihrem Spielzimmer, ihrem Sandkasten und den Bildern, die Kinder gemalt haben, und sie beschreibt, wie sie in einem Bild, das ein Kind gezeichnet hat, lesen kann, so wie ein Hellseher im Kaffeesatz, oder wie sie sich das Durcheinander ansieht, das ein Kind im Sandkasten angestellt hat, und seine Zukunft voraussagen kann.

Doch manchmal ist es schwierig, ein Fenster oder Blumen zu finden oder auch nur eine Möglichkeit zum Spielen. Rohan ist ein vierjähriger Junge mit einem schweren kombinierten Immundefekt (SCID). SCID-Formen sind eine Gruppe von seltenen, manchmal tödlich verlaufenden genetischen Störungen, bei denen der Körper wenig oder gar nicht auf Infektionen reagiert. Damit ist der Patient nicht in der Lage, Viren und Bakterien abzuwehren. Wir nannten sie »SCID-Kinder«, aber man spricht auch von »Bubble Babys«, nach David Vetter, der in Houston in einer keimfreien Plastikglocke lebte, bis er mit zwölf Jahren starb. Als er vier war, entdeckte er, dass er mit einer Spritze, die jemand versehentlich in seinem Kunststoffzuhause vergessen hatte, Löcher in seine

Blase stechen konnte. Später, als die NASA einen speziellen Anzug für ihn entwarf, damit er das Haus verlassen konnte, benutzte er ihn nur sieben Mal, und als er aus diesem Anzug herauswuchs, lehnte er den neuen ganz ab.

Rohan lebt nicht in einer Glocke dank laminarer Strömung und fortgeschrittener Technologie, doch sein ganzes Leben wird von Luftschleusen, wenigen Besuchern und einer begrenzten Auswahl an Spielzeugen bestimmt. Und er ist extrem einsam. Er schaut durch Glasfenster auf die Welt nach draußen und winkt gelegentlich den Schwestern zu, die vorbeigehen. Aber dieses Winken ist nicht gerade enthusiastisch. Sein Arm flattert langsam und unbeholfen. Er ist für sein Alter zu klein und unterentwickelt. Rohans Eltern haben sich längst scheiden lassen wie viele Eltern von behinderten Kindern. Sie besuchen ihn abwechselnd. Seine Mutter verbringt viel Zeit vor dem Zimmer und lässt sich von den Schwestern auf den neuesten Stand bringen. Sein Vater geht schnurstracks durch die Luftschleuse (den Bereich zwischen Rohans Zimmer und der Welt draußen, wo die Luft gereinigt wird), wäscht sich die Hände, tritt ein, nimmt Rohan auf den Arm und wirft ihn ein bisschen in die Luft. Jedes Mal, wenn sein Vater kommt, versuche ich dabei zu sein, denn es ist der Höhepunkt des Tages, Rohans Gesichtsausdruck zu sehen, wenn sein Vater ihn auf den Arm nimmt. Für einen Augenblick wird er lebendig, durchlöchert seine Blase mit einer vergessenen Spritze.

Es ist erstaunlich und traurig zugleich, was alles normal werden kann. Rohan wird so oft Blut abgenommen, doch er weint dabei nie. Er hält einfach nur den Arm hin. Die

Krankenschwestern stehen oft unter Stress, und nach der langwierigen Prozedur des Händewaschens, um seine Windeln zu wechseln, weil er ständig flüssigen Durchfall hat, bleibt nicht viel Zeit zum Spielen. Seine tränenlosen Augen sind das Traurigste auf der Welt. Doch die Krankheit entbindet Rohan nicht von der Schulpflicht. Das Krankenhaus hat eine voll funktionierende Schule. Die Kinder rollen ihre Infusionsständer hinein oder werden in Rollstühlen in das Klassenzimmer geschoben. Natürlich sind es sehr spezielle Lehrer. Wenn die Kinder zu krank sind, um ihre Betten zu verlassen, oder an einer Dialysemaschine hängen, wie Geiseln der Technologie an Schläuche gefesselt, besuchen die Lehrer sie an ihrem Bett, sitzen eine Weile bei ihnen und geben ihnen irgendwelche Hausaufgaben auf. »Bildung und Gesundheit sind ein und dasselbe. Ein grundlegendes Menschenrecht. Aber Kinder, die im Krankenhaus sind, sollten etwas mehr erhalten als nur die grundlegenden Menschenrechte«, sagt ein Krankenhauslehrer zu mir.

Rohans Mutter diskutiert mit den Lehrern wegen der Keime. Sie hat das Gefühl, dass es nicht gut für ihn sein kann, wenn andere Menschen, die Krankenschwestern eingeschlossen, jeden Tag in seinem Zimmer ein und aus gehen, gerade jetzt, so kurz vor der Knochenmarktransplantation. Jeder, der sein Zimmer betritt, stellt eine Gefahr für ihn dar, egal wie sorgfältig sich die Besucher die Hände waschen. »Das Risiko ist viel zu groß«, sagt sie. »Und auf ein paar Wochen kommt es jetzt auch nicht mehr an, nachdem er schon so viel verpasst hat. Herrgott, er ist doch erst vier. Der Unterricht ist völlig egal.«

Ich verstehe, dass Rohans Mutter ihren Sohn wie eine Löwin beschützen will. Das ist ihre Aufgabe. Trotzdem fällt es mir schwer, nicht an den Anzug zu denken, den die NASA für David Vetter entwarf. Er bedeutete Freiheit, und trotzdem benutzte er ihn mit der Zeit immer weniger. Möglich, dass Rohans Überlebenschancen höher sind, wenn er in einer Blase lebt und so wenig wie möglich Kontakt zu Menschen hat. Doch zu welchem Preis? Später erfahre ich, dass Rohans Knochenmarktransplantation erfolgreich verlief und er wieder nach Hause zurückkehren konnte. Ich stelle mir gern vor, dass er im Park Fahrrad fährt und die Sonne und den Wind auf seinem Gesicht spürt.

»In meinem Kopf ist eine Spinne.« Tia ist fünf Jahre alt und hat beim Sprechen das Ohr eines Spielzeughäschens aus Weichplastik im Mund. Ihre Tante Caroline sitzt neben ihr. Ihre Eltern sind gegangen, nachdem sie mit den Ärzten gesprochen haben. Beide haben geweint.

»Tia, du weißt aber doch, dass es keine echte Spinne ist.« Caroline lächelt mir zaghaft zu, doch das Lächeln erreicht nicht ihre Augen.

Ich hocke mich vor Tia auf den Boden. »Das Ding in deinem Kopf sieht genauso aus wie eine Spinne«, sage ich. »Ich weiß, was du meinst.«

Bei Tia wurde ein aggressives Astrozytom diagnostiziert, ein Gehirntumor, der sich an einer schwierigen Stelle befindet. Sie muss operiert werden, danach wird sie eine Chemotherapie und Bestrahlung erhalten. »Sie hat sich jeden Morgen erbrochen«, erzählt mir Caroline. »Explosionsartig.

Und sie hat sich immer beklagt, dass ihre Augen nicht funktionieren, deshalb haben wir zuerst gedacht, dass sie verschwommen sieht. Der Hausarzt hat uns überwiesen, und plötzlich waren wir hier.«

»Es ist aber ganz bestimmt eine Spinne«, sagt Tia. »Das sagt das Häschen auch.« Sie nimmt das angeknabberte Ohr aus dem Mund. Ihre Augen sind größer als der Mond. Sie sieht mir in die Augen und flüstert: »Sie wollen sie rausholen.«

Ich versuche zu lächeln und hoffe, dass meine Stimme nicht zittert, doch Caroline schlägt sich die Hand vor den Mund und stößt einen schrecklichen Laut aus.

Endlich habe ich meine Ausbildung beendet. Ich bin zwanzig und habe noch immer dieselbe glänzende Taschenuhr wie am ersten Tag, aber meine Schuhe quietschen nicht mehr, und mein Immunsystem war so vielen Infektionen ausgesetzt, dass ich gegen alle möglichen Bakterien, Viren und Pilze resistent bin. Zum Glück funktioniert es viel besser als das von Rohan und beschützt mich. Körperlich bin ich vollkommen gesund. Trotzdem habe ich große Angst. Die »Kürbis«-Station, wo ich jetzt arbeite, ist eine der riskantesten überhaupt. Hier werden Babys und Kleinkinder an der Wirbelsäule, den Nerven und am Gehirn operiert.

Nachdem ich einen Disney-Film für Tia in den Videorecorder gelegt und Caroline kurz den Arm um die Schultern gelegt habe, sehe ich nach Joseph, meinem anderen Patienten.

»Als er geboren wurde, haben wir nicht eine einzige Glückwunschkarte bekommen. Weder von den Kollegen noch von unserer Familie. Können Sie sich das vorstellen?« Deborah, Josephs Mum, ist eine hagere Frau mit angeknabberten Fingernägeln und zerzaustem Haar, das zu einem Knoten aufgesteckt ist. In der Hand hält sie einen Kaffeebecher. Ich frage mich, wann sie das letzte Mal Zeit hatte, sich um sich selbst zu kümmern. Joseph leidet am Nager-Syndrom, einer extrem seltenen genetischen Anomalie, und hat fast keinen Kiefer. Die Ärzte rekonstruieren den gesamten Unterkieferbereich; vier Operationen hat er bereits hinter sich. Er ist neun Jahre alt.

»Die HNO-Abteilung ist involviert, aber sie wollen ihn nicht schon wieder einer Tracheotomie unterziehen«, sagt sie. Immer wieder wechselt sie zwischen normaler Sprache und medizinischer Terminologie, die Ausdrucksweise, die nicht zu einer Mutter gehört und es auch nicht sollte, eines Laien, der zu lange mit Ärzten zu tun hatte. Die Worte vermengen sich und kommen falsch heraus, als hätte sie ein Sprachseminar für Fortgeschrittene besucht, ohne zuvor das Grundstudium absolviert zu haben.

»Ich wusste nicht, dass er schon eine hinter sich hat. Ihr erstes Kind?«, frage ich.

»Mein erstes und mein letztes«, sagt sie. »Joseph braucht meine ganze Aufmerksamkeit. Ich arbeite nur noch halbtags, trotzdem ist es sehr stressig. Na ja, Sie wissen ja, was das bedeutet.«

Ich weiß es nicht. Noch nicht. Es ist erst mein zweiter Tag als ausgebildete Krankenschwester auf der Station, und ich habe das Gefühl, dass ich gar nichts weiß. Doch das erwähne ich nicht; ich will ihre Nerven nicht noch mehr strapazieren. Es gibt so vieles zu lernen. Abgesehen von dem Nager-Syndrom erlebe ich in diesem Hospital noch Dutzende von anderen genetischen Anomalien und seltsamen Syndromen. Eine befreundete Krankenschwester behauptet, dass wir hier nur die »seltsamsten und wunderbarsten« Krankheiten zu sehen bekommen.

Ich arbeite in einer Universitätsklinik, wo es spezielle und seltene Behandlungsmethoden gibt, die in anderen Krankenhäusern nicht angeboten werden. Das bedeutet, dass die Patienten aus dem ganzen Land kommen (50 Prozent aber aus London) und sogar aus dem Ausland. Es ist so gut wie unmöglich, alle Krankheiten zu kennen, trotzdem sitze ich bis spät in die Nacht über meinen Büchern und lese alles, was ich über die Häufigkeit genetischer Anomalien finden kann, vor allem bei blutsverwandten Familienmitgliedern (Cousins ersten Grades, die heiraten), wie wir sie hier in London häufig zu sehen bekommen, oder lerne die Namen und Symptome der Syndrome auswendig: Frontalnahtsynostose (kegelförmiger Kopf); Apert-Syndrom (Fehlbildungen im gesamten Organismus); Plagiozephalie (asymmetrische Abflachung des Hinterkopfs); Pfeiffer-Syndrom (Fehlbildungen des Schädels, des Gesichts, der Hände und Füße); fibröse Dysplasie (Fehlbildung des Knochengewebes); Carpenter-Syndrom (Schädeldeformation sowie ein Auftreten überzähliger Finger oder Zehen).

Ich habe ein Buch mit Fotos von kraniofazialen (komplexen) Anomalien und lerne, dass man das Freeman-Sheldon-Syndrom früher »Pfeifendes Gesicht« nannte, weil die Kinder mit unterentwickeltem Mund und geschürzten Lippen geboren werden und aussehen, als würden sie pfeifen. Ich zeige einem befreundeten Arzt das Bild, und er sagt: »In dem ägyptischen Dorf, aus dem ich komme, würden wir solche Kinder sterben lassen.«

Ich stelle fest, dass ich mittlerweile fast nur noch mit Ärzten, Krankenpflegern und Hebammen befreundet bin, meine anderen Freunde setzen sich allmählich ab. Eine Freundin, die in einem Büro arbeitet, beklagt sich die ganze Zeit, wie wenig Zeit ihr bleibt. Ein anderer Freund erzählt, dass das ständige Geschrei seines Kindes ihm solche Sorgen macht, dass er Angst hat, es könne krank sein. »Wirklich kranke Babys schreien nicht«, sage ich ihm. Meine Geduld für gewöhnliche Probleme ist begrenzt. Freundinnen, mit denen ich aufgewachsen bin, fragen mich über meinen Beruf aus. »Es ist schwer zu erklären«, erzähle ich ihnen. »Du veränderst dich«, sagen sie.

»Christie, könnten Sie mitkommen, um den Bettplatz auf der Wachstation zu überprüfen?« Anna steckt den Kopf durch die Tür. Sie trägt eine altmodische dunkelblaue Krankenschwesternuniform. Die Ärmel haben tadellos gestärkte Bügelfalten an den Seiten.

»Bis später«, sage ich zu Deborah. Dann wende ich mich Joseph zu. »Bis später, kleiner Mann.« Ich bin mir bewusst, wie oft ich ihn anschaue. Sein Gesicht ist so ungewöhnlich, so scharf, spitz und gleichzeitig gequetscht, dass es schwerfällt, nicht hinzusehen, ihn nicht anzustarren. Ich kann mir nicht vorstellen, wie es für ihn und seine Mutter sein muss, ständig daran erinnert zu werden, wie anders er ist. Er schenkt mir ein breites Lächeln, und plötzlich ist sein Gesicht wunderschön.

Ich folge Anna den Gang entlang. Ich werde ihr Schatten sein und beobachten, wie sie sich nach der Operation um Joseph kümmert. Mich als frischgebackene Kinderkrankenschwester auf meiner neuen Station zu orientieren bedeutet, mich tage- oder monatelang an die Fersen erfahrener Schwestern zu heften, zum einen, um von der Pike auf zu lernen, wie sie vorgehen, aber auch, um sie davon zu überzeugen, dass sie die Anfängerin ruhigen Gewissens auf die Patienten loslassen können.

»Wir werden einen Notfallluftröhrenschnitt machen müssen, aber wir haben Guedeltuben da, neben dem Bett.«

Ich werfe einen Blick auf die drei Tuben neben dem Bett, die viel kleiner sind, als sie sein sollten. Für Josephs Gesicht müssten sie passen.

»Wenn er zu atmen aufhört, drücken Sie ihm die Maske nicht zu hart auf das Gesicht, sonst fällt es zusammen. Führen Sie zuerst einen Guedeltubus ein.«

Ich nicke und spüre, wie sich meine Augen weiten. Mein Magen rebelliert, mein Hals brennt. Ich schlucke krampfhaft und versuche, langsam zu atmen. Ihre Stimme verändert sich keinen Deut, als Anna sagt: »Sonst fällt sein Gesicht zusammen.« Sie hält nicht inne, holt nicht tief Luft und legt auch nicht den Arm um meine Schultern. Es ist eine Feststellung.

Jetzt lacht sie. »Das schaffen Sie schon«, sagt sie. »Ich bin ja auch noch da.« Anna arbeitet schon seit Jahren auf der neurochirurgischen Kinderstation. Sie ist ein alter Hase, tadellos von Kopf bis Fuß, mit einer Taschenuhr an ihrer perfekt sitzenden Uniform, die sie beim Sprechen immer im Auge behält. Sie promoviert über irgendein obskures neurochirurgisches Thema; in ihrem Büro stapeln sich wissenschaftliche Zeitschriften, und sie ermuntert die anderen Schwestern, diese zu lesen, wenn es auf der Station nicht allzu viel zu tun gibt, statt der Illustrierten, die unter dem Schreibtisch herumfliegen. Heute ist ihr freier Tag, doch eine der Auszubildenden musste zu einer Beerdigung im Freundeskreis. »Ich weiß nicht, ob ich einen Tag Sonderurlaub wegen eines Trauerfalls nehmen kann, wenn es nicht um meine eigene Familie geht«, hatte sie gesagt, und Anna hatte geantwortet, der Tag, an dem Krankenschwestern kein Mitgefühl mehr untereinander hätten, würde das Ende der Welt einläuten. »Kein Problem. Lassen Sie sich so viel Zeit, wie Sie brauchen. Ich springe für Sie ein.«

Ich folge Anna wie ein herrenloses Hündchen und versuche, mir alles zu merken. Sie erledigt alles selbst – vom Putzen einer schmutzigen Toilette, statt auf die Putzfrau zu warten – »falls die Eltern mal müssen« –, bis hin zum Besprechen der Behandlungsplanung mit den Neurochirurgen. Sie hält die Scans hoch, zeigt auf merkwürdige Wirbel und Muster, die mir gar nichts sagen, und erklärt, dass ein besorgniserregender Scan allein eine Foramen-magnum-Dekompressionsoperation nicht rechtfertigt – obwohl diese notwendig werden könnte, wenn das Kind weitere Atemprobleme entwickelt. Später erklärt sie mir: »Wir behandeln den ganzen Patienten und die Familie, und dafür benutzen wir nicht einfach nur einen Scan. Wir führen keine unnötigen Operationen durch, nur um für Umsatz zu sorgen.« Sie seufzt. »Jedenfalls noch nicht. Noch haben wir den NHS.«

Alle jüngeren Ärzte wollen in Annas Nähe sein und so wie ich ihre Meinung hören. Ihr Wissen hallt in den Gängen wider. Anna selbst hingegen interessiert sich mehr für die Pflegekräfte. Auf der Station herrscht eine niedrige Fluktuation, viele Krankenschwestern bleiben jahrelang hier, manche ein ganzes Leben.

»Überprüfen Sie das Bett, am besten doppelt und dreifach. Ich bin da, aber ich will mich davon überzeugen, dass Sie allein zurechtkommen.« Sie spricht, während sie vor mir hergeht, ohne sich umzudrehen. Sie weiß genau, dass ich ihr folge.

Ich bemühe mich, zu ihr aufzuschließen, mit ihr Schritt zu halten, ihren aufrechten Gang nachzuahmen, während sich ihr Kopf ruckartig von einer Seite zur anderen bewegt, um einen Blick in jedes Zimmer zu werfen, die Sauberkeit zu überprüfen, die Gefahren einzuschätzen, feinste Details, die ihr sagen, dass auf der Station alles perfekt ist: das leise Summen der Medikamentenkühlschränke, das Quietschen ihrer Schuhe auf dem blitzblank gebohnerten Boden, die Stille der Eltern und ihrer Kinder in den Krankenzimmern.

Gegenüber der Küche befindet sich das Badezimmer für die Kinder, ausgerüstet mit einer Hebevorrichtung für diejenigen, die nicht allein stehen können. Normalerweise aber heben wir sie – eine Praxis, die ich später noch bereuen werde. Um die Ecke befindet sich das Stationszimmer, ein rechteckiger, durch Schreibtische abgetrennter Bereich mit einem Röntgenbildschirm dahinter, einem Aktenschrank auf Rädern und Regalen mit dicken Nachschlagewerken und Plastikordnern. Auf einem der Tische steht ein einziger

Computer neben zwei Telefonen und einem kleinen weißen Gerät, das orange aufleuchtet, wenn ein Angehöriger auf den Rufknopf drückt, und rot, wenn er auf den Alarmknopf drückt. Es gibt auch einen Erfrischungsraum, wo wir während der Nachtschicht unsere Mahlzeiten einnehmen: Hier stehen Schalen mit Süßigkeiten, die uns die Familien schenken, Knabberzeug und auch ein Teller mit Hähnchenfleisch, das die Leasingschwester aus der Tschechischen Republik mitgebracht hat. Sie sagt, es sei ein Originalrezept ihrer Großmutter.

Gegenüber vom Stationszimmer befinden sich die Wachstation und ein langer schmaler Gang mit Einzelzimmern, alle mit eigenem Badezimmer und einem ausziehbaren Bett für Eltern, damit sie bei ihren Kindern übernachten können. Neben dem Stationszimmer ist der Behandlungsraum, vollgepackt mit Geräten, wo die Ärzte Kinder punktieren oder Kanülen für eine Infusion legen. Hier nehmen ihnen die Pfleger die Kopfverbände ab, während die Spieltherapeutin Malin vor ihnen in die Hocke geht und Seifenblasen zaubert. Daneben gibt es ein Büro für den Arzt und den Aufenthaltsraum für die Belegschaft, in dem fachübergreifende Teambesprechungen abgehalten werden, über die Therapieplanung beraten wird, Krankheits- und Sterberaten diskutiert werden, das Baby eines Kollegen gefeiert oder ein anderer Kollege verabschiedet wird, der das Krankenhaus verlässt oder auf eine andere Station wechselt, oder wo wir einfach Tee trinken und eine Unmenge von Kuchen essen.

Das Medikamentenzimmer daneben ist ein langer schmaler Schlauch. Alle Schränke sind etwa mannshoch und enthalten verschiedene Medikamente. Sie werden jeden Tag von einem Pharmakologen überprüft, der mit einem Klemmbrett und einer Checkliste vorbeikommt. Am anderen Ende steht ein großer Stapel durchsichtiger Plastiktabletts neben einem Waschbecken, das wir dazu benutzen, Spritzen für intravenöse und gelegentlich intrathekale Injektionen aufzuziehen. Letztere werden direkt in die Rückenmarksflüssigkeit gespritzt, sodass sie nicht erst die Blut-Hirn-Schranke überwinden müssen.

Vor der Wachstation mit ihren vier Betten gegenüber dem Stationszimmer machen wir Halt. Jede Krankenschwester kümmert sich hier um zwei Kinder. Obwohl es keine richtige Intensivstation ist, bringen die Anästhesisten die Kinder nach einem Eingriff manchmal hierher, selbst wenn sie beatmet werden müssen, weil sie der Meinung sind, dass die Kinder bei den speziell neurochirurgisch ausgebildeten Krankenschwestern und Ärzten sicherer aufgehoben sind als auf der eigentlichen Intensivstation. Ich bin eine Anfängerin, aber sehr schnell wird mir klar, wie furchterregend dieser Ort für eine frischgebackene Pflegekraft ist. Ich sehe mir die Patientenliste auf dem Whiteboard an und versuche, nicht in Panik zu verfallen. Ich denke an die Krankheiten, die diese Kinder zwingen, sich auf unserer Station, die Säuglinge und Jugendliche bis zum achtzehnten Lebensjahr aufnimmt, einem neurochirurgischen Eingriff zu unterziehen: therapierefraktäre Epilepsie, Hydrozephalus (das Gehirn ist von Nervenwasser umspült), Hirntumore, Rückenmarksverletzungen, Aneurysmen, Herzstillstand, Neurofibromatose, Tethered-Cord-Syndrom (Fehlbildung des Rückenmarks). Es ist schwer, hier nicht nervös zu werden.

Meine Hände sind schuppig, wund und trocken, so oft muss ich sie waschen, mit Alkoholgel einreiben, die Betten mit Alkoholtüchern und Desinfektionsmitteln reinigen. Auf der »Kürbis«-Station besteht immer das Risiko von Meningitis für die Kinder, das hat mit den hier durchgeführten Operationen zu tun. Einmal musste ich bereits bei einer Lumbalpunktion assistieren, bei der ein Kind auf eine entsprechende Infektion getestet wurde. Die Behandlung besteht darin, ein Kind ungefähr so wie ein Komma zusammenzurollen und es absolut still zu halten, während der Arzt ihm eine große Hohlnadel direkt in den Rückenmarkskanal setzt, um ihm Zerebrospinalflüssigkeit (Gehirn-Rückenmarks-Flüssigkeit) zu entnehmen, die Infektionsmarker zu überprüfen und den Druck zu messen. Die Arbeit des Arztes erfordert ein extrem hohes technisches Geschick. Die Aufgabe der Krankenschwester ist weniger klar definiert. Ein kleines Kind völlig ruhig zu halten, während es zusammengerollt da liegt, um eine schmerzhafte Prozedur über sich ergehen zu lassen, ist eine heikle Angelegenheit, und die kleinste Bewegung bedeutet potenzielle Gefahr. Alles hängt davon ab, wie gut man das jeweilige Kind kennt.

Ahmed ist zwei Jahre alt und liebt Donald Duck, deshalb hilft es, Donalds Stimme nachzuahmen und ihm eine Geschichte so zu erzählen, dass der spannende Teil im richtigen Moment offenbart wird, um seine volle Aufmerksamkeit zu haben und ihn von dem abzulenken, was in seinem Rückgrat geschieht. Bei Sharlini ist es schon schwieriger, sie ist elf, hat schwere Behinderungen und kann jeden Augenblick grundlos zusammenzucken. Nachdem ich mehrere Tage mit der Familie verbracht habe, erzählt mir ihre Mum, dass Sharlini jedes Mal ganz still wird, wenn sie den Anfang von Prince's Song »Little Red Corvette« hört. Vor dem Eingriff suche ich den CD-Player, drücke an der richtigen Stelle auf Pause und vergewissere mich, dass auch die Lautstärke stimmt. Während sich der Arzt die Hände wäscht, halte ich den Finger auf die Play-Taste gedrückt.

Anna bewegt sich während der ganzen Prozedur nicht ein einziges Mal. Es gibt eine Zeit, eine Art Ruhe vor dem Sturm, wenn die Kinder auf die Operation vorbereitet werden, dann wasche ich alles noch einmal mit Seifenlauge und wische es mit Alkoholtüchern ab, überprüfe die Sauerstoffzufuhr, die Absaugeinrichtungen, die Monitore, sorge dafür, dass Beatmungsmaske und Guedeltubus griffbereit sind und bete innerlich zu Gott, dass nach der Operation Josephs Atmung nicht aussetzt.

»Holen Sie sich einen Tee und Toast«, sagt Schwester Anna. »Alles wird gut. Ich bin da.«

Ich gehe in die kleine Stationsküche, wo ein Wasserkocher das Wasser stets heiß hält, damit wir nicht wertvolle Zeit mit Warten verlieren. Dort gibt es auch eine Geschirrspülmaschine, ein großes Glas mit Nescafé und gelegentlich eine Packung mit noch nicht abgelaufener Milch. Wir haben sogar einen Toaster, aber es ist die Rede davon, ihn abzuschaffen, weil jedes Mal die Feuerwehr anrücken muss, wenn wegen eines verbrannten Toasts der Feuermelder anspringt.

Während ich mir Kaffee mache, kommt Bola herein, die Putzfrau. Sie ist eine überlebensgroße, fröhliche Frau, die ich noch nie ohne ein strahlendes Lächeln gesehen habe.

»Ihr zweiter Tag, Christie. Wie fühlt man sich als zertifizierte Krankenschwester?«

»Gruselig.« Ich lächle.

»Aha, soso, da habe ich was für Sie – getrocknete Garnelen.« Sie öffnet den Schrank, wühlt darin und nimmt ihre ramponierte Handtasche heraus. Dann reicht sie mir ein in Alufolie eingewickeltes Päckchen mit etwas, das aussieht wie Chiliflocken, in Wirklichkeit aber getrockneter Fisch ist.

Ich lache. Probiere ein Stück. Huste. »Danke.«

Ich verlasse Bola, als sie mit dem Spülen beginnt. Sie halte nichts von Spülmaschinen, erklärt sie mir, während sie sich dem Spülbecken zuwendet und ein Kirchenlied singt. Am liebsten würde ich mich den ganzen Tag mit ihr hier in der Küche verstecken, scharfes Zeug essen und ihr beim Singen zuhören.

Joseph wird auf die Station zurückgebracht, in Verbände verpackt. Seine Mum steht neben seinem Bett, während ich seine Parameter aufschreibe und beobachte, wie ihm Anna eine Spritze gegen die Schmerzen gibt. Er ist stabil, und die Tuben neben ihm kommen nicht zum Einsatz. Schon nach wenigen Stunden setzt er sich auf und trinkt mithilfe eines Strohhalms etwas Wasser. »Mein kleiner Kämpfer«, sagt seine Mutter.

Ich folge Anna durch die Station zu Bett acht. Sie hat mich gebeten, einem fünfzehnjährigen Jungen eine

161

intramuskuläre Injektion zu setzen. Für mich das erste Mal. Er braucht wegen der Schmerzen nach einer Rückenmarksoperation Codein. Ich mache alles genau so, wie sie es bei Joseph gemacht hat, zeichne die geeignete Stelle am äußeren Oberschenkel ein, steche die Nadel in den Muskel und ziehe sie etwas heraus, um sicherzustellen, dass das Blut nicht in die Kanüle zurückfließt und mir zu verstehen gibt, dass ich eine Vene getroffen habe. Als ich sehe, dass alles klar bleibt, injiziere ich die Flüssigkeit. Ich bin so nervös, dass meine Hände zittern. Als Auszubildende haben wir verschiedene Techniken geübt, eine Spritze zu setzen, aber nur an künstlichen Gliedmaßen und Organen. Einmal übten wir sogar an uns selbst, setzten uns gegenseitig Kanülen oder führten nasogastrale Sonden ein. »Wenn Sie die Vorstellung bei sich selbst nicht ertragen, wissen Sie erst recht nicht, wie schrecklich es für die Kinder sein muss, die Sie behandeln.«

Einem Menschen – einem Patienten, einem Kind – eine Spritze zu geben, ist wesentlich schrecklicher. Anna steht die ganze Zeit hinter mir. Ich sehe mich um, und sie nickt während jeder Phase. Im letzten Moment, als ich die Nadel wieder herausziehe, fängt mein Arm so stark zu zittern an, dass die Nadel abbricht. Eine Hälfte steckt in der Spritze, die ich noch in der Hand halte, die andere im Muskel des Beins.

»O mein Gott!«, sage ich. »O Gott!«

Ich spüre, wie mir Anna die Hand auf den Rücken legt. »Nur die Ruhe. Das ist nicht schlimm.« Im Nu hat sie Schürze und Handschuhe an, zieht die Nadel mit den Fingern heraus und wirft sie in den medizinischen Abfalleimer, als wäre sie ein Fussel oder Haar auf dem Pullover des Jungen. Er lächelt. Anna lächelt. Und ich breche in Tränen aus. Wir gehen in den Erfrischungsraum; ich kann gar nicht mehr aufhören zu schluchzen. Anna hat den Arm um mich gelegt.

»Man muss auch mal Fehler machen«, sagt sie. »Sie sind eine Perfektionistin, aber es ist nicht immer alles perfekt, schon gar nicht am Anfang. Eigentlich nie.« Sie lacht. »Ich mache auch ständig Fehler. Und ich kenne eine Krankenschwester, die mal versehentlich die externe Ventrikeldrainage eines Kindes durchgeschnitten hat. Stellen Sie sich das vor! Die Rückenmarksflüssigkeit tropfte heraus. Das war ein echtes Problem. Aber wir haben es wieder hingekriegt. Und genauso passieren andere Dinge, die man nicht voraussehen kann. Philippe hat letzte Woche seinen Hickman-Katheter durchgebissen und wäre in seinem Kinderbett fast verblutet. Wenn ich nicht reingegangen wäre, um nach ihm zu sehen, wer weiß, was dann geschehen wäre.« Sie drückt meinen Arm. »Zum Glück ist alles gut gegangen.«

Michel de Montaigne, ein französischer Renaissance-Philosoph aus dem sechzehnten Jahrhundert, war besessen von der Frage nach der Bedeutung des menschlichen Seins. Für ihn hatten Ärzte den Vorteil, dass »ihre Erfolge von der Sonne beschienen, ihre Fehler aber von der Erde bedeckt werden«. Ich weiß bereits, dass Krankenschwestern, die einen Fehler machen, anders beurteilt werden als Ärzte. »Wir halten nicht so zusammen wie die Ärzte«, sagt eine Kollegin, nachdem jemand einem Kind ein Medikament intrathekal statt intravenös verabreicht hat, sodass es direkt in den Spinalkanal oder den Subarachnoidealraum (Raum um das Zentralnervensystem) eindrang, mit verheerenden Folgen. Eine ganz einfache Sache. Richtiges Medikament, richtiger Patient, richtige Dosis – falsche Injektionstechnik.

»Man wird die Krankenschwester verantwortlich machen, die den Ärzten das Medikament brachte, jede Wette, nicht die Ärzte, die es verabreicht haben.« Trotzdem glaube ich, dass Anna Pflegekräfte genauso behandelt wie Ärzte; sie wird ihre Fehler nicht vertuschen, sondern bescheinigen, dass wir letzten Endes alle nur Menschen sind, die dazulernen. Manchmal tut uns das leid. Möglich, dass mein Immunsystem robust ist, meine emotionale Immunität hingegen ist unglaublich fragil.

»Es war meine erste Spritze«, sage ich. »Ich werde eine schreckliche Krankenschwester.«

»Unsinn«, erwidert Anna. »Ich habe nur ausgezeichnete Krankenschwestern.«

Während der Nachtschicht sind meistens weniger Schwestern auf der Station, weil es dann nicht so viel zu tun gibt, doch auf der neurochirurgischen Station werden regelmäßig intravenöse Medikamente verabreicht. Häufig müssen wir die Kinder wecken, um sie mithilfe der Glasgow-Koma-Skala neurologisch zu untersuchen. Diese Skala wurde entwickelt, um Reaktionsfähigkeit und Bewusstseinszustand zu überprüfen. Wenn ein Kind nicht auf die Stimme reagiert, muss die Schwester den Trapezmuskel zwischen Nacken und Schulter drücken, um sicherzustellen, dass die

Ärzte nicht irgendwelche schmerzhaften Stimuli-Methoden anwenden, die sie gelernt haben, als solche noch als akzeptabel galten: die Fingerknöchel über das Brustbein des Kindes reiben, einen Kuli auf die Fingernägel drücken oder ihm die Ohren verdrehen.

»Es ist denkbar, dass das Kind den Schmerz spürt, aber nicht darauf reagieren kann«, sagt Anna. »Wenn Sie also sehen, dass ein Arzt solche barbarischen Foltermethoden anwendet, müssen Sie dazwischengehen.« Sie erklärt mir, dass die Glasgow-Koma-Skala wichtig ist, es aber auch andere neurologische Anzeichen und Symptome gibt, die in der Tabelle nicht vorkommen, obwohl ihre Krankenschwestern sie berücksichtigen müssen: ein Kind, das regelmäßig Schluckauf hat, seine Hautfarbe verändert, steif oder schlaff wird, starre oder hervortretende Fontanellen hat, sich erbricht oder am Sonnenuntergangsphänomen leidet, einem Abwärtsblick bei geöffneten Augen. Es kann auch sein, dass einem Elternteil oder einer anderen Bezugsperson eine Veränderung auffällt. »Vertrauen Sie immer dem Urteil einer Mutter«, sagt sie. »Die Mutter kennt ihr Kind besser als wir, besser als jeder Facharzt. Wenn die Mutter sagt, irgendetwas stimme nicht mit ihrem Sohn oder ihrer Tochter, dann glauben Sie ihr. Im Übrigen sollte man natürlich sein Gähnen im Griff haben.«

Ich merke, dass ich die Hand auf den Mund gelegt habe, um ein Gähnen zu unterdrücken. Vergeblich. Auf der Station ist eine Menge los, und ich bin ziemlich nutzlos. Ich bin nervös und müde, nicht an Nachtschichten gewöhnt und kaum in der Lage, die Augen offen zu halten.

»Sie können sich kurz hinlegen, eine kleine Pause einlegen, aber es wird ein Notfall kommen – Shunt-Verschluss –, und ich brauche jemanden, der alle fünfzehn Minuten die neurologischen Parameter überwacht.«

Die Station nimmt Fälle von Shunt-Verschlüssen an, egal ob es ein freies Bett gibt oder nicht. Notfalls schafft man sich einfach Platz. Sie gelten als neurochirurgische Notfälle. Ein VP-Shunt (ventrikulo-peritonealer Shunt) ist eine mögliche Behandlung für einen Hydrozephalus oder »Wasserkopf«. Die eingewiesenen Babys haben riesige, außerirdisch wirkende Köpfe und nach unten verdrehte Augen, weil der Druck so hoch ist. Zu meiner Ausbildung gehörte auch ein Praktikum im OP, und einmal musste ich während einer Shunt-Operation den Raum verlassen. Es ist ein brutaler, ruppiger und schmutziger Eingriff. Ich hatte das Vorgehen verstanden, und das Durchbohren der Schädeldecke war nicht so schrecklich, wie ich gedacht hatte. Ein Kollege hatte mich vor dem Geruch nach verbranntem Toast schon gewarnt. Aber ich hatte mir nicht vorstellen können, wie es sich anfühlt, wenn man sieht, wie ein Katheter in den Schädel geschoben und ins Gehirn eingeführt wird, während der andere Katheter von hinter dem Ohr bis zur Brust und anschließend in den Bauchraum verläuft, wo die überschüssige Flüssigkeit vom Körper des Kindes absorbiert wird. Ich hatte mir nicht vorstellen können, wie viel Anstrengung es den Arzt kosten würde, einen Tubus durch einen so winzigen Körper zu schieben. Das kleine Mädchen mit dem Shunt-Verschluss kommt alle vier oder fünf Monate mit neuen Problemen. Der Eingriff hat eine hohe

Misserfolgsquote, trotzdem ist er unerlässlich. Ohne ihn stirbt sie. Es ist drei Uhr morgens, als die Kleine endlich in den OP-Saal gerollt wird. Man musste die Neurochirurgen und das OP-Team erst zu Hause anrufen. Ich kann es kaum erwarten, dass es endlich Morgen wird.

Zwischendurch sehe ich nach Tia, die mit ihrem violetten Häschen im Arm im Tiefschlaf liegt. Ich wecke sie nicht auf. Sie braucht keine strengen und regelmäßigen Kontrollen, obwohl sie den Tumor im Kopf hat. Ein Kind mit einem Hirntumor ist etwas besonders Grausames. Vielleicht weil es so gesund aussieht und nach der Behandlung so krank wird. Oder weil es uns daran erinnert, dass das Leben absolut willkürlich ist, und unsere mangelnden Fähigkeiten, die Natur zu kontrollieren, uns so erschrecken. Eltern sollten nicht erleben müssen, was Tias Eltern bevorsteht.

Ich setze mich auf einen Stuhl in der Nähe des Stationszimmers. Anna kommt vorbei und sieht mich. »Ruhen Sie sich doch etwas aus. Legen Sie sich im Arztzimmer hin.«

»Nicht nötig«, antworte ich. »Es ist alles okay. Tut mir leid – ich musste mich nur mal kurz hinsetzen.«

»Hören Sie, wir legen uns alle zwischendurch mal kurz hin. Und es wäre besser, wenn Sie es auch täten …« Sie ist schon wieder unterwegs, denn weiter hinten wartet eine Schlange von Menschen, um ihren Rat über die richtige Dosierung eines Medikaments, eine Aufnahme oder irgendwelche Personalangelegenheiten einzuholen.

Ich tippe den Code ein, der uns den Zutritt zum Arztzimmer ermöglicht und den ich mir auf den Handrücken geschrieben habe. Ich bin nicht die Einzige, die sich hier hinlegen wird. Es ist ein sauberer kleiner Raum mit einem Tisch, auf dem ein Computer steht, einem Kalender an der Wand und einer schmalen Liege. Auf ihr liegen ein gefaltetes Laken und ein Kissen. Hinter der Tür hängt ein Kleiderbügel an einem Haken. Ich sehe an mir herab, meine Uniform ist makellos. Ich habe viel Zeit damit verbracht, sie zu bügeln und den Kragen zu stärken. Ich habe sogar die Gürtelschnalle auf Hochglanz poliert. Auf keinen Fall werde ich meine Uniform zerknittern. Ich vergewissere mich mehrmals, dass die Tür abgeschlossen ist, dann ziehe ich die Uniform aus, hänge sie auf und streiche sie glatt, ehe ich mich hinlege und mit dem Laken zudecke.

Gelächter weckt mich. Drei oder vier Ärzte beugen sich über mich. »Ähm, guten Morgen«, sagt einer. »Ich bin Dr. Barnes.« Er trägt einen Nadelstreifenanzug, eine Aktentasche und sieht mit dem Stethoskop um den Hals wichtig aus. Minutenlang kann ich mich weder regen noch etwas sagen. Es ist früher Morgen – helles Licht und Tagesgeräusche: Das Küchenpersonal klappert mit den Tellern, Kinder weinen, Leute unterhalten sich, ein Radio läuft. Allmählich wird mir bewusst, wo ich bin, und ich sehe meine Uniform, die an der Tür hängt. Ich habe das Gefühl, in einer *Carry On*-Komödie gelandet zu sein.

»Es tut mir schrecklich leid«, sage ich und ziehe das Laken bis zum Kinn hoch. »Entschuldigen Sie.« Ich wende den Kopf ab, um mein schamrotes Gesicht zu verbergen. »Man muss mich vergessen haben. Ich bin neu hier. Ich wollte meine Uniform nicht zerknittern.«

Es dauert nicht lange, und ich erkenne mich kaum noch wieder. Es ist unmöglich, genau zu beschreiben, was ich lerne, ich weiß nur, dass es irgendwas zwischen Wissenschaft und Kunst ist. Es geht um kleinste Details, und allmählich begreife ich, welch eine Riesenrolle sie spielen können.

Heute habe ich mit vier Kindern zu tun. Das erste hat eine externe Ventrikeldrainage gelegt bekommen, um Zerebrospinalflüssigkeit abzuleiten. Im nächsten Bett liegt Tia, sie muss später zur Bestrahlung. Sie ist vor einiger Zeit operiert worden, doch der Krebs ist zurückgekehrt. Sie bekommt ihre zweite Runde Chemotherapie und Bestrahlung. Die beiden anderen Kinder sind ein achtjähriger Junge, der an der Erbkrankheit Neurofibromatose leidet und autistisch ist, und ein zehnjähriges Mädchen mit schwerer Epilepsie, die am nächsten Tag operiert werden wird. Ich unterhalte mich mit einem Dad, dessen Tochter man wegen einer therapieresistenten Epilepsie das halbe Gehirn amputieren wird – ein Eingriff, der Hemisphärektomie genannt wird. Ich höre ihm zu. Vor der Operation ist eine Menge Papierkram zu erledigen, man muss die Pflegepläne ausfüllen und Bluttests durchführen. »Ist wie bei Frankenstein«, sagt ihr Dad, ein untersetzter Lkw-Fahrer mit tätowierten Fingerknöcheln. Er redet über Fußball (Arsenal) und geht den ganzen Tag im Krankenhaus ein und aus, um eine seiner selbstgedrehten Kippen zu rauchen. »Sie wollen Millie also praktisch das halbe Hirn wegschneiden, um die Anfälle zu stoppen.«

Epilepsie mit Gehirnoperationen zu behandeln, ist nicht neu. In Südamerika bohrten schon Hochkulturen vor den

Inkas kleine Löcher ins Gehirn und entnahmen Teile des Schädels mit chirurgischen Instrumenten aus Bronze und scharfem Vulkangestein, eine Form magischer und spiritueller Praktiken, bei denen es aber auch konkret um Heilung ging, bei Kopfschmerzen, Epilepsie und psychischen Krankheiten. Natürlich hat die Chirurgie seitdem riesige Fortschritte gemacht und ist auch nur eine von vielen Methoden bei der Epilepsie-Therapie. Die meisten Menschen, die unter schweren Epilepsie-Erscheinungen leiden, können ihre Krankheit mithilfe entsprechender Medikamente ganz gut in den Griff bekommen. Doch der kleine Prozentsatz von Patienten, die gewillt sind, sich einer Gehirnoperation zu unterziehen – die wiederum bestenfalls eine Erfolgsrate von 70 Prozent aufweist –, sehen für gewöhnlich keine andere Möglichkeit, zu massiv sind ihre Anfälle. Und bei einigen, die das Glück haben, zu diesen 70 Prozent zu gehören, verschwinden diese tatsächlich vollständig. Doch epileptische Anfälle können sehr unterschiedlich sein, es gibt so viele, wie es Winde gibt, und alle haben einen eigenen Ursprung, eine eigene Sprache und einen eigenen Ausgang. Die Hemisphärektomie, die der Vater mir beschreibt, bedeutet, dass seine Tochter halbseitig gelähmt sein wird, wie nach einem Schlaganfall. Zwar werden ihre plötzlichen Sturzattacken, sogenannte *drop attacks,* aufhören (was bedeutet, dass sie keinen Helm mehr tragen muss und eine Hirnverletzung nach der anderen erleidet), aber es kann sein, dass sie häufigere Anfälle anderer Art bekommt. Eine Operation kann ein Wettermuster verändern, doch nur die Natur das Wetter an sich.

Tia nimmt den größten Teil meiner Zeit in Anspruch, auch wenn sie im Moment am wenigsten in einem kritischen Zustand ist. Sie ist im Spielzimmer, als ich sie suche, um die üblichen neurologischen Parameter abzufragen. Sie spielt mit etwas, das ich zunächst für Plastilin halte, bis Malin, die Spieltherapeutin, mir erzählt, dass es die Substanz aus dem Werkraum ist, aus der man Tias Strahlentherapiemaske geformt hat. Das violette Häschen liegt auf dem Tisch. »Die Maske muss Gesicht und Kopf ganz bedecken. Sie wird sie während der Bestrahlung tragen, sie werden das Ding praktisch auf der Liege festschrauben, sodass sie sich weder bewegen noch sprechen kann. Das Strahlenfeld muss millimetergenau ausgerichtet sein.«

Das weiß ich längst und bewundere das Kind, das tapfer genug ist, um all das mitzumachen. Wie muss es sein, eine Maske auf dem Gesicht zu tragen, die mich so einengt, dass ich meinen Kopf nicht bewegen kann? Allein der Gedanke daran fällt mir schwer. »Wie wird sie das schaffen? Man muss ihr bestimmt eine Vollnarkose geben, oder?«

»Sie ist schon sechs, es ist also grenzwertig, aber es wäre besser, wenn es ohne ginge. Eine Spieltherapie ist die bessere Option.«

Malin ist keine Pflegekraft und verdient sehr schlecht. Ihre Kenntnisse werden von den Chirurgen häufig nicht gewürdigt. Trotzdem kann sie eine Sechsjährige während der Behandlung eines bösartigen Hirntumors betreuen und das Kind von seinen furchtbaren Schmerzen ablenken. Ihre Kenntnisse und ihr Wissen über die kindliche Entwicklung spielen eine enorme Rolle, was den Leidensdruck angeht und später die Erinnerung an diese Erfahrung. Ein Kind wird sich nicht an den Chirurgen erinnern, der ihm das Leben rettete, aber an Malin und ihre Seifenblasen. Oder an den Clown-Doktor, der seine Zaubertricks vorführt. Oder an den hellbraunen Labrador, der extra vom Tierheim ins Krankenhaus gebracht wurde. An die Sprecherin vom Krankenhausradio, die einen Gruß an Millie in Bett zehn auf Station sieben sendet. Oder an die ehrenamtliche Helferin, die mit einem Wägelchen voller *Harry Potter*-Bücher vorbeikam.

Doch Tia lächelt nicht. Sie hält die Maske mit den Fingerspitzen fest und macht eine Weile gar nichts. Ihr Gesicht ist verzerrt und bekümmert wie das einer alten Frau. »Du musst tapfer sein, Softie«, sagt sie zu dem Häschen, dann stülpt sie ihm die Maske immer wieder über das Gesicht, nimmt sie hastig wieder ab, hält das Häschen in die Luft und küsst es. »Du musst tapfer sein.«

Als es Zeit ist, Tia nach unten zu bringen, damit man ihr die Maske anpasst, schreit sie so herzzerreißend, dass es mir unter die Haut geht. Tia ist körperlich stark. Trotzdem wird die Behandlung, die sie so dringend braucht, ihr Immunsystem schwächen. Man kann sich kaum vorstellen, in welchem Zustand sie nach ihrer letzten Behandlung war: schwach, fast unfähig, sich zu bewegen oder zu sprechen, der Mund voller Geschwüre wegen der Infektionen, die ihr geschwächtes Immunsystem nicht mehr bekämpfen konnte. Wie soll man verstehen, dass genau das jetzt wieder unser Ziel ist? Ich will gar nicht daran denken, dass ihr Krebs zurückgekommen ist und was das für ihre Überlebenschancen

172

bedeutet. Noch kämpft ihr Körper dagegen an. Und meine eigene emotionale Immunität wächst. Ich höre sie wie aus weiter Ferne schreien. Ich habe eine Aufgabe, und heulen würde jetzt nicht helfen. Tia windet sich und wird so steif, dass ich sie kaum hochheben kann. Wir müssen die Anprobe verschieben, ihre Mum nimmt sie auf den Arm und wiegt sie sanft hin und her, bis sie sich beruhigt.

Als ich befördert werde, verlasse ich die »Kürbis«-Station, um als stellvertretende Leiterin in einem Pflegezentrum für schwer behinderte Kinder zu arbeiten. Die Schwestern gratulieren mir. Die Ärzte gratulieren mir. Die Kinder und ihre Eltern gratulieren mir. An meinem letzten Arbeitstag trinken wir Tee und essen Kuchen in dem großen Aufenthaltsraum, wo statt Bilder Scans von Hirntumoren an der Wand hängen. Ich versuche, Tias Scan nicht anzusehen, trotzdem kehren meine Augen immer wieder dorthin zurück – zu der großen weißen Spinne in der Mitte der Aufnahme. Meine Kollegen lenken mich ab. Sie plaudern, drücken mir ihre Visitenkarten in die Hand und umarmen mich. Doch irgendwas stimmt nicht. Jeder lächelt mir ein bisschen zu viel. Manche Kollegen gehen in den Zimmern der Kinder, um die ich mich kümmere, ein und aus. Anna verschwindet schon früh. Beim Abschied umarmt sie mich hastig und fest. Ihr Gesicht ist ohne jede Regung, trotzdem würde ich sie am liebsten festhalten und nie mehr loslassen.

»Danke, dass Sie meine Mentorin waren«, bringe ich nur heraus. Ich will ihr viel, viel mehr sagen. Dass ich hoffe, eines Tages so zu sein wie sie. Dass sie mir gezeigt hat, was Mitgefühl, Teamarbeit und Professionalität bedeuten und wie man hart und sanft zugleich sein kann. Dass ich ihr ewig dankbar sein werde. Anna hat mir beigebracht, eine Pflegerin zu sein. Nach drei Jahren Ausbildung fing ich erst an dem Tag an zu lernen, eine Krankenschwester zu sein, als ich die Prüfung bestanden hatte. Aber mir fehlen die Worte, um zu beschreiben, was ich von Anna erfahren habe. Und schon ist sie auf dem Weg nach draußen.

»Kommen Sie mit, Christie«, sagt sie. »Ihre Schicht ist noch nicht zu Ende. Noch gehören Sie meinem Team an, und Bett sechs verlangt nach Ihnen.«

Kollegen rufen vom Badezimmer aus um Hilfe. Ich renne los, voller Angst, dass ein Kind einen epileptischen Anfall oder einen Herzstillstand hat, aber als ich dort ankomme, lachen sie bloß und werfen mich in die Wanne, gefüllt mit einer Pilzsuppe. Es ist ekelhaft. Allein bei dem Geruch muss ich würgen, und meine Haut saugt die klebrige Masse sofort auf. Ich versuche, aus der Wanne zu steigen, falle aber erneut hinein. Woher meine Kollegen so viel Suppe aufgetrieben haben, dass sie die ganze Wanne damit füllen konnten, ist mir ein Rätsel. Das Zeug verklebt meine Haare, dringt mir in die Nase, in den Mund: kalte Pilzsuppe. Ein paar Sekunden herrscht Stille, es ist der Schock. Dann bricht lautes Gelächter aus.

Eine Traube von Zuschauern hat sich vor der Tür des Badezimmers versammelt und starrt hinein. Ich habe noch nie ein so schönes Geräusch gehört wie das Gelächter der Kinder, die in ihren Rollstühlen sitzen oder ihre Infusionsständer schieben – ein halbes Dutzend Kinder drängen sich zusammen und versuchen, einen besseren Blick auf mich zu erhaschen. Ganz vorn steht Tia. Sie zeigt auf mich und lacht aus vollem Hals, es hallt durch das Bad. Sie lacht und lacht und lacht. Dann lässt sie sich auf den Boden fallen und wälzt sich hin und her. Sie kann gar nicht mehr aufhören. Und alle lachen mit.

Die Ärzte kommen aus dem Arztzimmer und bleiben hinter den Kindern stehen. Bola kommt aus der Küche. Die übrigen Krankenschwestern kommen aus dem Aufenthaltsraum. Sie sehen, wie ich vor Pilzsuppe triefe, doch in Wirklichkeit starren alle Tia an. Ich ertappe mich dabei, wie ich selber lache. So befreit wie seit Langem nicht mehr, vielleicht seit Callums Selbstmord. Die Beziehung zwischen einer Krankenschwester und ihrem Patienten ist ein wechselseitiger Prozess, und Tias Lachen ist derart ansteckend, dass es meine selbstauferlegte emotionale Immunität durchbohrt. Ihr Lachen tut mir gut. Wir beide können weinen, und wir beide können lachen. Es klingt wie Musik. Ihre Mutter steht über Tia gebeugt, lächelt mir zu, öffnet und schließt die Hand, als versuche sie, das Geräusch einzufangen und es für immer festzuhalten. Ich mache dasselbe.

»Vergiss es nie, niemals«, sage ich mir. Um Pfleger zu sein, muss man sich immun gegenüber Traurigkeit machen, aber um Kinder zu pflegen, muss man auch albern sein können. Sich in eine Badewanne voller Pilzsuppe werfen lassen. Kinder zum Lachen bringen. Pfleger zu sein bedeutet zu wissen, dass eine Mutter etwas braucht, woran sie sich klammern kann, wenn auf dem Scan ihres Kindes eine große weiße Wolke zu sehen ist.

5

Existenzkampf

Gib mir ein Kind, bis es sieben ist,
und ich gebe dir den Mann.

Motto der Jesuiten

Das Beste an meinem Job als Kinderkrankenschwester ist das Kuscheln mit den Babys. Ich liebe die Arbeit in der geburtshilflichen Abteilung. Die neonatologische Intensivstation, der auch die Neonatologie angegliedert ist, nimmt Frühchen und Säuglinge unmittelbar nach der Geburt auf. Die meisten Babys hier sind winzig kleine Wesen, die einfach zu früh auf die Welt kamen. Manche verbringen viele Monate auf dieser Station und müssen aufgrund ihrer Frühgeburt mit diversen Komplikationen fertigwerden. Einmal hatte ich mit einem Baby zu tun, das mehr als ein Jahr in der Neonatologie verbracht hatte und noch immer so klein war wie direkt nach seiner Geburt.

Alle Stationen in der Neonatologie haben Türen, die mit einem Code gesichert sind: Es gibt Frauen, die Babys aus Krankenhäusern stehlen. An der Wand des Aufenthaltsraums hängt das verschwommene Foto einer Frau, die als Risiko eingestuft wird, darunter eine Warnung der Sicherheitsabteilung: »Sollten Sie diese Frau sehen, kontaktieren Sie bitte sofort die Sicherheitskräfte. Sie gilt als gefährlich.

Als Krankenschwester verkleidet hat sie versucht, auf Kinderstationen einzudringen.« Während ich meinen Morgenkaffee trinke, sehe ich mir oft die Aufnahme an und frage mich, was sie zu solch einem verzweifelten Verhalten veranlasst haben könnte.

Ich gebe den Code für die Tür ein, und sie öffnet sich mit einem lauten Klicken. Sofort schlägt mir der säuerliche Geruch von Muttermilch und eine gewaltige Hitzewelle entgegen. Das ganze Jahr über wird diese Abteilung beheizt. Ich bin froh, dass ich einen weiten OP-Kittel aus Baumwolle (statt der dickeren Uniform der Krankenschwestern auf anderen Stationen) und Clogs trage, in denen meine Füße atmen können. Ich gehe an den Kühlschränken vorbei, in denen vorwiegend Medikamente lagern, und an den Glasschränken mit Schubladen, in denen alles aufbewahrt wird, was wir sonst noch brauchen: Verbandszeug, Spritzen, Aufkleber, Pappschalen, Endotrachealtuben, Absaugkatheter, Windeln, kleine Wollmützchen (handgestrickt von verrenteten ehrenamtlichen Helfern, viele davon ehemalige Krankenschwestern aus wichtigen Organisationen wie der *League of Nurses*). Es gibt Pinnwände mit Informationen über Forschungsergebnisse und Dienstplänen von Ärzten, aber ein großer Teil der Wand ist mit Dankeskarten gepflastert:

Wir haben fünf Monate auf der Station verbracht.
Es waren die längsten fünf Monate unseres Lebens,
doch dank der stets gut gelaunten und freundlichen
Schwestern haben wir nie den Verstand verloren!

Ein großes Dankeschön an Carol, Mo und das ganze Team dafür, dass Sie die Witze meines Mannes ertrugen (und das Leben unserer Zwillinge RETTETEN).

An die Ärzte und Schwestern der Neonatologie. Wir werden sie niemals vergessen.

An Maddie, die Hebamme, die uns bei unserem Verlust begleitet hat. Sie haben uns durch die schwerste Zeit unseres Lebens geholfen. Wir werden die Erinnerungen, die wir dank Ihrer Hilfe von Annabelles kurzem Leben haben, immer in unseren Herzen tragen. Danke zu sagen ist nicht genug. Aber es fehlen uns die Worte.

Neben der Wand mit den Dankeskarten steht ein verschlossener Medikamentenschrank, und auf dem Medikamentenwagen liegt ein schwarz-rotes Buch, das sogenannte Giftbuch, in dem alle unter das Betäubungsmittelgesetz fallende Medikamente wie Morphin ein- oder ausgetragen und von zwei Schwestern gegengezeichnet werden müssen, um Diebstahl zu verhindern. Eine Medikamentenabhängigkeit ist nicht ungewöhnlich bei Pflegern und Ärzten. Es gibt keine Statistiken dazu, auch in anderen Ländern wird dieses Problem unter den Tisch gekehrt, doch eine Studie über den Missbrauch von Medikamenten und Alkohol bei NHS-Mitarbeitern schätzt, dass 60 Prozent aller Angestellten des Nationalen Gesundheitsdiensts Alkoholprobleme haben und

27 Prozent Medikamente missbrauchen. Ich nehme an, dass diese Zahlen von Jahr zu Jahr steigen. Natürlich geht es meistens nur um stinknormale Partys, auf denen zu viel getrunken wird, um das Mantra von harter Arbeit und hartem Feiern. Mitarbeiter lassen für 9,99 Pfund im Ministry of Sound, einem der größten Clubs der Welt, Dampf ab, oder in den Nächten, die inzwischen von fünf medizinischen Fakultäten organisiert werden und die Möglichkeit bieten, mit anderen Kollegen bis zum Umfallen zu trinken. Ich kann mir durchaus vorstellen, dass ein nicht geringer Anteil von Medizinstudenten und Krankenschwestern genauso illegale Drogen nimmt, wenn nicht gar mehr, wie alle anderen jungen Leute, die in Clubs gehen.

Doch bei einigen Mitarbeitern, die schon seit vielen Jahren in dem Job arbeiten, gibt es tiefere Gründe. Eine Hausärztin aus meinem Bekanntenkreis hat regelmäßig mit NHS-Angestellten zu tun, die mit Abhängigkeiten und Depressionen kämpfen. »Ich versuche, sie ein Mal in der Woche zu sehen«, erzählt sie. »Vor allem bei den Ärzten ist das Suizidrisiko hoch. Sie stehen unter besonders starkem Stress und kommen an alles ran. Und sie versuchen nicht nur, sich umzubringen, sondern sie tun es tatsächlich.« Obwohl ihr Zugang zu Beruhigungs- und Betäubungsmitteln relativ problemlos ist, habe ich mehrere Ärzte und Krankenschwestern gekannt, die ernsthafte Suchtprobleme hatten und sich am Ende nicht mit Medikamenten, sondern auf dramatische und gewalttätige Art umgebracht haben. Inzwischen gibt es eine Telefonseelsorge für Ärzte, die Hilfe brauchen; der Dienst ist rund um die Uhr erreichbar. Doch für Pflegekräfte kenne ich keine vergleichbare Einrichtung. Immer wieder ist die Rede von stichprobenartigen Drogentests für Ärzte und Pfleger, aber natürlich sind sie nie eingeführt worden – sonst gäbe es keinen NHS mehr.

Ich gehe am Stationszimmer und dem großen Bereich mit den sechs Frühchen vorbei, die an Herz-Lungen-Maschinen und Beatmungsgeräte angeschlossen sind, die die Arbeit der unterentwickelten Babylungen übernehmen, weiter an unzähligen piepsenden Geräten und Schwestern, die eilig zwischen ihnen hin und her laufen. Dann an der Neonatologie links, wo die Babys nicht so krank sind und weniger Betreuung brauchen, sodass der Anteil von Babys auf Pflegekräfte hier höher ausfällt. Der Unterschied zwischen den beiden Bereichen ist gewaltig, der Gang dazwischen vergleichbar mit einer Grenze zwischen zwei Ländern: Die neonatalogische Intensivstation ist politisch unsicheres Gelände, die Neonatologie hingegen stabil und ruhiger. Alle Babys in der neonatalogischen Intensivstation werden beatmet und sind intubiert. Die erste Erwähnung dieser sogenannten endotrachealen Intubation findet sich bei dem antiken griechischen Arzt Hippokrates (um 460 – um 370 vor Christus).

Obwohl sich die Krankenschwestern alle Mühe geben, geht es auf der neonatalogischen Intensivstation sehr laut zu. Reizüberflutung gilt seit Langem als schädlich für die Entwicklung eines Säuglings. Lärm und Licht ausgesetzt zu sein, führt zu Problemen bei der Wahrnehmungsverarbeitung und zu Lernstörungen. Trotzdem herrscht auf der neonatologischen Intensivstation hektische Betriebsamkeit, sie wird von grellen Deckenlampen beleuchtet, und überall werden Abfalleimer zugeknallt. Gleichzeitig müssen die Pflegekräfte auf das Summen der Oszillatoren, den Klang der Absauggeräte und möglichen Alarm achten. Die Babys schrecken nicht immer auf: ein Anzeichen dafür, wie krank sie sind. Ihre fundamentalen Reflexe, die eigentlich unwillkürlich erfolgen müssten, sind nicht vorhanden. Die Pfleger bemühen sich, Lärm weitestgehend zu vermeiden, indem sie sich im Flüsterton unterhalten, das Licht dämpfen und zu bestimmten Tageszeiten Handtücher über die Brutkästen breiten. Das kann auch eine negative Auswirkung haben. Das Hörzentrum eines Frühchens ist entscheidend für seinen Entwicklungsprozess: Wir müssen Sprache hören, um sie zu erlernen. Doch der überwiegende Anteil an Umgebungsgeräuschen besteht aus weißem Rauschen: Tuckern, Knallen, Absaugen. Die Babys hier sind hyperempfindlich, sie befinden sich am Rand des Lebens, irgendwo zwischen den Welten. Sie haben unterentwickelte Lungen und wenig Surfactant – eine Substanz, die dafür sorgt, dass ihre Lungenbläschen nicht einfach zusammenfallen. Sie müssen ihr Immunsystem erst aufbauen, die Nieren arbeiten noch nicht richtig, und das Magen-Darm-System ist anfällig. Bei allen Babys besteht ein hohes Risiko von Gehirnblutungen.

Pflegekräfte der Neonatologie reagieren darauf mit einer straffen Organisation. Brauchen Babys Routine und feste Strukturen, um sich zu entwickeln, so trifft das auf die Pflegekräfte noch stärker zu. Hat man lange genug mit ihnen zusammengearbeitet, weiß man, welcher Fachrichtung sie angehören und auf welchen Stationen sie arbeiten. Später habe ich lange Zeit Gruppen von Pflegern aus allen

Bereichen des Krankenhauses unterrichtet, und ich bin immer wieder überrascht, wie schnell ich erkennen kann, ob eine Schwester in der Notaufnahme, im OP-Saal oder auf der Wöchnerinnenstation arbeitet. Aber ich kann es. In einem Raum voller Pflegekräfte, die an einem Reanimationskurs teilnehmen, führe ich mit einem Freund eine Erhebung durch, um zu sehen, ob wir aufgrund des Platzes, auf den sie sich setzen, herausfinden können, in welchem Bereich sie tätig sind. Die Krankenschwestern ganz hinten, die so verschreckt wirken, arbeiten im OP: Sie sind aufgabenorientiert und pflegen kaum Kontakt zu Patienten; die Wahrscheinlichkeit, dass sie den Kurs nicht bestehen und wiederholen müssen, ist relativ hoch. Die Schwestern in den vorderen Reihen arbeiten meistens auf der Intensivstation oder in der Notaufnahme, sie sind eher bereit, den Ausbildern Fragen zu stellen, jedoch weniger motiviert, Fragen zu beantworten. Die Pflegeexperten sitzen außen, lehnen sich zurück und wirken gelangweilt. Diejenigen, die zu spät kommen, sind Hilfskräfte aus medizinischen Stationen, Altenpfleger oder Ärzte, die irritiert sind, weil sie an einem Kurs teilnehmen müssen, der von Schwestern geleitet wird. Sie bitten unweigerlich darum, früher gehen zu können, weil sie sich um wichtigere Angelegenheiten kümmern müssen. Es gibt immer eine Pflegekraft, die während des Kurses einschläft, sodass man sie auffordern muss aufzustehen, um sich wach zu halten. Und manchmal fallen ihnen sogar im Stehen die Augen zu.

Pflegekräfte auf der Neonatologie werden scheinbar niemals müde. Oft sind sie klein, schnell und fit. Sie flitzen von einem Baby zum anderen und können vieles auf einmal erledigen, so lässig, als wäre es ein Kinderspiel. Kontrolle und Timing sind alles. Sie haben das Sagen, egal wie krank die Babys sind, sie führen die Babys, nicht umgekehrt. Sie entscheiden, wann sie versorgt werden (Augen oder Mund gespült werden), wann die Windeln gewechselt werden, wann ein Baby vor den Ärzten beschützt werden muss, wenn diese es punktieren wollen, oder vor den Physiotherapeuten, die ihren winzigen Brustkorb abklopfen, als wäre es eine Minitrommel. Neonatalogische Pfleger wären fabelhafte Hochzeitsplaner. Sie können wunderbar organisieren, Prioritäten setzen, sich um zwei oder drei Babys gleichzeitig kümmern, deren Atmungsschläuche abgesaugt oder deren Beatmungsgeräte abgesetzt werden müssen. Ihre Aufgaben umfassen Physiotherapie ebenso wie Umlagern, Beobachtung, künstliche Ernährung und das Verabreichen von Medikamenten. Sie müssen die Spritzen mit den Katecholaminen (Dopamin, Noradrenalin, Adrenalin usw.) wechseln, die Dosis eines starken Herzmedikaments vorsichtig reduzieren und die des nächsten Medikaments erhöhen können, während sie gleichzeitig den Blutdruck des Babys im Auge behalten und auf Schwankungen achten. Ein Fehler kann zu erhöhtem Blutdruck führen und damit zu dem Risiko eines Herzanfalls. Und es gibt keinerlei Muster; jedes Baby reagiert anders auf bestimmte Medikamente. Die Krankenschwestern entwickeln mit der Zeit einfach ein Gefühl dafür.

Bei anderen Gelegenheiten gilt es, Formeln streng zu beachten, sodass Schwestern auf der Neonatologie gut rechnen, Medikamente zubereiten und Dosen zusammenstellen müssen. Der kompetente Umgang damit ist nichts Neues, in der *Charaka Samhita* wird empfohlen, dass Pfleger »bei der Zubereitung von Rezepturen und der Bestimmung der Dosen sachkundig und geübt, jedermann gegenüber mitfühlend und sauber sein müssen«.

Ein falsches Dezimalkomma während der komplizierten Berechnung eines Medikaments kann zum Tod eines Säuglings führen. Die Zeichen für Nanogramm und Mikrogramm sehen ähnlich aus, trotzdem liegen Welten zwischen den beiden Messeinheiten. Eine Kollegin hat einmal einem Baby die tausendfache Dosis eines starken Medikaments gegeben. Das Kind hat überlebt, aber meine Freundin – eine angehende Schwester wie ich – starb tausend Tode. Sie trug die Schuld wie einen Mantel. Ich arbeite mit Schwestern zusammen, die sich weigern, Taschenrechner zu benutzen, weil sie ihnen nicht trauen. Sie kalkulieren alles im Kopf, tüfteln bis zum Äußersten, mitten im herausfordernd lauten Ambiente der neonatologischen Intensivstation, wenn es um hochkomplizierte Maßeinheiten geht. Stellen Berechnungen um vier Uhr morgens an, nachdem sie fünf zwölfeinhalbstündige Nachtschichten hinter sich haben:

Das Baby wiegt 1697 Gramm und bekommt 40 mg Dopamin in 50 ml Kochsalzlösung. Um 12,5 mg/pro kg/pro min zu infundieren, muss der Infusomat auf wie viel ml pro Stunde gestellt werden?

Mir macht so was Angst. Ich hatte ein »Ausreichend«
in Mathematik, als ich die Schule abschloss, und Zahlen
schwirren ohne jeden Halt durch meinen Kopf. Unzählige Male überprüfe ich meine Berechnungen. Ich schreibe
endlose Listen. Meine Kollegen, die perfekt timen können,
obwohl sie tausend Dinge auf einmal zu tun haben, beein-
drucken mich. Und trotzdem bin ich verblüfft, als diese pin-
geligen Krankenschwestern, die von Infektionskontrolle,
Strukturen und Prioritäten besessen sind, um vier Uhr morgens so laut rufen, dass ich von der neonatologischen Abteilung hinüber zur Intensivstation laufe. Dort haben sie auf
einem langen Tisch mit weißen Plastiktischtüchern ein Buffet angerichtet: Würstchen in Blätterteig, Käse, Sandwiches,
Saft, Hähnchen, Quiche, Pizza und sogar Königinpastet-
chen – es sieht aus wie im Esszimmer meiner Großmutter
zu Weihnachten. Auf einer Seite steht ein Stapel mit Papp-
tellern, und wären nicht die Babys im Zimmer nebenan, die
Geräusche der Geräte und die Uniformen, könnte man meinen, man wäre auf einem Familienfest oder einer Hochzeit.
»Zehn Minuten«, sagt die Stationsleiterin. Und dann essen
wir alle zusammen, reden, trinken, stecken anschließend alles in einen schwarzen Plastiksack, waschen uns die Hände
und kehren an die Arbeit zurück. Ich bin völlig erschöpft,
und das Buffet ist eine willkommene Pause. Tagelang habe
ich Sonderschichten übernommen, um Überstunden anzu-
häufen, damit ich mit dem Rucksack durch Indien reisen
kann. Um Geld zu sparen, teile ich mir im Wohnheim ein
Zimmer mit einer Freundin, die tagsüber arbeitet, wenn
ich Nachtschicht habe – oder umgekehrt. Wir sehen uns

praktisch nie. Wenn sie arbeitet, schlafe ich; so teilen wir uns die ohnehin niedrige Miete. Die kurze Pause und das Essen helfen mir, wach zu bleiben.

Später, am Ende unserer Schicht, fahre ich mit einer der Leihschwestern im Aufzug. Ich frage sie nach dem Buffet, und sie erklärt mir, dass es jeden Tag stattfindet, egal was gerade los ist. Manchmal bringen die Ärzte Donuts mit. Und die Schwestern wechseln sich mit den Snacks ab.

»Es ist so schön, hier zu arbeiten. Diese zehn Minuten, in denen wir uns um uns selbst kümmern, schaden den Babys nicht. Im Gegenteil, sie nützen ihnen. Wir haben gegessen und getrunken, und wir haben das Gefühl, etwas für uns getan zu haben. Aber bestimmt verstößt es gegen sämtliche Krankenhausregeln …«

Der Personalraum liegt direkt neben dem Schleusenraum, wo der medizinische Abfall in einen Müllschlucker entsorgt wird, fast wie bei einer Toilette. Und wo einmal ein totes Baby in einen Korb gelegt und abgestellt wurde, das eine Krankenschwester in die Leichenhalle bringen sollte. Nach einer Weile fing das vermeintlich tote Mädchen an zu schreien. Ihre Eltern saßen in einem Besprechungszimmer, an dessen Tür ein Zettel hing mit der Aufschrift »Vertraulich, bitte nicht stören«. Sie saßen auf einer fleckigen Couch und weinten in raue Papiertaschentücher. Der Arzt neben mir erklärte ihnen gerade, dass ihre Tochter einfach zu früh auf die Welt gekommen war und sie sie nicht am Leben hatten erhalten können, als eine Schwesternschülerin an die Tür klopfte. Sie war in den Schleusenraum gegangen, um dem Geschrei

186

auf den Grund zu gehen. Jetzt steckte sie den Kopf durch den Türspalt und sagte in ernstem Tonfall: »Bitte, können Sie kommen, es ist dringend.« Das Baby lebte, allerdings nur kurz, und die Eltern mussten den Schock ertragen, ihre Trauer doppelt zu erfahren. »Uns ist ein Fehler unterlaufen«, bemerkte der Arzt, »und ich weiß nicht, wie ich es Ihnen sagen soll.« Sie tauften ihr Baby Hope.

Manchmal, wenn man im Personalraum sein Sandwich isst, dringt aus dem Schleusenraum ein ekelhafter Gestank. Verursacht von einem blutigen Durchfall, der auf eine innere Blutung bei einem der Kinder hinweist. Heute jedoch riecht es hier nur nach Kaffee, Schweiß und den Monster-Munch-Snacks mit Zwiebel-Essig-Geschmack, die sich eine Schwester zum Frühstück gönnt. Es ist nirgendwo mehr Platz frei, deshalb quetsche ich mich zu Barbara, eine der genialen Krankenschwestern, die ein Baby schon von Weitem dazu bringen kann, mit dem Schreien aufzuhören. Nach der Übergabe gehe ich zu meinen Betten.

Baby Emmanuel ist verpackt wie ein winziges, wertvolles Geschenk, allerdings nicht in Geschenkpapier, sondern in der Tüte eines Supermarkts, die als Minigewächshaus fungiert. Er wurde viel zu früh geboren, in der vierundzwanzigsten Woche, also genau an der Grenze, ab der in Großbritannien nicht mehr abgetrieben werden darf. Frühgeburten vor der siebenunddreißigsten Schwangerschaftswoche sind die häufigste Ursache für die hohe Sterberate bei Kindern unter fünf Jahren. Weltweit enden zehn Prozent aller Schwangerschaften mit einer Frühgeburt, und diese Zahl wächst. Mütter gebären später, und Mehrlingsgeburten häufen sich als Folge von künstlichen Befruchtungen. Emmanuel hat einen unnatürlich großen Kopf und riesige Augen, die träge blinzeln. Eine kleine dünne Ernährungssonde schlängelt sich in seine Nase, befestigt mit einem Stück Klebeband: Er ist zu klein, um zu saugen. Seine Haut ist fahl, blaugraue Adern ziehen sich über den Schädel. So hübsch verpackt in seinem durchsichtigen Brutkasten sieht er ziemlich niedlich aus. Trotzdem hat sich alles gegen ihn verschworen. Er hatte einen schwierigen Start: Er kam nicht nur viel zu früh zur Welt, sondern war noch kleiner als erwartet, wog nur 900 Gramm und hatte eine Gehirnblutung.

Immer wenn ich bei Emmanuel bin, überprüfe ich als Erstes die Sauerstoffzufuhr und das Absauggerät an der Wand. Heute ist der Schlauch vorschriftsmäßig angebracht, und als ich das Gerät an der Wand einschalte, überprüfe ich den Druck an meiner behandschuhten Hand, überprüfe, ob die Absaugkatheter in dem langen Köcher die richtige Größe haben, die Sauerstoffzufuhr korrekt eingestellt ist und auch funktioniert und der Beatmungsbeutel mit einer entsprechend kleinen Maske daneben hängt, für den Fall, dass der Endotrachealtubus des Babys ausfällt. Es gibt eine Million Dinge, die schiefgehen können, und fehlende oder nicht korrekt ausgeführte, scheinbar banale Kontrollen führen zu lebensbedrohlichen Situationen. Ist die Sauerstoffzufuhr zu niedrig oder zu hoch eingestellt, kann das Baby eine Frühgeborenen-Retinopathie entwickeln, eine Netzhautschädigung, und erblinden. Schwankt die Höhe der Sauerstoffsättigung eines Säuglings (solche Babys haben den Spitznamen »Swingers«), können auch andere Komplikationen auftreten und zu diversen verheerenden Schädigungen führen. Ist Absaugen nicht möglich und der Beatmungstubus des Babys verstopft, kann es ersticken. Oder der Säugling bekommt nicht genügend Sauerstoff und kann eine Darmischämie (verminderte Durchblutung des Darms) oder eine Bradykardie (verlangsamter Herzschlag) davontragen, wenn kein Beatmungsbeutel zur Verfügung steht. Ist die am Beutel angebrachte Maske auch nur ein kleines bisschen zu groß, wenn man sie auf das Gesicht des Babys drückt, trifft man möglicherweise den Vagus-Nerv (ein Hirnnerv), was wiederum zu einer lebensbedrohlichen Bradykardie führen kann. Fehler passieren überall, und im NHS treten sie immer häufiger auf. »*Never events*« – schwere klinisch-medizinische Fehler – haben innerhalb der letzten vier Jahre einen Höchststand erreicht. Diese Vorfälle, die absolut vermeidbar sind, können einem Patienten schweren Schaden zufügen oder sogar zu seinem Tod führen.

Nachdem ich mich vergewissert habe, dass alle Geräte funktionieren und richtig eingestellt sind, führe ich bei Emmanuel einen raschen Check nach dem ABCDE-Schema durch, sozusagen das Einmaleins bei der Versorgung kritischer Patienten:

Airway (Atemwege): Ich überprüfe die Position des entsprechenden Tubus. Sind die Atemwege frei?

Breathing (Beatmung): Ich überprüfe die Sauerstoffsättigung, höre auf Herz und Lunge, beobachte, ob die Brust sich symmetrisch hebt und senkt. Beurteile den Klopfschall der Lunge – ist er normal, hypersonor oder dumpf? (Letzteres wäre ein Hinweis auf schwere Komplikationen.)

Circulation (Kreislaufsituation): Ich höre sein Herz ab – wie hoch ist der Blutdruck? Fühle die Hauttemperatur, drücke seinen Fuß, lasse ihn los und beobachte, wie die Farbe zurückkommt; mache dasselbe mit seinem Brustbein.

Disability (neurologische Defizite): Ich achte auf seine Hautfarbe, die Fontanelle, die Reaktion der Pupillen, den Bewusstseinszustand.

Exposure (Exploration): Ich untersuche seinen Körper nach anderen Anzeichen: Schwellungen, Blutungen, Spuren, blauen Flecken, vorn und hinten, vom Scheitel bis zur Sohle.

Die ABCDE-Strategie ist die Methode, nach der Pflegekräfte und Ärzte weltweit alle kritischen Patienten untersuchen, egal ob sie einen Monat oder hundert Jahre alt sind. Doch die Anatomie eines Babys ist anders als die eines Erwachsenen, und der kleinste Anhaltspunkt kann für eine untersuchende Pflegekraft wichtig sein. Babys kompensieren (in einem geringeren Ausmaß auch Kinder), um ihre lebenswichtigen Organe so lange wie möglich zu schützen. Beispielsweise können sie ihren Blutdruck auf einem normalen Niveau halten, bis sie kurz vor einem Herzstillstand stehen, während 80 Prozent der Erwachsenen klinische Anzeichen für einen Abfall bereits vierundzwanzig Stunden vor einem Stillstand aufweisen. Das bedeutet, dass Pflegekräfte, die Kinder und vor allem Säuglinge untersuchen, Adleraugen haben müssen. Einige physiologische Anzeichen, die Babys aufweisen, wenn sich ihr Zustand verschlechtert, sind anatomischer Natur: Ihre Rippen zum Beispiel sind noch vertikal verschoben, sodass sie nicht in der Lage sind, tief durchzuatmen, sondern hastiger und flacher atmen und zusätzliche Hilfsmuskeln benutzen, um Luft einzusaugen, wann immer das möglich ist. Sie bewegen sogar den Kopf rasch auf und ab und blähen die Nasenlöcher. Aber es gibt auch fortgeschrittene Kompensationsmechanismen, die sich nicht nur anatomisch erklären lassen. Ein Säugling mit schweren Atembeschwerden grunzt oder pustet die Luft so aus, dass er wie ein mechanisches Beatmungsgerät seine Lungenbläschen öffnet und seinen eigenen positiven endexpiratorischen Druck (PEEP) erzeugt, ein Parameter bei der künstlichen Beatmung, den Ärzte an den komplizierten Herz-Lungen-Maschinen berücksichtigen. Indem die Babys die kleinsten Teile ihrer Lungen auf diese Weise offen halten, vermeiden sie den schwierigen Teil davor – wie ein Kind, das auf einem Geburtstagsfest die Mutter oder den Vater bittet, den Luftballon aufzublasen. Nur Säuglinge haben die Fähigkeit zu grunzen. Sie halten ihren Blutdruck stabil, um ihr Gehirn zu perfundieren (mit Sauerstoff zu versorgen), und zwar erheblich länger, als ein Erwachsener dazu in der Lage wäre. Sie haben Lücken im Schädel – die Fontanellen –, die ein Anschwellen des Gehirns ermöglichen, etwas, das einen Erwachsenen mit Sicherheit töten würde. Sie haben weiche biegsame Knochen, die nicht ohne Weiteres brechen. In vielerlei Hinsicht sind sie extrem empfindlich, trotzdem verfügen sie über unglaublich ausgeprägte Instinkte. Erwachsene verlieren diese schützenden Fähigkeiten, vielleicht aber auch den Willen, um jeden Preis zu überleben. Je mehr wir körperlich erstarken, umso fragiler macht uns das Leben in seelischer Hinsicht.

Emmanuels Mutter Joy, eine warmherzige Frau aus Uganda, sitzt neben dem Brutkasten, hält ihre riesige Brust in der Hand und pumpt die Milch ab, die schließlich in seinen Tubus tropfen wird. Sie redet wie ein Wasserfall. Zuerst über Uganda, wo die Menschen freundlich sind, die Politik hingegen kompliziert ist. Dann darüber, was ihr Sohn einmal werden wird. »Sein Dad ist über eins neunzig groß«, sagt sie, »also wird er wahrscheinlich ein Basketballspieler oder so etwas Ähnliches. Obwohl ich die Akademikerin in der Familie bin. Mein Großvater war Arzt. Mein Vater auch. Ich habe Jura studiert und die meiste Zeit mit Asylsuchenden gearbeitet.«

Sie ist eine bescheidene Frau, unprätentiös, und es ist ihr peinlich, als ich bemerke, dass sie bestimmt vielen Menschen geholfen hat.

»Sie können sich das Grauen, vor dem sie flüchten, nicht vorstellen«, sagt sie.

Ich lächle ihr hin und wieder zu, während ich eine lange Medikamentenliste für ihren Sohn zusammenstelle. Er bekommt regelmäßig Koffein durch die nasogastrale Sonde, um sicherzustellen, dass er das Atmen nicht vergisst. Koffein ist ein wichtiges respiratorisches Stimulans und wird häufig bei Babys eingesetzt, die an Apnoe (Perioden anhaltender Atemaussetzer) leiden.»Wie ich am Morgen«, sagt Joy, als ich ihr erkläre, was Apnoe ist. Doch ihre Stimme klingt besorgt. Über das Rauschen der Brustpumpe, das Piepsen der Alarmgeräte, das Knallen der gelben Mülleimer, das Hallen der Schritte auf dem polierten Fußboden hinweg nehme ich wahr, wie sie sich verändert.

»Wollen Sie Emmanuel nicht mal auf den Arm nehmen? Ein bisschen mit ihm kuscheln?«

Sie sieht mich an, und plötzlich hat sie Tränen in den Augen.»Könnte ihm das wehtun? Ich habe Angst.«

»Aber nein. Es wird ihm helfen. Für Babys gibt es nichts Besseres als Kuscheln.«

Ich weiß, dass Joy ihren Sohn noch nie im Arm gehalten hat. Bei der Übergabe haben wir darüber gesprochen. Die Pflegekräfte machen sich Sorgen, weil sie noch keine Bindung zu dem Kleinen aufgebaut hat. Pflegekräfte wissen, dass familiäre Fürsorge für die Entwicklung eines Babys genauso wichtig ist wie chirurgisches Können oder technologische Unterstützung. Ich wage zu behaupten, dass Emmanuel weder Basketballspieler noch Arzt oder Anwalt für Menschenrechte werden wird. Und ich denke, Joy weiß das auch. Sein Herz ist in den zehn Tagen seit seiner Geburt bereits mehrmals stehen geblieben. Sein Darm arbeitet nicht richtig. Wenn er Glück hat, wird er die wichtigsten Meilensteine erreichen, um einigermaßen stabil zu leben. Aber er könnte auch taub werden, erblinden und schwere Lernstörungen oder gesundheitliche Probleme bekommen. Möglich, dass er eine lebenslange Pflege braucht.

Wenn Joy neben ihm sitzt, macht Emmanuel irgendwie zaghafte Fortschritte; er klammert sich ans Leben. Ihn aus dem Brustkasten zu nehmen, ist heikel, das Risiko wäre hoch. Der Beatmungstubus könnte sich verschieben. Es ist noch nicht lange her, dass wir uns von der grausamen Praxis verabschiedet haben, einem Baby ohne Betäubung einen Tubus in den Mund zu nähen, damit sich seine Position nicht verändert: Mediziner waren der Meinung, Frühgeborene würden keinen Schmerz empfinden. Gott sei Dank ist Emmanuels Tubus mithilfe von weißem Klebeband befestigt. Trotzdem habe ich Angst, dass er sich lösen könnte, wenn ich ihn bewege. Doch wenn Joy ihren Sohn nicht auf den Arm nimmt, sind die Risiken für ihn um vieles höher. Und auch Joys Psyche steht auf dem Spiel. Studien belegen, dass bei Frühgeburten die Wahrscheinlichkeit steigt, eine postnatale Depression zu bekommen. Eine Geburt ist wie eine Seele, die sich in zwei Teile spaltet: Deshalb tut es so weh. Solange Joy ihn nicht auf den Arm nimmt, fehlt ihr ein Teil von ihr selbst. Er hingegen ist erst wirklich, erst vollständig, wenn sie ihn hält. Dasselbe gilt für sie.

Es dauert Minuten, um Emmanuel vorsichtig aus seinem Bett aus Schläuchen zu heben und ihn in Joys Hände zu legen. Außerhalb des Brutkastens sieht er noch winziger aus, aber er weint nicht. Er sieht seine Mutter lange Zeit an, ohne zu blinzeln. Sie erwidert seinen Blick, und in dieser kurzen Zeit verlieben sie sich ineinander.

»Er ist vollkommen«, sagt sie.

Ich nicke und sehe lächelnd zu meiner Kollegin auf, die mit der Hand auf dem Herzen dasteht. Alles hat sich gegen ihn verschworen, doch in diesem Augenblick fällt mir wieder ein, dass alles möglich ist. Wie Emmanuel wurde auch der englische Naturforscher Isaac Newton zu früh geboren, und man glaubte, er würde nur wenige Stunden leben. Es ist etwas Besonderes, eine Mutter auf der neonatologischen Intensivstation zu beobachten. Irgendwie scheint das Wunder eines Babys hier noch größer zu sein. Joy sieht Emmanuel an. Er steckt voller Möglichkeiten.

»Er wird wieder okay, nicht wahr? Ich bin ganz sicher.«

»Sie sind alle beide okay«, antworte ich.

Heute bin ich allein auf der neonatologischen Station. Es gibt jede Menge zu tun, ich muss mich um vier Säuglinge kümmern. Meistens gefällt es mir hier. Die Babys sind fast immer hinreißend, und ihr Zustand verbessert sich. Wahrscheinlich können sie bald nach Hause entlassen werden. Die Eltern sind beruhigt, sie glauben und hoffen, dass ihre Kinder sich vom Abgrund des Lebens auf festen Boden zubewegen. Trotzdem ist die ganze Station immer auf schwere Krisen vorbereitet, und es kann passieren, dass wir während eines harten Winters, wenn die Patientenzahlen wegen der Atemwegserkrankungen – meist Atemwegsinfektionen – im ganzen Krankenhaus zunehmen, ein zusätzliches Baby im »*sink space*« unterbringen müssen, unter dem Waschbecken. Dann drehen wir den Wasserhahn immer nur halb auf, damit das Baby keine Spritzer abbekommt. Neonatologische Stationen werden nach strengen Kriterien gebaut, sie regeln die Größe der Zimmer und den Platz für Stühle um die Betten herum, um den Aufbau einer Bindung zwischen Baby und Eltern zu erleichtern. Aber es gibt Zeiten, in denen Krankenhäuser aus allen Nähten platzen, und dann heißt es improvisieren.

Doch heute ist es warm und ruhig, und meine vier Babys sind nicht so krank wie die auf der Intensivstation nebenan. Im Augenblick sind keine Mums da, das ist ungewöhnlich. Die Schwestern sorgen, so gut sie können, dafür, dass Mutter und Kind zusammen sind. In Privatkliniken wird dies ganz anders gehandhabt. Auf den Wöchnerinnen-Stationen mancher Privatkliniken werden die Babys kurz nach der Geburt von den Müttern getrennt und auf der Kinderstation fremden Menschen übergeben. Es sind kompetente Pflegekräfte, aber sie sind nun mal fremd. An den Schließfächern des Krankenhauspersonals hängt eine Postkarte mit der Aufschrift: »Zeige mir das Kind mit sieben, und ich zeige dir den Mann.« Eine der Schwestern hat darunter gekritzelt: »Zeig mir Mutter und Baby um zwölf, und ich zeige dir den Mann.«

Davids Mum, Mandy, ist eine Prostituierte aus Lambeth, die bereits neun Kinder zur Welt gebracht und alle in Pflege gegeben hat. David ist das ruhigste Baby in der ganzen Neonatologie. Er bewegt sich kaum. Er unterscheidet sich stark von den anderen Neugeborenen drogenabhängiger Mütter, die ich gepflegt habe und die an Spasmen oder Krämpfen litten. Er trägt ein blaues Strickmützchen und ist an eine Maschine angeschlossen, die CPAP genannt wird und ihm mithilfe einer winzigen Nasenbrille Sauerstoff zuführt. In seiner Windel, immer noch die kleinste, die überhaupt zu haben ist, geht er komplett unter, und seine

Beinchen lugen wie kleine Zweige seitlich aus dem Dreieck hervor. Seine Haut erinnert an die von alten Menschen, lose und runzelig hängt sie über seinen Knochen wie eine schlecht sitzende Hülle. Er hat lange Füße und lange Finger – darauf weisen wir Eltern hin, wenn wir eine Situation entschärfen wollen, und damit könnte ich Mandys Blick von der medizinischen Ausrüstung ablenken, die seine Haut durchbohrt. »Sehen Sie sich seine Finger an – die Finger eines Klavierspielers.« Aber der Satz bleibt unausgesprochen, da Mandy nicht auftaucht.

Davids Gesicht, teilweise verdeckt von der Nasenbrille und der nasogastralen Sonde, die mit Klebeband an seinen Wangen und Ohren befestigt sind, ist sehr schön, seine Augen sind weit geöffnet und von langen, geschwungenen Wimpern umrahmt. Es ist eine grausame Wahrheit, dass die schönsten Babys auch die kränklichsten sind und die schlechtesten Überlebenschancen haben. Aber es stimmt. Davids Augen sind heute mit einer Augenmaske bedeckt, ähnlich wie meine zu Hause, die ich an sonnigen Tagen im Bett trage. Er hat Gelbsucht; das Weiße in seinen Augen (Sklera) ist gelb gefärbt. Das ist nicht ungewöhnlich, 85 Prozent der Frühgeborenen leiden an klinisch auffälliger Gelbsucht. Sie brauchen eine Phototherapie und regelmäßige Bluttests, um ihre Leberfunktion zu kontrollieren. Das *Huangdi Neijing*, ein zweitausend Jahre altes Standardwerk der chinesischen Medizin, beschreibt die Leber als General einer Armee. In der chinesischen Medizin beherbergt die Leber auch *hun*, die himmlische Seele oder Wolkenseele. Hier im Westen behandeln wir die Gelbsucht mit Sonne. David ist nackt, abgesehen von der Augenmaske und der Windel, und liegt unter der Höhensonne, ein winziges Menschlein, das ein Sonnenbad nimmt. Die fluoreszierende Lampe über ihm ist vergleichbar mit dem stroboskopischen Licht eines Clubs und sorgt für eine Photooxidation, die das Bilirubin – das gelbe Produkt, das beim Abbau von roten Blutkörperchen entsteht – mit Sauerstoff anreichert, sodass es in Wasser leichter löslich ist. Dieser Vorgang erleichtert es der Leber eines Babys, den großen Anteil an Bilirubin im Blut, der auf Gelbsucht hindeutet, abzubauen und aufzulösen. David macht einen ziemlich entspannten Eindruck unter dem Neonlicht, wie eine Hand im Leuchtkasten eines Shellac-Nagelstudios.

Ich lese Davids Patientenakte durch, berechne den Zeitplan seiner Medikamenteneinnahme, sehe mir die Muster seiner Vitalparameter und seinen Pflegeplan an. Es gibt nur wenige Informationen über seine Mutter und gar keine über seinen Vater. Die Vermutung liegt nahe, dass er vor der Geburt mit Crack in Berührung gekommen ist, auch mit Tabak und Alkohol, außerdem hat Mandy keinerlei vorgeburtliche Beratungstermine wahrgenommen. Aller Wahrscheinlichkeit nach enthielt ihre Nahrung weder Vitamine noch Nährstoffe, geschweige denn Folsäure. David wurde zu früh und zu klein geboren, doch trotz seines ungünstigen Starts wirkt er aus medizinischer Sicht robust. Noch weist er keine Anzeichen für ein fetales Alkoholsyndrom (FAS) auf, obwohl er eins haben könnte. Über FAS gibt es in Großbritannien keine Daten, auch in Deutschland nicht, nur in den USA wurden Studien erhoben, da geht man von zwei Fällen pro tausend Lebendgeburten aus. Doch jeder vorgeburtliche Kontakt mit Alkohol ist ein Risikofaktor. Es existiert keine Behandlung dafür, und die Schäden an Gehirn und Organen des Kindes lassen sich nicht mehr rückgängig machen. Es wird angenommen, dass Kinder mit FAS oft fälschlich mit Autismus oder ADHS diagnostiziert werden. Wenn Alkohol über die Mutter und deren Plazenta auf den Fötus einwirkt, fehlen dem Kind Sauerstoff und die Nährstoffe, die Gehirn und Organe für eine gesunde Entwicklung benötigen. Davids Zukunft ist voller Ungewissheiten. Im Moment ist alles gegen ihn. Der General seiner Armee könnte in der Neonatologie mit Phototherapie behandelt werden, doch der seiner Mutter – ihre Leber, der Kommandeur des ganzen Chaos – ist verantwortlich für den Krieg, der in David weitertobt.

Die Aufgabe einer Pflegekraft lässt sich mit der einer Leber vergleichen. Sie ist für die Infektionskontrolle und die Wundpflege verantwortlich – bildet Enzyme und Proteine, die für die Blutgerinnung und die Wundheilung wichtig sind –, außerdem ist sie für die Nahrung zuständig, genauer gesagt, die Verdauung der Nahrung, um wertvolle Inhaltsstoffe zu produzieren. Pflegekräfte können zwar nicht wie die Leber Giftstoffe abbauen, aber wir verbringen eine Menge Zeit damit, von schlechten Entwicklungen abzulenken und Hoffnung, Mut und Mitgefühl zu verbreiten.

Grainne löst mich ab, damit ich Pause machen kann. Sie ist erfahren in der Neonatalogie und gibt Unterricht über die ethischen Aspekte bei Frühchen, auch über deren

Physiologie. Mit dem Equipment kennt sie sich ebenfalls bestens aus. Gibt es Probleme mit Brutkästen, komplizierten Beatmungstuben oder sogar dem Blutgasanalysegerät, ist Grainne die richtige Ansprechpartnerin. Angewandte Physik ist ihr Spezialgebiet. Schon mehr als einmal hat sie versucht, mir die komplizierten Formeln über statische und dynamische Compliance bezüglich Druckveränderungen und Ähnliches zu erklären. Niemals verliert sie die Geduld, wenn ich sie bitte, es für mich in möglichst einfachen Worten noch einmal zu wiederholen. Das Verständnis für physikalische Zusammenhänge ist extrem wichtig für Pflegekräfte, war aber noch nie meine Stärke.

»Armes kleines Lämmchen. Ich würde ihn gern mit nach Hause nehmen, du nicht?«

Wir betrachten Davids Gesicht, heben die Maske von seinen Augen und lächeln über seine langen, geschwungenen Wimpern.

»Kommt seine Mum denn nie hier vorbei?«

Sie schüttelt den Kopf. »Nein, nie. Ich habe schon ihre anderen Kinder betreut. Das letzte ist gestorben. Einige sind adoptiert worden, für andere suchen wir noch eine langfristige Unterbringung in einer Pflegefamilie.«

»Wieso wird sie aber nur immer wieder schwanger? Es muss doch jedes Mal traumatisch für sie sein. Warum hat sie sich nicht sterilisieren lassen?«

Grainne schüttelt erneut den Kopf. »Keine Ahnung. Was soll bloß aus ihm werden?«

Schließlich kommt Mandy doch, mit Blutergüssen auf den Armen und ungewaschenem Haar. Sie kann keine

Sekunde still sitzen, redet ohne Punkt und Komma und stinkt nach Alkohol und Schweiß.

»Wie geht's ihm? Besser? Wird er wieder gesund? Ich wasche mir die Hände, aber ich will ihn nicht wecken.« Beim Sprechen kratzt sie sich an den Armen.

»Hi.« Ich lächle, nehme mir vor, sie nicht zu verurteilen, und stelle mich vor. »Es geht ihm ganz gut. David ist ein starker kleiner Kerl.«

Es gibt bereits eine Schutzanordnung für ihn, aber der Kontakt unter Aufsicht ist genehmigt. Ich wäge ab, inwieweit Mandy ein Risiko darstellt. Ist sie neben der Spur? Könnte sie ihn schnappen und versuchen wegzurennen? Ich beobachte, wie sie David ansieht und jedes Mal die Stirn runzelt, wenn die CPAP-Maschine piepst.

Ich nicke, und sie geht zum Waschbecken in der Ecke des Zimmers. Sie wäscht sich ausgiebig die Hände, trocknet sie ab und beginnt die ganze Prozedur noch mal von vorn. »Ich bin sicher, dass Ihre Hände die saubersten im ganzen Krankenhaus sind«, sage ich.

»Na ja, ich will schließlich keine Keime übertragen. Nicht, dass ich ihn unbedingt wecken möchte, aber manche Keime übertragen sich auch ohne Kontakt.«

Als sie sich setzt, sehe ich zwei feuchte Stellen, wo die Muttermilch durch ihr T-Shirt gesickert ist. Ich reiche ihr ein paar Papiertaschentücher, doch sie zuckt nur die Achseln. »Mein Körper erkennt das Baby«, sagt sie. »Ich hatte bereits neun.« David bekommt die Milch von einer anderen Frau. Fremden Kindern Milch zu spenden ist auch heute noch üblich, die Idee ist nach wie vor ein wichtiger

Bestandteil der Krankenpflege. Hilfe für jemanden, der Hilfe braucht.

Im Zimmer ist es sehr still und sehr heiß. Ich muss das Baby im Kinderbett nebenan durch die nasogastrale Sonde ernähren und die Milch seiner Mutter mit einer 20-Milliliter-Spritze langsam eintropfen lassen. Manchmal befestige ich sie mit Klebeband an der Seite des Bettchens, wenn alle Babys gleichzeitig gefüttert werden müssen. (Es dauert lange, bis die Milch in ihre winzigen Tuben tropft.) Und dafür entscheide ich mich auch jetzt.

Ich ziehe einen Plastikstuhl heran und setze mich neben Mandy. Wahrscheinlich redet sie nicht mit vielen Menschen. Ich kann mir nicht vorstellen, dass sie Freundinnen, Familie oder irgendeine Unterstützung hat. Zu den Sozialdiensten pflegt sie keinen Kontakt, und Grainne meinte, sie hätte eine sporadische Beziehung zu einem gewalttätigen, kontrollsüchtigen Mann. Er könnte Davids Vater sein, vielleicht aber auch nicht.

»Zehn Babys«, sage ich. »Ich glaube nicht, dass ich das zehnmal durchmachen könnte.«

Sie sieht David an und dann mich. Auch ihre Augen haben gelbe Ränder. »Haben die Ihnen gesagt, dass ich sie weggebe? Meine Babys? Alle sind adoptiert oder in Pflege.«

Ich nicke. »Steht in Ihrer Akte. Es muss schwer für Sie sein.«

»Ich wäre eine richtig gute Mutter«, sagt sie. »Aber sie lassen nicht zu, dass ich es versuche. Sie sagen immer dasselbe, ich soll die Pille nehmen oder mich sterilisieren lassen. Stellen Sie sich das vor. Wie die Nazis! Aber ich glaube, diesmal wird es anders. Ich darf David behalten. Ich habe eine Wohnung, und alles ist geregelt.«

Mandy scheint sich nicht im Mindesten bewusst zu sein, welchen Schaden sie ihren Kindern zufügt. Sie spricht nicht davon, wie das Leben für sie sein wird. Dafür redet sie viel über ihre eigenen Gefühle, und dass sie vielleicht ihre Kinder zurückholen wird, dass die Sozialarbeiter sie vorschnell verurteilt haben und niemand ihr eine Chance gegeben hat. Trotzdem kann man es ihr nicht verdenken. Mandy will das Leben nicht, das sie führt, sie hat es sich nicht ausgesucht. Über ihre eigene Kindheit reden wir nicht, das ist gar nicht nötig.

»Ohne meine Babys fühle ich mich einfach leer, aber ich werde keine mehr kriegen«, sagt sie. »Ich will nur David behalten. Er ist mein Ein und Alles. Aber ich werde es vermissen, schwanger zu sein. Ich liebe das Gefühl. Vor allem, wenn sie anfangen, sich zu bewegen. Das Gefühl, etwas Lebendiges in sich zu haben, mit einem Herzschlag. Dann fühle ich mich selbst lebendig.«

Im Bett nebenan liegt Sophia. Sie wurde mit Spina bifida geboren, einer komplizierten Ausprägung dieses Leidens, das umgangssprachlich auch »offener Rücken« genannt wird. Die Fehlbildung führte bei ihr dazu, dass sich ein Teil des Rückenmarks und dessen schützende Schicht aus ihrem Körper herausgeschoben hat. Die Folge sind schwere Infektionen und eine beträchtliche Schädigung des Rückgrats. Ich wechsle ihr ganz vorsichtig die Windeln und erinnere mich an die Zeit, in der ich als Auszubildende einmal siamesische Zwillinge auf dem Wickeltisch liegen hatte. Eigentlich eine einfache Sache, und trotzdem war es heikel. Meine Hände zitterten. Ich hatte Angst, ihnen irgendwie wehzutun oder sie mit den komplizierten Reiß- oder Klettverschlüssen zu verletzen. Sie waren am Bauch zusammengewachsen, umeinandergewickelt, und beide sahen mich an. Zwei winzige Gänsefüßchen. Meine Mentorin fand, es sei eine gute Übung für mich. Ich sagte, ich hätte noch nie derart anatomisch komplizierten Babys die Windeln gewechselt. Und obwohl es nur Windeln und Strampler waren, brauchte ich eine halbe Stunde. Sie schüttelte den Kopf. »Das meinte ich nicht«, sagte sie.

Sophias Eltern – Emma und Helen – verbringen jeden Tag stundenlang damit, ihre unvorstellbar kleinen Händchen durch ein Loch im Brutkasten festzuhalten, ihr Gesicht zu betrachten, ihr vorzusingen und zu versuchen, nicht ständig auf die herausquellende Zyste im Rücken zu starren. Sie haben alles richtig gemacht: Folsäure, ambulante Patiententermine, vorgeburtliche Kurse; sie haben alle wichtigen Bücher gelesen und ein wunderschönes Kinderzimmer für sie eingerichtet. Emma zeigt mir ein Foto. »Wir sind in die Stadt gefahren. Eine Freundin von mir ist Künstlerin, und wir haben sie gebeten, uns ein Bild zu malen. Sehen Sie die Schmetterlinge? Wir wussten, dass es ein Mädchen werden würde. Und ich bin so froh, dass es ein Mädchen ist! Stellen Sie sich vor: Ihre Garderobe ist jetzt schon größer als meine!«

Sophias Zukunft ist wie die von David ungewiss. Möglich, dass sie nie laufen lernt. Oder inkontinent ist. Auf alle

Fälle wird sie nie ohne Medikamente leben können, viele Krankenhausaufenthalte und Behinderungen auf sich nehmen müssen.

Ich bringe Sophia in den OP-Saal, wo alles vorbereitet ist: die erste Hürde in ihrem Leben. Ihre Eltern halten im Gang Händchen; Emma erholt sich noch von der Geburt und sitzt in einem Rollstuhl, den ich schiebe, während eine Pflegekraft Sophias Brutkasten trägt. Helen geht neben uns und hält Emmas Hand. Ich sehe, wie fest sie sich aneinanderklammern: Ihre Knöchel sind ganz weiß.

6

Irgendwo unter meinen linken Rippen

Ich holte tief Luft und lauschte
dem Prahlen meines Herzens.
Ich bin, ich bin, ich bin.

Sylvia Plath

Für die Patienten muss die Kulisse der OP-Säle furchterregend sein, aber für mich wird sie allmählich normal. Es ist erstaunlich, woran man sich alles gewöhnen kann. So war das Leben nicht immer.

Die erste Operation, an der ich teilnehme, ist eine Herz-Lungen-Transplantation. Ich bin neunzehn und noch in der Ausbildung. Der Eingriff dauert unendlich lang: mehr als zwölf Stunden. Die Kollegen des Chirurgenteams müssen sich verhalten wie Staffelläufer, nur reichen sie keinen Stab, sondern das Herz und die Lunge weiter. Ich bin an diesem Tag für den Patienten verantwortlich, der auf die neue Lunge wartet, einen vierzehnjährigen Jungen namens Aaron, der an zystischer Fibrose (Mukoviszidose) leidet und mit Sauerstoffschläuchen in der Nase, einem matten Husten mit Auswurf und teigiger Haut ans Bett gefesselt ist. Ich helfe ihm, sich auf den Eingriff vorzubereiten. Ich reibe seine Knie mit Kakaobutter ein, nehme ihm seinen Gameboy weg und schwöre, unter Einsatz meines Lebens auf ihn aufzupassen. Ich feuchte seine Lippen mit einem kleinen lachsfarbenen Schwamm an, den ich in steriles Wasser tupfe, um nicht das geringste Risiko einzugehen, dass er mit irgendwelchen Bakterien in Berührung kommt.

Aarons Zimmer strahlt im Schein von Sternen und Monden, die sein Krankenhausbett umgeben, und unter seinem Kopfkissen hat er ein Tagebuch versteckt. Neben seinem Bett hängt eine Pinnwand, die sein Stiefvater an die Wand geklebt hat, darauf Fotos von ihm und seinen Freunden, und alle lächeln. Es ist normal, dass das Krankenzimmer eines Kindes etwas Persönliches hat. Abgesehen von dem Sauerstoffrohr und dem Saugkanister mit dem dicken, durchsichtigen Schlauch könnte es das Zimmer eines x-beliebigen Teenagers sein.

Wir unterhalten uns fast so, als stünde nichts an, doch als die Pflegerinnen kommen, um mir zu helfen, Aaron in den Narkoseraum zu bringen, klammert er sich an seine Mum. »Geh nicht weg, bis ich eingeschlafen bin«, sagt er. Er sieht mich an. »Werden Sie die ganze Zeit dabei sein?«

»Die ganze Zeit. Bist du so weit?«

Er schüttelt den Kopf. Ich nicke den Krankenschwestern trotzdem zu, und sie schieben sein Bett durch die Tür, durch die Station, durch den Gang. Eine von ihnen, eine fröhliche junge Frau, pfeift vor sich hin. Die Wände sind mit Tieren und Blumen bemalt. Kinder gehen an uns vorbei, sie schieben ihre Infusionsständer, hinter ihnen lächeln die Eltern oder eine Schwester. Die Hilfskraft pfeift weiter, Aaron schüttelt erneut den Kopf. Seine Mutter hält seine Hand und geht schnell neben dem Bett her. Ich behalte den Monitor an Aarons Fußende im Auge, der den Sauerstoffgehalt in seinem Blut misst. Ich hoffe inständig, dass er nicht sinkt. »Nicht jetzt«, sage ich im Stillen. »Bleib stabil, bleib stabil.« Ich habe Geschichten von Kindern gehört, die im Aufzug stecken blieben, woraufhin sich ihr Zustand dramatisch verschlechterte. Der Sauerstoff ging aus, und man bekam einen Herzstillstand nicht in den Griff, bis ein Mechaniker für den Aufzug aufgetrieben werden konnte. Ich habe Angst, aber auch gelernt, mich wie eine erfahrene Krankenschwester zusammenzunehmen. Ich verlangsame meinen Atem und meine Bewegungen und konzentriere mich darauf, zu lächeln und mit meiner Körpersprache Gelassenheit auszustrahlen. Eine unserer Dozentinnen in der Ausbildung, die uns einschärfte, wie wichtig es sei, während unseres klinischen Praktikums Erfahrungen zu sammeln, sagte immer, wenn Patienten mitbekämen, dass eine Krankenschwester nervös wird, wären sie bereits so gut wie tot.

Die Chirurgie ist ein Labyrinth aus Gängen, überall stehen mit sterilen blauen Tüchern bedeckte Wagen, die Defi-Pads und komplizierte Intubationssets enthalten. Die OP-Pflegekräfte bewegen sich so schnell, dass ihre Clogs auf den glänzenden Böden leise quietschen, ihre halb geschlossenen OP-Kittel bauschen sich hinter ihnen auf, als wären sie Zauberer. Es gibt unzählige Räume mit Medikamenten und technischem Equipment; in einem kniet eine Krankenschwester vor einem Schrank und überprüft ihre Checkliste, die sie jeden Morgen und jeden Abend durchgeht: Verfallsdatum, Anzahl der Sets, Neubestellungen. In einer Ecke steht eine Autoklav-Maschine zum Sterilisieren, dann das arterielle Blutgasanalysegerät, das der OP-Pflegekraft sagt, wie gut der Anästhesist zurechtkommt und ob der Patient ausreichend mit Sauerstoff versorgt wird oder zu viel Kohlendioxid hat. Die Luft in den verwinkelten, spärlich beleuchteten Gängen scheint dick zu sein, sie bleibt wie ein Geruch in der Erinnerung haften. Wenn man genau hinhört, erzählt sie Geschichten von der Niere, die fälschlicherweise entfernt wurde, dem Augenblick, in dem der Strom ausfiel und der Generator nicht ansprang, oder dem Patienten, den man defibrillierte, bevor der Sauerstoff abgesetzt wurde. Es gab einen Knall, der sich anhörte wie eine Bombe. Eine Narkoseschwester wurde am Kopf schwer verletzt und musste in die Notaufnahme. Wenn Wände sprechen könnten!

Viele von uns schalten im OP-Saal ihre Gedanken ab. Wir schlafen ein und wachen auf, ohne groß zu überlegen, was inzwischen passiert ist. OP-Schwestern sehen alles. Manchmal komische Dinge: einen Chirurgen und eine Krankenschwester, die halb nackt im Wäscheschrank erwischt werden. Männliche Patienten, die während eines kleinen Eingriffs aufgrund der Narkose eine Erektion bekommen, oder einen Penis, der bei jeder Bewegung des Skalpells auf und ab wippt, oft zum Rhythmus der im Hintergrund laufenden Musik. Einmal habe ich mit einem Chirurgen gearbeitet, dessen OP-Hose in einem entscheidenden Augenblick herunterfiel und seine Bart-Simpson-Unterhose offenbarte. Eine Krankenschwester versuchte unbeholfen, ihm die Hose wieder hochzuziehen, doch er rief nur: »Lassen Sie, lassen Sie sie einfach unten!«

Doch der OP-Saal ist auch der Ort, an dem man Leben und Tod buchstäblich in die Hände eines anderen legt. Meistens geht alles gut, doch wenn es schiefläuft, ist es eine Katastrophe. Die organisierte, ruhige, sterile Umgebung kann zur Kriegszone werden, wenn sich der Zustand eines Patienten von einem auf den anderen Augenblick verschlechtert. Anästhesisten versuchen ihr Bestes, um vorab zu klären, welche Patienten problematisch sein können – Übergewichtige, Raucher, schwangere Frauen und ähnliche –, doch es gibt immer wieder Überraschungen. Manche behaupten, sie wären während des Eingriffs wach gewesen, hätten sich aber nicht rühren können. Dieses Phänomen lässt sich mit dem Narkosemittel erklären, das man ihnen verabreicht hat, und mit einer ausbleibenden Reaktion auf das begleitende Beruhigungsmittel. Einige reagieren nicht gut auf die Narkosemittel, ihr Blutdruck fällt bedrohlich ab, und gelegentlich erleiden sie sogar einen Herzstillstand.

Ich habe Patienten gehabt, denen man nach einem Eingriff erzählte, es hätte im OP-Saal eine kritische Situation gegeben, doch dem Chirurgen sei es gelungen, sie zu stabilisieren. Die Sprache der Pflege ist zuweilen schwierig. Eine Herzzelle schlägt in einer Petrischale. Eine einzige Zelle. Und die Herzzelle eines anderen Patienten schlägt in einer Petrischale in einem anderen Rhythmus. Doch wenn sich beide berühren, schlagen sie im Gleichtakt. Ein Arzt kann das wissenschaftlich erklären. Eine Krankenschwester aber weiß, dass die Sprache der Wissenschaft nicht ausreicht. Die OP-Schwester übersetzt: »Ihr Mann/Ihre Frau/Ihr Kind ist da drin dreimal gestorben, doch heute war ein guter Tag, und mit reichlich Strom und mehrmaliger Wiederbelebung, bei der man wahrscheinlich ein paar Rippen gebrochen hat, ist es uns gelungen, den Patienten zurückzuholen, sodass er wieder bei uns ist.« Eine seltsame Art von Poesie.

Ich bemühe mich, nicht daran zu denken, was im OP-Saal alles schieflaufen kann und auch schon schiefgelaufen ist. Ich schalte in den Modus, der nach außen hin entspannt wirkt, innen fühle ich Panik aufsteigen. Das ändert sich, als wir im Anästhesieraum sind. Die vielen Geräte haben eine beruhigende Wirkung, die sehr relaxt auftretende Anästhesistin lächelt. »Na dann, Mum. Hi, Aaron.« Sie stellt sich vor und hält Blickkontakt zu Aaron, während im Hintergrund ein Assistent herumwuselt, die Überwachungsgeräte vorbereitet und die Spritzen beschriftet. Ich stehe am Fußende des Betts, nah genug, um Aarons Mutter notfalls mitzunehmen, damit man sie nicht hinauskomplimentieren muss, wenn die Narkosemittel bei ihrem Sohn zu wirken beginnen. Sie soll die nächste Phase nicht mitbekommen: wenn man ihm die Augen mit Klebeband verschließt, den Kopf so weit wie möglich nach hinten kippt, einen Schlauch in seine Luftröhre und Nadeln in seine Venen einführt und ihm den Rest der Kleidung auszieht. Anschließend wird die Haut mit einer kupferfarbenen Jodlösung eingerieben, bis Aaron nicht mehr wie ein Mensch, sondern nur noch wie ein Stück Fleisch aussieht. Bereit für die Chirurgen, über die Lord Thurlow, ein Mitglied des Parlaments, im Jahr 1800 meinte: »Chirurgen arbeiten genauso unwissenschaftlich wie Metzger.« Im Mittelalter hatten »Wundärzte«, wie man sie damals nannte, einen derart schlechten

Ruf, dass selbst Frauen diese Tätigkeit ausüben durften, bis die Ausbildung zum Chirurgen Anfang des achtzehnten Jahrhunderts an die Universitäten verlagert wurde. Dort waren Frauen nicht zugelassen. Die Einstellung gegenüber der Chirurgie sowie deren öffentliche Wahrnehmung haben sich erheblich stärker gewandelt als die gegenüber der Krankenpflege, die manchmal in die entgegengesetzte Richtung zu steuern scheint.

Ich warte mit zusammengebissenen Zähnen auf den entsetzlichen Moment, in dem der Junge narkotisiert wird, die Mutter ihn zum Abschied küsst und fremden Händen überlässt. Ich habe Ehrfurcht vor der Narkoseärztin, die kühl und ruhig ist und nun die alleinige Verantwortung für einen Hochrisikopatienten trägt.

Als ich das nächste Mal einen OP-Saal betrete, soll ich zusammen mit Jess, einer anderen auszubildenden Krankenschwester, einen Eingriff beobachten. Wieder bin ich beeindruckt und voller Ehrfurcht vor dem Anästhesisten, bis mir Jess erzählt, dass sie eine Affäre mit ihm hatte. Während der Operation schiebt sie ihren Mundschutz immer höher, bis ich kaum noch ihre Augen sehen kann. »Was ist los?«, frage ich sie. »Ich habe mit allen hier drin geschlafen«, entgegnet sie, »nur mit dem Patienten nicht.«

Doch jetzt begleite ich Aarons Mutter aus dem OP-Saal, umarme sie und wünsche, ich könnte ihr etwas sagen, das sie beruhigt. Ich suche nach tröstenden Worten.

»Das war der schlimmste Augenblick in meinem Leben«, sagt sie. »Der allerschlimmste.«

Ich schwöre mir, niemals zu unterschätzen, wie schwer es

sein muss, das Schicksal des eigenen Kindes in die Hände von Fremden zu legen, egal wie erfahren sie sind.

In allen Gängen kann ich Krankenschwestern sehen, die Familienangehörigen den Arm um die Schultern legen und ihnen versichern – oder auch nicht –, dass der Eingriff gut verlaufen wird. Nachdem wir die strahlend weißen Korridore des OP-Saals verlassen haben, gehe ich mit Aarons Mutter auf die Station zurück, wo sie in Tränen ausbricht. Eine Weile sitze ich schweigend neben ihr. Irgendwann blickt sie auf die Uhr.

»Es wird Stunden dauern«, sage ich. »Den ganzen Tag. Sie müssen sich irgendwie beschäftigen. Ich gehe jetzt, um bei Aaron zu sein.«

»Ich treffe mich gleich mit meiner Schwester«, sagt sie. »Um mich abzulenken.«

Ich lächle ihr zu. Ich sage ihr nicht das, was sie hören möchte. Das habe ich bereits gelernt. In der Woche zuvor sollte einem der Kleinkinder, für die ich verantwortlich war, ein Loch im Herzen geschlossen werden. Ein relativ unkomplizierter Eingriff. »Alles wird gut gehen«, hatte ich seinen Eltern mehrmals versprochen. Doch es ging nicht gut. Das Kind kam nicht wieder. Es starb auf dem OP-Tisch. Ich hatte völlig danebengelegen. Seine Eltern waren aufgelöst und verstört. Ich beichtete der Stationsleiterin meinen Fehler und konnte gar nicht mehr aufhören zu schluchzen. »Sie werden sich nicht mehr daran erinnern, was Sie gesagt haben«, beruhigte sie mich. »Außerdem würde es ohnehin keine Rolle spielen. Sie haben nichts falsch gemacht.« Trotzdem weiß ich, dass meine Worte ein

Fehler waren. Ich sehe noch immer sein gelbes Strickjäckchen vor mir.

Aarons Mutter sage ich nicht, dass alles gut wird. Ich habe meine Lektion gelernt: Nie wieder werde ich einem Familienangehörigen so etwas sagen. Denn niemand von uns weiß, was geschehen wird.

»Ja, versuchen Sie, sich abzulenken«, sage ich. »Die Zeit wird sehr langsam verstreichen.«

Zeit ist eine komische Sache. Wenn wir warten, dass ein naher Verwandter operiert wird, vergeht sie sehr langsam und immer langsamer, bis jede Sekunde zu einer Minute wird, jede Minute zu einer Stunde. Als Patient hingegen, der operiert werden soll, empfinden wir die Zeit als kürzer: Wir zählen rückwärts bis zehn – und schon sind wir weg.

Der große OP wimmelt von Menschen, trotzdem könnte man eine Nadel fallen hören. Weit oben, über dem Kopf des Chirurgen, steht ein Radio im Regal, das aber ausgeschaltet ist. Der beruhigende Klang der Musik bei einer problemlos verlaufenden Operation fehlt. Im OP bedeutet die Anweisung: »Macht mal das Radio leise«, dass irgendwas schiefläuft – eine Arterie ist durchtrennt worden, der Blutdruck fällt ab, der Patient hat eine Blutung oder gar einen Herzstillstand. Jetzt jedoch spiegelt die fehlende Musik nur die ungeheure Tragweite der Situation wider. Ich stehe mit einer Gruppe von Medizinstudenten und Assistenzärzten in einer Kabine: Ein OP-Saal voller Zuschauer ist bei interessanten oder wegweisenden Fällen ebenso normal wie Unterricht während der Eingriffe. Heutzutage werden Operationen gefilmt und weltweit gestreamt, zu Lehrzwecken und

214

auch, um andere Ärzte in verschiedenen Ländern um Rat fragen zu können. Alles wird auf einem Bildschirm übertragen, allerdings in erster Linie für die Beobachter im OP und diejenigen, die außerhalb des Saals in der Nähe sind. Die meisten sehen auf den Monitor und können verfolgen, wie sich die Hände des Chirurgen im Innern des Patienten geschickt und perfekt aufeinander abgestimmt wie die eines Tänzers um das schlagende Herz bewegen. Ich glaube, ich habe noch nie etwas so Schönes gesehen wie Aarons Herz, das vor meinen Augen schlägt. Bis ich ein paar Jahre später etwas noch Schöneres bestaunen darf: das winzige, flackernde Herz meines eigenen Babys auf dem Ultraschall.

Aaron liegt im Zentrum des Saals. Mittlerweile gleicht sein Körper einem Einbaum. Die Hände des Chirurgen bewegen sich in ihm. Was für ein seltsames Privileg, die eigenen Hände in das Innere eines Menschen zu stecken, das Herz mit den Fingerspitzen zu berühren, ganz kurz mit ihm zu verschmelzen. Während ich den Chirurgen beobachte, denke ich nach: Patient und Chirurg werden eins, so wie eine Mutter und ihr ungeborenes Kind, die sich eine Zeit lang die Hülle desselben Körpers teilen. Im Saal riecht es nach Chlor, Desinfektionsmitteln und Schweiß. Dazu kommt ein seltsam scharfer, beißender, metallischer Geruch; möglicherweise Blut. Die Wände sind makellos sauber, trotzdem weiß ich, fiele das ECMO-Gerät aus – eine Maschine, die während einer Operation das gesamte Volumen des zirkulierenden Bluts kontrolliert –, würden Wände, Decke, Personal und Geräte mit Blut bespritzt. Ein Horror.

Ich schaudere und konzentriere mich auf Aarons Haar. Es erinnert mich daran, dass er kein Kadaver ist, der ausgenommen wird, sondern ein Junge, der sich für Astronomie begeistert und dessen ramponierten Gameboy ich sicher weggeschlossen habe. Der Körper des Chirurgen ist reglos über Aaron gebeugt, nur seine Arme und Hände bewegen sich. Die anderen Chirurgen (ich zähle vier) stehen ihm gegenüber, einer hat den Saugkatheter in der Hand und saugt das Blut um die Hände des ersten Chirurgen ab, damit er besser sehen kann. Ein weiterer leuchtet mit einer großen Hängelampe das Innere des Jungen aus. Überall gibt es Leuchten, und es ist unglaublich heiß, obwohl wir nur dünne Kittel tragen. Trotzdem ist es nie hell genug. Ich schaue mir das OP-Team an – die meisten sind grauhaarige Männer, vereinzelt ist eine Frau darunter. Ich überlege, wie weit der Lampenträger in seiner medizinischen Karriere sein mag: Wie wird man von demjenigen, der die Lampe hält, zu dem, der das Blut absaugt, und schließlich zu dem mit den tanzenden Händen? Dazwischen muss ein Leben voller Beobachtung liegen. Die Chirurgie fasziniert mich, vor allem in dieser Universitätsklinik, wo nichts Routine ist, oder wenn doch, so hilft sie einem Kind mit hochkomplexen medizinischen Bedürfnissen.

Doch nicht der Chirurg ist das Objekt meines Interesses. Neben ihm steht eine breitschultrige Frau, deren dünnes Haar unter ihrer Haube hervorlugt. Sie hat die doppelt behandschuhten Hände mit gespreizten Fingern vor sich ausgestreckt; sie sehen aus wie Seesterne, die Handflächen zeigen nach unten, auf einen langen Tisch voller Instrumente, deren Reflexe wie Diamanten an der strahlend weißen Zimmerdecke funkeln. Gelegentlich sagt der Operateur oder einer seiner Assistenten etwas, ohne den Blick zu heben, und dann nimmt sie eins der metallenen Instrumente – ein Skalpell, einen Nadelhalter, eine Klemme oder eine Arterienzange – und reicht es ihnen, legt ihnen den Griff in die Hand, so wie man jemandem eine Schere reicht. Manchmal gibt sie dem Chirurgen etwas, noch ehe er darum bittet. Ein Blick zwischen ihnen ist wie ein Feuer. Sie ist die OP-Schwester. Wird ein Instrument nicht mehr gebraucht, dreht sie sich zu einer anderen Pflegekraft mit einer Plastikschale hinter ihr um, die das Instrument dann auf dem Tisch hinter dem OP-Tisch ablegt. Nichts wird aus dem Saal mitgenommen, alles doppelt und dreifach gezählt. »Falls ein Chirurg versehentlich einen Tupfer in der Bauchhöhle, ein Skalpell in der Lunge, ein Stück Gaze zwischen den Eingeweiden vergisst«, erklärt mir die OP-Schwester am nächsten Tag mit ihrer rauen Stimme. »Wir haben schon alles Mögliche vermisst. Und wenn es ganz schlimm kommt, kann es sein, dass meine Instrumente durch den Raum fliegen und verloren gehen.«

»Fliegen?«

»Wenn der Chirurg sie durch die Gegend wirft. Gelegentlich trifft er eine der Schwestern.« Sie schaut mich an, kneift die Augen zusammen und lächelt. »Der Job kann sehr stressig sein.«

Ich habe keine Ahnung, ob sie mir die Wahrheit sagt und ob sie damit die Arbeit des Chirurgen oder ihre eigene meint, aber ich bin zu erschrocken, um zu fragen.

In ihren Augen funkelt etwas, das man nur sieht, wenn man ihr ganz nah kommt. Vorher ist es mir nicht aufgefallen. Im Nasenflügel ist ein kleines Loch von einem Nasenring, und später erfahre ich, dass sie verrückt nach Motorrädern ist. Sie sieht nicht aus wie eine normale Krankenschwester, völlig anders. Ich habe bereits genug erfahren, um zu wissen, dass OP-Schwester nichts für mich ist. OP-Schwester zu sein bedeutet heute, dass man vielfach zum Einsatz kommt, in der chirurgischen Aufnahmeabteilung, im OP-Saal, auf der Intensivstation und im ambulanten OP-Saal. Doch zu dieser Zeit bleiben OP-Schwestern immer OP-Schwestern, so wie früher Nachtschwestern immer Nachtschwestern blieben. Mittlerweile arbeiten alle Pflegekräfte abwechselnd tagsüber und nachts. Mir ist bewusst, dass ich nicht besonders gut organisiert bin oder stundenlang still stehen kann, und die Hitze im OP ist einfach zu viel für mich. Doch während des Eingriffs beobachte ich die ganze Zeit die kräftigen Hände dieser OP-Schwester. Wie sie vollkommen reglos sind, dann plötzlich zielgerichtet, fast aggressiv, danach wieder starr, wie sie sich völlig anders bewegen als die schmalen, schönen Hände des Chirurgen.

Ich betrachte die Augen der Schwester. Stelle mir vor, was sie bereits alles gesehen haben. Gelegentlich ruht ihr Blick auf dem Geschehen vor ihr, das wir alle verfolgen, doch dann schweift er wieder durch den Raum und bleibt am Monitor hinter dem Chirurgen hängen, wo sie die Vitalparameter im Auge behält, und schließlich am Kardiotechniker (dem ECMO-Experten), der ein buntes Halstuch trägt, mit einem Klemmbrett auf einem Hocker neben der Herz-Lungen-Maschine sitzt und hektisch Notizen macht. Die Maschine sieht futuristisch aus, ein Gebilde aus ineinander verschlungenen und verdrehten Schläuchen, ähnlich einer komplizierten Wasserrutschbahn auf einem Jahrmarkt. Die OP-Schwester dreht den Kopf leicht zur Seite, ihr Blick wandert von dem operationstechnischen Assistenten an der Tür zu der Krankenschwester, die die Organspende koordiniert und den Behälter mit dem Herzen und der Lunge eines anderen Menschen hält. Es ist ein rechteckiger weißer Behälter mit der Aufschrift »Menschliches Gewebe«. Ihr Blick bleibt eine Weile daran hängen und wendet sich dann dem Gesicht der Koordinatorin zu. Irgendetwas geschieht zwischen den beiden. Etwas, das ich in diesem Augenblick nicht ganz verstehe. Trotzdem ist mir klar, wie bedeutsam es ist. In diesem Raum vollziehen sich Wunder: Wunder der Technologie, der Operationstechnik, der Wissenschaft und des Glücks, ungeachtet der Traurigkeit und des Verlusts, dessen sich die Schwestern bewusst sind.

Die Krankenschwester, die die Organspende koordiniert, ist diejenige, die im OP genau in der Mitte von Leben und Tod steht. Sie muss mit Angehörigen über die Organspende eines geliebten, soeben verstorbenen Menschen sprechen, damit ein anderer leben kann. Damit Aaron leben kann. Über die Jahre habe ich vielen Koordinatoren von Organspenden zugehört – alles Pflegekräfte aus verschiedensten Bereichen, die auf Herztransplantationen, lebende Spender und darauf spezialisiert sind, was mit den diversen Arten von Organspenden zu tun hat. Sie stimmen den zeitlichen

Prozess zwischen Spender und Empfänger ab, einen Zeitraum von vierundzwanzig Stunden, in dem der Anruf jederzeit kommen kann. Trotzdem stirbt in Großbritannien jeder dritte Mensch, während er auf eine Organspende wartet, rund 12 000 Menschen sind es in Deutschland, die auf ein neues Organ hoffen. Organspenden sollten obligatorisch sein, es sei denn, jemand verweigert sie ausdrücklich. Widerspruch statt Zustimmung, so wie es in anderen Ländern gehandhabt wird. Jeder, der selbst eine Organspende akzeptieren würde, wenn er im Sterben liegt, sollte sich auch als Organspender registrieren lassen. Und wer würde schon lieber sterben als ein fremdes Organ akzeptieren? Niemand sollte sterben müssen, während er auf eine Niere wartet, die ansonsten mit dem Sarg in der Erde verschwindet und sich zersetzt.

Wird jemand für hirntot erklärt, kann das Herz noch zweiundsiebzig Stunden weiterschlagen. Der Koordinator einer Organspende wird dies mit der Familie des Spenders besprechen und versuchen, den Angehörigen verständlich zu machen, dass ihr geliebter Mensch tot ist, obwohl sein Herz noch schlägt. Er wird sie ebenso unterstützen, falls sie sich gegen eine Spende aussprechen. Oder wenn sie warten wollen, bis das Herz verstummt (danach ist es nämlich immer noch möglich, die Herzklappen zu spenden). Jemand, der Organe spendet, kann vielen Menschen helfen: eine Niere für jemanden, der in Southampton an einem Dialysegerät hängt, die andere für einen Jungen, der in Bradford an Nierenversagen leidet, die Leber für einen ehemaligen Alkoholiker in Dumfries; Knochen, Sehnen, Knorpel, Haut,

Hornhaut, Bauchspeicheldrüse, Lunge, Herz – alles bekommen verzweifelte Patienten, die auf der Warteliste stehen und ansonsten sterben würden. Kann man sich ein größeres Geschenk vorstellen? Es gibt sogar Menschen, die eine Niere spenden, während sie noch leben, weil sie das Leben eines anderen retten wollen. Ein beinahe unvorstellbares Ausmaß an Menschlichkeit.

Es ist ungewöhnlich, dass der Koordinator einer Organspende bei der Transplantation anwesend ist. Gewöhnlich liefert ein medizinischer Kurier das Organ, nachdem es in einen Beutel mit einer nährstoffreichen Flüssigkeit gelegt wurde – und aussieht wie halb geschmolzenes Slush Puppie. Wenn die Angehörigen einer Organspende zustimmen (oder der Patient bereits vor seinem Tod zugestimmt hat), vergeht eine bestimmte Zeit, bevor irgendetwas geschieht. Diese Zeit ist für Untersuchungen und Abschiede gedacht. Der Koordinator wird alles in seiner Macht Stehende unternehmen, um sie für die Familie so stressfrei wie möglich zu gestalten. In den Vereinigten Staaten zum Beispiel stellen Koordinatoren sogar Gussformen von den Händen des Spenders her oder bringen die Haustiere der Familie mit. In Deutschland etwa wird stark auf medizinische Kenntnisse geachtet, auf eine besonders qualifizierte Ausbildung. Normalerweise bleiben Koordinatoren bei dem Spender und kümmern sich nach dessen Tod um ihn, sie stehen der Familie zur Seite, während man der Leiche die Organe entnimmt, damit ein Teil des Körpers in der Hülle eines anderen Menschen weiterlebt.

Ich stehe reglos da und kann meine Zehen nicht mehr fühlen, mittlerweile ist das OP-Team – einschließlich der

OP-Schwester – dreimal ausgewechselt worden. So viele lange Stunden. Ich bin müde wie niemals zuvor, und doch habe ich mich noch nie so wach gefühlt. Meine Augen sind weit geöffnet.

Seit der Operation sind nur wenige Wochen vergangen, und Aaron ist schon jetzt ein ganz anderer Junge. Die Haut ist heller, die Sauerstoffschläuche sind weg, und der matte Husten mit Auswurf ist völlig verschwunden. Sein Krankenzimmer ist ein einziges Durcheinander aus Büchern, Spielen und Karten.

»Ich liebe Erdbeereis«, sagt er. »Früher habe ich es nicht gemocht, aber jetzt könnte ich den ganzen Tag Erdbeereis essen. Zum Frühstück, zum Mittagessen und zum Abendessen. Und Knabberzeug.« Aaron wirft mir einen vielsagenden Blick zu. Er ist fest davon überzeugt, dass die persönlichen Vorlieben und Gefühle seines Spenders irgendwie auf ihn übergegangen sind. Es war die Lunge, die Aaron brauchte, um seine Mukoviszidose zu heilen, doch er denkt mehr über sein neues Herz nach.

Mit dem Glauben, dass ein Herz mehr umfasst als Muskeln, Zellen und Klappen, ist er nicht allein. Professor Bruce Hood, Spezialist für kognitive Neurowissenschaft an der University of Bristol, untersuchte die Daten von potenziellen Spendern und was diese für die Empfänger bedeuteten. Dabei stellte er fest, dass eine überwältigende Mehrheit negativ auf die Vorstellung reagierte, das Herz eines Mörders zu erhalten. Als ich zum ersten Mal davon las, fragte ich mich, ob ich selbst es akzeptieren würde.

Und würden sich, hätte man mir tatsächlich das Herz eines Mörders transplantiert, meine Gefühle verändern, würde das Auswirkungen auf meine Persönlichkeit haben, allein durch das Wissen? Und wäre das relevant, wenn es ums Weiterleben geht?

Ärzte reagieren auf die meisten Dinge skeptisch, auch auf die Vorstellung, dass das Herz Erinnerungen beherbergt. Und es gibt Hinweise, die diese Skepsis bestätigen: Das Herz ist nichts weiter als ein Bündel aus Nerven, Muskeln und Chemie. Eine Untersuchung von siebenundvierzig Patienten, bei denen wie bei Aaron ein Herz verpflanzt wurde, ergab, dass 15 Prozent von ihnen das Gefühl hatten, ihre Persönlichkeit habe sich nach der Transplantation verändert. Das aber habe, laut Studie, vor allem damit zu tun, dass sie eine lebensbedrohliche Situation durchgemacht und überlebt hätten. Informationen, wonach das Herz mit Gefühlen zu tun habe oder diese beherberge, seien völlig haltlos.

Die Ägypter glaubten vor viertausend Jahren, dass das Herz die Wahrheit symbolisierte, seitdem suchen Künstler, Literaten und Philosophen nach einer tieferen Bedeutung des Herzens. Die Ägypter wogen nach dem Tod eines Menschen das Herz gegen die Feder der Wahrheit ab, und wenn die Waage nicht im Gleichgewicht war, wurde das Herz von einem Dämon verschlungen, sodass die Seele des Verstorbenen niemals Ruhe fand. Ich frage mich: Was wird in unserer Welt der Fake News mit unseren Seelen geschehen? Wir haben nichts, mit dem wir unser Herz aufwiegen können.

Pflegekräfte suchen nicht explizit nach der Wahrheit, doch Sinnhaftigkeit ist Teil ihrer täglichen Arbeit. Jedenfalls benutzen sie die Sprache des Herzens. Sie verstehen und beschreiben Patienten als gebrochene Herzen. Sie wissen, dass die beste Krankenpflege aus dem Herzen kommt und nicht aus dem Verstand.

Aaron bittet mich, ihm zu helfen, einen Brief an die Mutter zu schreiben, deren verstorbener Junge ihm sein Herz gespendet hat. Der Brief kann nicht direkt an sie geschickt werden, aber die Koordinatorin will herausfinden, ob die Mutter einen solchen Brief überhaupt würde lesen wollen, und wenn ja, wird sie dafür sorgen, dass er ihr bei passender Gelegenheit anonym übergeben wird. Seit Aaron den Brief geschrieben hat, sind zwanzig Jahre vergangen, trotzdem erinnere ich mich noch genau an die Zeilen, bei denen ich lachen musste: »Mochte Ihr Sohn Erdbeereis?« Und weinen: »Es ist nicht fair, dass Ihr Sohn sterben musste, damit ich leben kann. Ich verspreche Ihnen, dass ich ihn niemals vergessen werde.«

Ich erinnere mich an den Blick, der zwischen der OP-Schwester und der Koordinatorin gewechselt wurde und den ich auffing, und denke darüber nach, dass Krankenpflege bedeuten kann, eine Operation vorzubereiten, chirurgische Instrumente zu überreichen oder Tupfer zu zählen. Manchmal besteht sie darin, den Kittel des Chirurgen zuzubinden, und an einem anderen Tag, dem Operateur das Instrument zu reichen, um das er noch nicht gebeten hat. Und manchmal eben auch darin, Traurigkeit und Verlust zu erkennen und einem Jungen zu helfen, einen schwierigen Brief zu schreiben.

Am Ende meiner Schicht erzählt mir Aarons Mutter, dass er Erdbeereis schon immer gemocht hat, sie aber milchhaltige Speisen gemieden hätten, weil sie die Schleimproduktion verstärkt hätten.

Seine Mutter strahlt. »Aber jetzt darf Aaron so viel Erdbeereis essen, wie er will.«

7
Das Leben ist ein Wunder

Wo Liebe ist, ist keine Dunkelheit.

Burundisches Sprichwort

Der Verhaltenskodex für Krankenpflege- und Geburtshilfekräfte enthält eine Liste mit Regeln, nach denen sie sich richten müssen. Ich nehme sie sehr ernst. Natürlich ertappe ich mich zuweilen dabei, wissentlich oder unwissentlich von diesen Regeln abzuweichen, und Verschwiegenheit war für mich schon immer der schwierigste Aspekt des Kodex. Doch als Pflegerin halte ich mich an sie und fühle mich wohl damit, die Anforderungen an Professionalität und Standards einzuhalten, wie sie vom Nursing & Midwifery Council (NMC, Gremium für Krankenpflege- und Geburtshilfekräfte) vorgeschrieben werden.

5.1 Respektieren Sie die Persönlichkeitsrechte des Patienten in allen Aspekten der Pflege.

Pflegekräfte und Hebammen sind ihren Patienten gegenüber zu Verschwiegenheit verpflichtet. Das bedeutet auch, dafür zu sorgen, dass sie über ihre Pflege aufgeklärt und die Informationen, die man über sie hat, angemessen vertraulich behandelt werden.

Ich bin immer vorsichtig, wenn es darum geht, Informationen über Patienten weiterzugeben, doch dann absolviere ich während meiner weiteren Fachausbildung ein Praktikum in einem anderen Krankenhaus. Ich pflege einen Patienten nach einer Leberoperation und lerne, dass Patienten mit Lebererkrankungen auf eine Art bluten, die man sich nicht vorstellen kann. Es ist erschütternd, und ich merke, wie meine alte Empfindlichkeit gegenüber Blut zurückkehrt, während die anderen Pflegekräfte völlig entspannt wirken. Zu entspannt, denke ich, als während der Nachtschicht eine Kollegin in einem Katalog blättert und eine andere sich bei einem Lieferservice etwas zu essen bestellt. Ich fühle mich moralisch überlegen, bleibe die ganze Nacht bei meinem Patienten und schlage die Snacks aus, die sie herumreichen. Wo bin ich hier bloß gelandet?

Zu meinem Entsetzen muss ich feststellen, dass selbst das Krankenblatt meines Patienten mit Blut verschmiert ist. Ich wische es ab und rufe die Stationsleiterin. »Jemand hat hier Blut hinterlassen«, sage ich. »Stellen Sie sich vor, ein Angehöriger hätte das gesehen!«

Sie wirft einen Blick darauf und grinst. »Oh, das ist kein Blut. Das ist Viennetta-Eis. Der leitende Oberarzt hat es während seiner Visite gegessen, und da ist ihm wohl ein Stück runtergefallen.«

Sekundenlang verschlägt es mir die Sprache. In diesem Moment weiß ich es natürlich noch nicht, aber der Oberarzt mit dem Faible für Viennetta-Eis wird irgendwann mein Partner und der Vater meiner Kinder sein.

Später taucht während der Schicht ein etwas vernünftiger aussehender Oberarzt auf. Gott sei Dank! Er trägt einen makellosen weißen Kittel, macht einen ernsthaften Eindruck und will sich bestimmt die Patienten ansehen. Die Krankenschwestern im Stationszimmer sind alle in ihren Katalogen versunken, als er mich ansieht.

»Soll ich Sie herumführen?«, frage ich.

Er nickt. »Ja, das wäre großartig.«

Ich gehe sämtliche Patienten auf der Station ab, beschreibe ihm ihren Zustand, den jeweiligen Behandlungsplan und gebe ihm die notwendigen Informationen aus ihren Krankenakten. Er sieht sich erst das Krankenblatt und dann den Patienten an, bevor er sich dem nächsten zuwendet. Schließlich gelangen wir zu meinem Patienten. Ich bin versucht, ihm von dem schrecklichen Oberarzt zu erzählen, der es für angemessen hielt, während der Visite Viennetta-Eis zu essen, doch dann ruft die Stationsleiterin nach mir. Sie sieht geradezu furchteinflößend aus. Der Arzt bedankt sich hastig und verschwindet. Ich kann es ihm nicht verdenken.

Sie kommt mit gerunzelter Stirn auf mich zu. »Worüber haben Sie mit ihm gesprochen?«, will sie wissen.

»Nun ja, Sie waren alle beschäftigt. Also habe ich ihn auf den neuesten Stand gebracht und ihm die Station erklärt.«

Sie stöhnt. »O Gott. Ich werde einen Bericht verfassen müssen.«

»Was meinen Sie?«

»Das war kein Arzt.«

Ich schaue auf die Tür, die hinter ihm ins Schloss gefallen ist. »Er ist Arzt. Er hatte einen weißen Kittel an. Was hätte er sonst hier zu suchen gehabt?«

Sie zeigt auf die Schwestern im Stationszimmer, die gerade große Styroporschachteln auspacken: Hühnerschenkel und eine Unmenge von Hühnerflügeln. »Es ist der Mann vom Lieferservice.«

Mir fällt die Kinnlade herunter, als hätte ich selbst den Mund voller Viennetta-Eis.

»Der von der Hähnchenbude.«

Ich verliebe mich in den Viennetta-Eis essenden Oberarzt, nicht aber in die Krankenpflege auf der chirurgischen Station. Aus vielerlei Gründen gehört sie nicht zu meinen Lieblingsbereichen. Die unberechenbare Arbeitsbelastung ist nichts für mich. Angefangen bei der neurochirurgischen Station bis hin zur Pflege von Kindern nach einer komplizierten Herzoperation habe ich mich nie ganz an die Extreme der chirurgischen Krankenpflege gewöhnt: an die Hektik direkt nach einem Eingriff, wenn der Patient Intensivpflege braucht, und danach an die verhältnismäßig ruhigen Tage, wenn er sich erholt. Die Pflege in der Chirurgie kann sogar langweilig sein. Und dann ändert sich urplötzlich alles wieder, sodass man kaum noch Luft holen kann. Patienten können mit rasender Geschwindigkeit verbluten, und nach jedem Eingriff besteht das Risiko einer inneren Blutung. In einem solchen Fall muss der Patient sofort in den OP zurückgebracht werden, damit der Chirurg das Problem in den Griff bekommt. Wie eine Operation für den Patienten letztlich ausgeht, hängt vor allem von seinem Können ab. Pflegekräfte können eine wichtige Rolle spielen, doch am Ende ist es die Operation, die über den Erfolg entscheidet. Trotzdem gibt es immer Ausnahmen. Meine Freundin Gabby ist eine erfahrene Krankenschwester auf einer chirurgischen Station. Pflegekräfte werden nach Besoldungsgruppen bezahlt. Eine frisch examinierte Krankenschwester fängt in der Besoldungsgruppe 5 an und steigt bis zur Besoldungsgruppe 8 auf (in Deutschland gibt es fünfzehn Entgeltgruppen für Pflegeberufe, von P 2 bis P 16). Gabby ist in der Besoldungsgruppe 6, wird aber zweifellos die Karriereleiter aufsteigen und bald im Management tätig sein. Für gewöhnlich leitet sie eine Schicht und gehört zu der Sorte Mensch, die hervorragende Militärstrategen abgeben würden. Sie hat auf ihrer Station so gut wie alles im Blick, plant den Tagesablauf akribisch genau und kann auf jedes unerwartete Ereignis reagieren.

In der chirurgischen Pflege geht es darum, potenzielle Komplikationen und unerwartete Vorkommnisse zu managen. OP-Schwestern sind Risikomanager. Sie sorgen in jeder Situation dafür, dass alles tipptopp läuft. Eine OP-Schwester muss Situationen perfekt einschätzen und die kleinsten Veränderungen wahrnehmen können. Beispielsweise kommt es relativ häufig zu inneren Blutungen, die zunächst nur wenige äußerliche Anzeichen aufweisen. Eine OP-Schwester wird einen schwitzenden Bauch sehen und selbstsicher genug sein, um den Chirurgen aus dem OP zu rufen, damit er den Patienten untersucht. Sie weiß, dass sie mit den richtigen Worten und entsprechender Dringlichkeit den Chirurgen auf ein Problem aufmerksam machen und Leben retten kann.

Mr Webb ist ein achtundsechzigjähriger Mann, der aufgrund einer Hemikolektomie auf der Chirurgischen liegt. Man musste ihm einen Teil des Dickdarms entfernen, um seinen Darmkrebs zu behandeln. Auf der Station wimmelt es von Leuten wie Mr Webb. Die Schwestern auf dieser Station, wo auch Gabby arbeitet, sind brillant. In allen Abteilungen herrscht eine gewisse Kultur, was Leitung, Mentoring und Coaching betrifft: Finde die Schicht- und Stationsleitung und du weißt, wie mitfühlend die Pflegekräfte sind. Die Chirurgie ist wichtig. Aber auch das, was danach kommt. Die für Stuhl und Urin (Stomaversorgung) verantwortliche Pflegekraft ist wichtig für Patienten, die nach einem Eingriff einen Kolostomiebeutel tragen müssen. Sie übernimmt eine ganz praktische Aufgabe, sie muss dem Patienten beibringen, wie man mit einem künstlichen Darmausgang umgeht, wie man den Beutel wechselt und vieles mehr. Eine schwierige Erfahrung, bei der sie ihren Patienten mit Rat und psychologischer Unterstützung zur Seite steht. Mr Webb braucht keine Stomaversorgung. Sein Krebs wurde entfernt, ohne dass ein künstlicher Darmausgang notwendig war, und der Eingriff verlief optimal. Doch am Tag nach der Operation ruft seine Frau um Hilfe. »Irgendwas stimmt nicht mit ihm«, sagt sie.

Gabby hört diesen besonderen Ton in ihrer Stimme, sie kennt die Familie gut genug, um die Frau ernst zu nehmen. Sie lässt alles stehen und liegen und geht sofort in das Zimmer von Mr Webb. Sie wirft einen Blick auf seinen Bauch (nicht schweißig), die Drainage (nicht voll) und seine Gesichtsfarbe (nicht gerade rosig). Noch ehe sie ihn zu Ende untersucht hat, bittet sie seine Pflegerin, den Arzt zu holen. Irgendetwas an der Art, wie Mr Webb atmet, ist nicht in Ordnung. Er hat einen seltsamen Rhythmus, erst schnell, dann wieder langsam. Und er macht seltsame, radelnde Bewegungen mit den Beinen. Als sie versucht, mit ihm zu sprechen, fällt Gabby auf, dass sein Gesicht verzerrt ist. Mr Webb gibt nur unverständliche Laute von sich und kann nicht richtig antworten.

Als Minuten später der Arzt eintrifft, hat Gabby schon mit Mrs Webb gesprochen. »Ich weiß, das alles wirkt auf den ersten Blick sehr furchterregend, und gleich wird es eine Menge Unruhe geben, aber es ist sehr wichtig, dass wir Ihren Mann untersuchen und ihn schnell behandeln.«

Mrs Webb fragt wiederholt, was mit dem Gesicht ihres Mannes passiert ist.

»Es ist noch zu früh, um etwas sagen zu können«, antwortet Gabby. Sie legt kurz ihren Arm um Mrs Webbs Schultern, dann erhöht sie Mr Webbs Sauerstoffzufuhr. »Können Sie melden, dass wir hier einen Notfall haben«, sagt sie zu einer anderen Krankenschwester.

Als das Reanimationsteam erscheint, sind Mr Webbs Bewegungen noch heftiger, und er atmet noch unregelmäßiger. Seine Frau steht mit einem Handy am Ohr am Fußende seines Betts und weint. Zwischen einzelnen Schluchzern höre ich ihre Stimme. »Aber es ging ihm gut, sie sagten, es ginge ihm gut.«

Ein Arzt setzt ihm einen Schlauch in die Nase, um die Atemwege freizuhalten. Mr Webb versucht nicht – oder hat nicht die körperliche Kraft –, den Schlauch herauszuziehen: ein beunruhigendes Zeichen. Gabby nimmt Mrs Webb mit ins Arztzimmer, um ihr alles zu erklären, aber auch, damit sie die vielen Nadeln, die plötzliche Hektik und die Untersuchungen nicht mitbekommt, die ihr Mann nun braucht. Ein Gehirnscan verrät, dass Mr Webb einen Schlaganfall hatte. Die Behandlung ist schwierig: Einige der Medikamente können Blutungen hervorrufen, und bei Mr Webb besteht ein hohes Risiko, dass wegen seiner erst kürzlich durchgeführten Operation eine solche eintreten könnte. Trotzdem bringt man ihn auf die Intensivstation für akute Schlaganfälle, dort werden die Fachärzte entscheiden, was zu tun ist.

Er hat Glück. Es hat sich gezeigt, dass derartige Schlaganfallspezialstationen (Stroke Units) die Todesraten und die Fälle von Langzeitbehinderungen senken. Etwa die Hälfte aller Schlaganfallpatienten überlebt. Einem Bericht der National Stroke Association zufolge ereignen sich in Großbritannien 100 000 Schlaganfälle pro Jahr, mit anderen Worten, alle fünf Minuten erleidet jemand einen (in Deutschland sind es jährlich rund 270 000 Menschen).

Patienten auf der Inneren erholen sich nur langsam, oder aber ihr Zustand verschlechtert sich stetig. Die Pflege auf dieser Station unterscheidet sich grundlegend von der auf der Chirurgischen, obwohl sich äußerlich beide gleichen: ein langer Bereich mit dem Stationszimmer in der Mitte, rechts und links davon Toiletten für Patienten und das Personal, ein Bad mit einer roten Alarmklingel, ein Reanimationswagen, einer mit Formularen, ein Raum mit mobilen Toiletten, Hebevorrichtungen und Infusionsständern, ein Raum für benutzte Materialien, ein Behandlungszimmer und eines für Familienangehörige. Doch während die chirurgische Station im vierten Stock neben den OP-Sälen und der Intensivstation liegt, befindet sich die Innere auf der zehnten Etage. Der Aufzug braucht eine Ewigkeit. Er hält fast überall: Im fünften Stock (Entbindungsstation) steigt eine schwangere Frau aus; im sechsten Stock marschiert eine ganze Familie hintereinander in die Neurologie. Ein Arzt mit einem Klemmbrett in der Hand verlässt den Aufzug im siebten Stock: Kardiologie. Ein Stockwerk darüber will eine Frau ins Atemzentrum, und auf der neunten Etage sucht eine andere Patientin die HNO-Station. Ein Mann mit elastischem Augenverband ist wahrscheinlich auf dem Weg in die Augenklinik noch weiter oben.

Die Innere ist das Fundament eines Krankenhauses. In der Chirurgie können Komplikationen wie ein Schlaganfall auftreten, auf den Stationen der Inneren geht es dagegen um langfristige Genesung. Krankenpflege kann akut oder auf Dauer angelegt sein, doch entscheidend sind die Details. So wie ein Allgemeinmediziner sich von einem Chirurgen unterscheidet, so existieren Unterschiede zwischen einer OP-Schwester, einer Pflegekraft der Inneren, einer Hilfsschwester und einem Reanimationspfleger. Natürlich sind die Leitlinien immer gleich, aber Krankenpflege ist eine Sprache mit diversen Akzenten.

Ich genieße meine Arbeit als Reanimationsschwester, die es mir ermöglicht, Patienten aus allen Bereichen zu sehen und mich frei im ganzen Krankenhaus zu bewegen. Jetzt sind meine Arbeitszeiten genauso wie die von gewöhnlichen Arbeitnehmern – für Krankenschwestern auffällig kurz. Von einer klassischen Pflege kann bei mir nicht mehr die Rede sein, sie wird zunehmend Hilfskräften übertragen. Die Grenzen zwischen Pflegekräften und Assistenzärzten verschwimmen allmählich, und die Rolle erfahrener Pflegekräfte wird mehr und mehr von der Politik festgelegt, die nicht unbedingt das Wohl der Patienten im Auge hat, sondern die Wirtschaftlichkeit der Krankenhäuser. Es ist einfach billiger, wenn eine Krankenschwester die Arbeit erledigt, die früher ein Assistenzarzt gemacht hätte. Krankenschwestern legen Kanülen und Katheter, nehmen Blut ab, analysieren Blutuntersuchungen und intubieren; sie führen eigene Narkoselisten, und auf einigen Stationen stehen ihre Namen auf den Dienstplänen der Ärzte. Sie sind für die Rettung kranker Patienten zuständig.

Manche Kliniken werden sogar von Krankenschwestern geleitet, und Praktikantinnen kümmern sich um Patienten, die eine ECMO-Therapie benötigen. Krankenschwestern diagnostizieren, behandeln, verschreiben Medikamente, stehen Reanimationsteams vor, unterrichten und halten Kurse für Fachärzte über lebensrettende Sofortmaßnahmen. Trotzdem werden sie bezahlt wie Pflegekräfte. Doch die wahren Kosten entstehen bei den eigentlichen Aufgaben der Krankenpflege: Betten beziehen, medizinische Überwachung, Patienten beim Trinken oder Gang zur

Toilette helfen oder ihren Geschichten zuhören. Es besteht die Gefahr, dass man vergisst, was Krankenpflege grundsätzlich bedeutet, welchen Stellenwert sie hat. Die Tätigkeiten, die normalerweise eine Pflegekraft erledigen würde, werden heute häufig an Gesundheits- und Pflegeassistenten übertragen. Jedenfalls sehe ich auf dieser Station, abgesehen von Besuchern wie mir, der Krankenschwester, die für die Infektionskontrolle zuständig ist, einem Pharmazeuten und einem Friseur nur unqualifizierte Hilfskräfte, die für lächerliche 7,87 Pfund die Stunde arbeiten (der Mindeststundenlohn beträgt 7,50 Pfund). Das Krankenhaus macht darauf aufmerksam, dass die Aufgaben einer Pflegehilfskraft Folgendes umfassen: Waschen und Ankleiden, Hilfe beim Essen und Toilettengang, weiterhin jegliche Unterstützung, um das Leben der Patienten angenehmer zu gestalten. All dies gehört auf den meisten Stationen zu den Grundaufgaben der Pflege, oft sind es wichtige Aspekte in der Versorgung und Erfahrung der Patienten. Freundlichkeit, Menschlichkeit, Mitgefühl und ein würdevoller Umgang mit den Patienten – das macht eine gute Krankenpflege aus.

Gladys liegt auf der Inneren im Bett und ruft alle paar Minuten nach einer Schwester. Zuvor hat sie die mobile Toilette abgelehnt, und jetzt schreit sie den Pflegehilfskräften, die herbeieilen und sich die Ärmel hochkrempeln, entgegen: »Ich bin voller Scheiße, voller Scheiße!«

»Könnten Sie uns vielleicht helfen?«, fragt mich Fatima, während sie den Vorhang zuzieht.

236

Bettwäsche wechseln: was für eine Aufgabe! Der Geruch treibt mir die Tränen in die Augen. Als Krankenschwester gewöhnt man sich an alle möglichen Gerüche. Doch ich habe die meiste Zeit als Kinderkrankenschwester gearbeitet und mich nie an die Heftigkeit gewöhnt, mit der Erwachsene sich übergeben, entleeren oder bluten. Einmal musste ich das Zimmer verlassen, als ein Mann wegen einer Darmverschlingung seinen eigenen Kot erbrach – noch heute fühle ich mich deswegen schuldig. Kranke Menschen tragen Kolostomiebeutel, die gewechselt werden müssen; haben künstliche Darmausgänge im Dünndarm, spucken dickflüssigen grünen Schleim nach ihrem Luftröhrenschnitt, scheiden gelben Ausfluss aus dem Penis, grauen Ausfluss aus der Vagina und Meläna (Teerstuhl) aus dem Rektum aus – Letzteres ist eine Substanz, die aufgrund einer Magenblutung die Luft mehr verpestet als alles andere. Sie haben entzündete Gastrostomata (durch die Bauchwand angelegte Öffnungen in den Magen) und offene Beine; faustgroße Druckgeschwüre, sodass man bis auf den Knochen sieht. Sie sondern grünen Eiter ab oder haben mit Zysten gefüllte Wunden, die aufplatzen – ein klebriges Zeug, das wie alte Mayonnaise stinkt. Oder sie haben widerliche Zellveränderungen wie in meinem Fall, als man mir zusammen mit einem Eierstock eine Geschwulst, so groß wie eine Bowlingkugel, gefüllt mit Haaren, Zähnen und Knochen, entfernen musste. Und es ist die Pflegehilfskraft, die reinigt, wäscht, ankleidet, Körperflüssigkeiten entfernt, die Fenster öffnet und Raumspray versprüht.

Doch trotz allem, was ich gesehen, berührt und gerochen habe, und so schwierig es zuweilen ist, immer steckt ein Patient dahinter, der Angst hat und sich schämt. Krankenschwestern sind gute Pokerspieler, sie wissen, wie wichtig es ist, nicht einzuatmen, die Luft so dezent anzuhalten, dass der Patient es nicht merkt und nur ein nüchternes Gesicht zu sehen bekommt. Das Grauen unserer Körper – unser Menschsein, unser Fleisch und Blut – ist etwas, das die Krankenschwestern ertragen müssen, damit der Patient nicht zu sehr darüber nachdenkt, nicht an die fehlende Würde erinnert wird, die uns alle verletzlich macht. Es ist unsere Verletzlichkeit, die uns eint. Im Angesicht der Krankheit Würde auszustrahlen, ist das beste Geschenk, das eine Krankenschwester einem Patienten machen kann. Ich denke da an den Anfang des Verhaltenskodex der Krankenpflege- und Geburtshilfekräfte, Klausel 1.1: Sie sollen *Patienten mit Freundlichkeit, Respekt und Mitgefühl behandeln.*

Über Würde ist aus philosophischer Sicht viel geschrieben worden. Immanuel Kant beschrieb sie als einmaligen Wert eines jeden Individuums, als absoluten, niemals gegenrechenbaren Wert der Menschheit überhaupt. Und Würde hat auch in den meisten Religionen eine zentrale Bedeutung. Sowohl die protestantische als auch die katholische Kirche erklären, dass alle Menschen nach Gottes Ebenbild erschaffen wurden und dieselbe Würde besitzen. Im Islam verkündete der Prophet Mohammed, dass Adam als Ebenbild Gottes erschaffen wurde. Auch im jüdischen Glauben spielt die menschliche Würde, *kevod ha-beriyot,* eine wesentliche Rolle. Die Anerkennung der Würde ist ein Menschenrecht. Würde hat somit auch einen politischen Aspekt. In der Allgemeinen Erklärung der Menschenrechte der Vereinten Nationen steht der Satz: »Alle Menschen sind frei und gleich an Würde und Rechten geboren.« Mangelnder Respekt für andere Menschen und die Zerstörung ihrer Würde hat in der Vergangenheit zu Entmenschlichung und Völkermord geführt.

»Ich bin voller Scheiße«, sagt Gladys immer wieder. Sie ist eindeutig gestresst, ihr Körper wölbt und windet sich und verteilt Schmutz und Gestank nur noch mehr. Sie ist von oben bis unten mit Stuhl beschmiert. Ich erinnere mich an meine frühe Ausbildungszeit, als ich die Bristol-Stuhlformen-Skala studierte, ein Schaubild über Form und Beschaffenheit menschlichen Stuhls, um Anomalien einschätzen zu lernen. Doch Schaubilder, Leitlinien und Skalen bereiten einen nicht auf das echte Leben vor. Gladys hat sämtliche Stuhlformen, die auf der Bristol-Skala verzeichnet sind, und alle gleichzeitig. Dicke Klumpen, einzelne weiche und glattrandige Klümpchen, und die Flüssigkeit ist durch die Inkontinenzwindeln über ihren Rücken bis zum Kopfkissen gesickert. Selbst auf dem Haar kleben grüne Flecken. Sie färben auf die Bettwäsche ab und beschmutzen unsere Gesichter, wenn wir nicht aufpassen. Ich muss mich zusammennehmen, um nicht zu würgen.

»Wir sind da, um Ihnen zu helfen, Gladys.« Fatima hat eine Schüssel mit warmem Seifenwasser gefüllt und taucht ihren Ellbogen hinein, als wolle sie die Temperatur für ein Babybad messen. Gladys beobachtet sie und beruhigt sich, als hätte es irgendwo eine Erinnerung geweckt. Wie viele Menschen ist Gladys dement. Man rechnet für 2021 mit einer Million Demenzkranken in Großbritannien (in Deutschland sind es aktuell 1,3 Millionen Menschen, bis 2050 könnte sich die Zahl verdoppelt haben). Demenz ist eine grausame Krankheit, sie führt zu Gedächtnisschwund und Persönlichkeitsveränderung, zu Verwirrung und Halluzinationen. Es muss so sein, als lebte man in einem schrecklichen Albtraum.

Gladys fragt immer wieder nach ihrer Freundin Doffy; ihre Erinnerung hat sich irgendwo in der Vergangenheit verheddert, taucht in ihrem Leben auf und verschwindet wieder, ohne klare Ordnung. Später erzählt mir Fatima, dass Doffy in Australien lebt und Gladys und sie vor sechzig Jahren zusammen als Köchinnen in einer Schulkantine gearbeitet haben. Je schlimmer es mit Gladys wird, umso stärker bewegt sie sich in der Zeit zurück. Körperlich kann man nie wieder nach Hause zurückkehren, denn mit jedem Schritt hinaus in die Welt wird man von neuen Erfahrungen verändert. Doch als Demenzkranker schafft man es irgendwie doch, geht man völlig in einem früheren Leben auf. Ein seltsamer Trost inmitten einer furchterregenden Erfahrung.

»Ist Doffy noch nicht da? Wir kommen zu spät. Wie viel Uhr ist es?«

Ich lege eins von Gladys' Beinen über das andere, fasse sie an Hüfte und Schulter und drehe sie sanft zu mir um. Alle Krankenschwestern leiden an Rückenschmerzen. Rückenverletzungen und Rückenschmerzen machen 40 Prozent der Krankschreibungen im NHS aus und verursachen

Kosten in Höhe von 400 Millionen Pfund, allein für die Krankentage von Pflegekräften, und sogar eine Milliarde, wenn man die Krankschreibungen von Gesundheits- und Pflegeassistenten hinzurechnet (in anderen europäischen Ländern sieht es nicht besser aus). Muskel-Skelett-Verletzungen treten auf, wenn man Patienten hebt oder bewegt. Krankenpflege ist harte Arbeit. Natürlich werden heutzutage umfangreiche Trainingseinheiten und Hilfsmittel für Pflegekräfte angeboten, damit die manuelle Bewegung von Patienten auf ein Minimum beschränkt wird und man nicht gegen das Krankenhaus prozessiert, wenn etwas schiefläuft. Aber wenn so wenig Personal anwesend ist wie auf dieser Station, dann ist niemand da, der einem helfen könnte, den inkontinenten Patienten umzulagern oder eine andere Hebevorrichtung aufzutreiben, wenn die alte kaputtgegangen ist (und bisher niemand Zeit hatte, es zu melden). Und wenn die Muskeln eines Patienten aufgrund von Krankheit, Medikamenten oder Verschleiß nicht funktionieren, muss man als Krankenschwester die Rolle seiner Muskeln übernehmen und bei regelmäßig vorkommenden Tätigkeiten eine Verletzung des eigenen Muskel-Skelett-Systems in Kauf nehmen: zum Beispiel, wenn man Gladys einen Bruchteil zu lange hält, während Fatima die Schüssel mit Wasser füllt. Fängt Gladys nämlich plötzlich an zu zappeln, lasse ich sie nicht fallen, wie man es uns beigebracht hat. Ihr Gesicht ist vor Scham und Stress verzerrt, und obwohl ich einen stechenden Schmerz im Rücken spüre, entscheide ich in derselben Sekunde, dass der Schaden, den ich dieser armen Frau zufügen würde, wenn sie wieder in den Kot zurückfällt, meine Schmerzen wert ist. Eines Tages könnte ich Gladys sein. Oder Sie.

Gladys' Haut ist dünn, und ich muss darauf achten, dass sie nicht verletzt wird. Der kleinste Riss, der nicht verheilt, kann zu einem Dekubitus (Minderdurchblutung der Haut; Druckgeschwüre durch Wundliegen), einem Bluterguss oder einer offenen Wunde führen. Ihr Gesicht liegt an meinem Bauch und sieht zu mir auf, als Fatima anfängt, sie zu waschen. Sie hat einen großen gelben Abfallbeutel und eine Packung mit weichen Tüchern bei sich. Sie verbraucht fast die Hälfte der Packung, der Müllbeutel füllt sich mit den schmutzigen Tüchern, und das Wasser in der Schüssel färbt sich braun.

»Alles in Ordnung, Gladys?«, fragt sie. »Wir sind gleich fertig, dann fühlen Sie sich wieder besser.« Sie verschwindet, um das schmutzige Wasser in die Toilette zu kippen, und kehrt mit frischer Seifenlauge zurück. Erneut taucht sie den Ellbogen ins Wasser, ehe wir Gladys' Rücken ein zweites Mal waschen und das Laken glatt streichen, damit kein Knick und keine Falte ihrer Haut Probleme machen. Dann rollen wir sie zurück, schütteln ihr Kopfkissen auf und stellen das Kopfende etwas höher.

Ich werfe einen Blick auf meine Uhr und bleibe eine Weile. Gladys hält noch immer meine Hand fest. Sie blickt aus dem Fenster in die Ferne. Sie hat jetzt aufgehört herumzuschreien, atmet regelmäßig und ruhig und riecht wie ein neugeborenes Baby.

Eine Zeit lang wirkt Gladys normal. Sie bedankt sich. »Jetzt geht es mir viel besser. Wir kommen nicht zu spät.

Es ist noch Zeit. Doffy wird gleich da sein. Wir können die Kinder doch nicht verhungern lassen.« Sie sieht erneut an den anderen Betten entlang durch das schmutzige Fenster nach draußen in den Himmel. »Wie spät ist es denn? Kommt sie bald?«

Ich sage ihr, dass es fast fünf ist.

»Wirklich, schon so spät? Wie die Zeit verfliegt.« Sie sieht mich an. »Wie die Zeit verfliegt.«

Ich habe Patienten auf der chirurgischen Station, der Inneren und der Psychiatrie gepflegt, Babys und Mütter und Wöchnerinnen. Doch letztlich stellt sich heraus, dass ich am liebsten eine komplexe Mischung aus all diesen Fachbereichen hätte: Chirurgie, Innere, Kinder- und Erwachsenenpflege und Psychiatrie. In der Intensivpflege finde ich meine Heimat. Und dort lerne ich Tommy kennen.

Tommy mag keine Sonne. »Die Aussicht ist so schön«, sage ich, als ich aus dem Fenster sehe. Wir sind im neunten Stock in einem Krankenzimmer in der Mitte der Station, und der Sonnenaufgang über dem versmogten London ist unglaublich. Doch jedes Mal, wenn ich den Vorhang beiseiteschiebe, schließt Tommy die Augen und verzerrt das Gesicht. Tommy ist neun und vom Hals abwärts gelähmt. Er hat sich bei einem Verkehrsunfall die Halswirbelsäule und das Becken gebrochen. Wegen des Luftröhrenschnitts kann man die Worte und Geräusche, die aus seinem Mund kommen, nicht verstehen; man hört nur ein ständiges Rasseln, wenn er Luft holt, und sieht sein verzweifeltes Gesicht.

Ich pflege Tommy über Monate hinweg Nacht für Nacht. Zwölfeinhalb Stunden, in denen wir oft ganz allein sind. Tommy hat abstehendes schwarzes Haar, das sein Dad jeden Morgen mit Gel zu bändigen versucht, bis Tommys Kopfkissen voller klebriger Flecken ist. Neben seinem Bett befindet sich ein kleiner Tisch mit einem Foto von Tommy, seiner Mum, seinem Dad und seinen Cousins während der Ferien; sie trinken aus Kokosnüssen mit langen, gekrümmten Strohhalmen Kokosnusswasser. Daneben noch ein Foto von einer Katze, die ein mit Nieten beschlagenes Halsband trägt. Ein Radio, in dem der FM-Sender Kiss eingestellt ist. Ein Stapel Bücher, im Innern mit dem Büchereistempel der »Greystone Junior School« versehen, deren Rückgabetermine durchweg überzogen sind. Seine Mutter beobachtet, wie ich darin blättere. »Es ist eine großartige Schule«, sagt sie. »Und Tommy ist superintelligent. Kriegt nur die besten Noten. Im Gegensatz zu mir. Ich hab nicht mal die mittlere Reife geschafft. Er dagegen wird nach Oxford kommen, was, Tom? Und er ist ein Fußballnarr, genau wie sein Dad.« Ich sehe, wie sie schluckt. Ihren Mann ansieht und dann wieder Tommy.

Tommy blinzelt ein bisschen, dann kullern erneut die Tränen.

Ich frage mich, wie sein früheres Leben war. Ich versuche immer, mir das Leben meiner Patienten vorzustellen, suche nach Hinweisen, die mir helfen, sie zu pflegen. Ich möchte mir vorstellen, was die momentane Situation bedeutet, und das kann ich nur, wenn ich ein ganzes Bild habe. Dazu gehört die Arbeit von Tommys Vater, die ihn manchmal wochenlang auf irgendwelche abgelegenen Bohrinseln führt. Das Netzwerk, das seine Mutter unterstützt. Die Beziehung der Eltern, deren Belastbarkeit und Erwartungen. Für Tommys Pflege brauche ich alle Hinweise, die ich bekommen kann, um ihm und seiner Familie zu helfen. Sie besteht aus einer Reihe von stets gleichen Aufgaben. Pünktlich zu jeder vollen Stunde halte ich seine Parameter fest, überprüfe die Einstellung des Beatmungsgeräts und trage sämtliche Daten mit unterschiedlichen Farbstiften in ein postergroßes Diagramm ein. Ich füge die einzelnen Punkte zusammen und suche nach Mustern: das Ansteigen der Temperaturlinie und des Blutdrucks. Bei Patienten mit Rückenmarksverletzungen besteht das Risiko einer autonomen Dysreflexie, einer anomalen physiologischen Reaktion auf geschädigte Rückenmarksnerven, die zu einem kritischen Blutdruckanstieg führt. Sie kann durch etwas Simples wie Verstopfung oder einen Knick in einem Harnkatheter hervorgerufen werden, daher ist eine besonders achtsame Pflege ungemein wichtig. Ich beobachte ihn aufmerksam, um diesen lebensbedrohlichen Notfall zu erkennen und zu verhindern. Tommy braucht auch intime Pflege. Ich wasche ihn, lagere ihn um, sorge dafür, dass er nicht zu lange in derselben Stellung bleibt, um das Risiko von Druckstellen zu minimieren. Tommys Körper ist jetzt stabil, wenn auch voller Metallteile, die ihn zusammenhalten, und in der Zukunft wird er sich weiteren Eingriffen unterziehen müssen. Alles ist zerbrechlich. Kleinigkeiten spielen eine große Rolle. Zum Beispiel sehe ich regelmäßig nach, dass sich seine Socken nicht verknüllt haben. Das ist etwas ganz Banales, könnte aber verheerende Folgen haben, vor allem, weil seine Abwehrkräfte gegen MRSA-Infektionen (multiresistente Keime) so geschwächt sind. Ich füttere ihn: Im Moment kann Tommy nicht normal essen, deshalb bringe ich ihm Beutel mit flüssiger Nahrung, die durch einen Schlauch in seine Magensonde fließt.

Obwohl ich all diese Pflegetätigkeiten körperlicher Art übernehme, braucht Tommy am dringendsten seelische Unterstützung. Daher gehört neben der physischen auch die psychologische Fürsorge zu meinen Aufgaben. Das Wichtigste ist, eine therapeutische Beziehung und ein Vertrauensverhältnis zu Tommy aufzubauen und ihm zuzuhören. Ihm wirklich zuzuhören.

Wir unterhalten uns über Gefühle. »Das wundert mich nicht«, sage ich ihm, wenn er mit dem Mund Worte formt, um mir zu bedeuten, dass er nach Hause will. »Ich glaube, das würde mir genauso gehen. Du sehnst dich bestimmt sehr nach der Zeit vor dem Unfall zurück.«

Eine Zeit lang reagiert er nicht. Das hat ihm bislang noch niemand gesagt. Man hat ihm versichert, dass er bald wieder nach Hause kann, in sein eigenes Zimmer und zu seinen Freunden, sobald es ihm etwas besser geht. Ich aber höre genauer hin. Sein Wunsch, nach Hause zurückzugehen, ist der Wunsch, in der Zeit zurückzureisen, zu seinem alten Leben. Er meint kein physisches Zuhause.

»Aber ich hoffe, dass du dich nicht ewig so fühlen wirst. Eigentlich bin ich mir sogar ziemlich sicher. Dir ist etwas Schreckliches passiert. Ich kann mir nicht einmal ansatzweise vorstellen, wie du dich fühlst. Ich werde alles tun, was möglich ist, um es dir zu erleichtern, und sei es noch so wenig. Ich werde jede Stunde bei dir verbringen. Jede Sekunde.« Während ich spreche, streichle ich sein Haar. »Ich bleibe bei dir. Die ganze Nacht.« Es ist nicht genug, aber es ist alles, was ich habe.

In dieser Nacht lese ich Tommy vor wie in vielen anderen, wenn er nicht schlafen kann und mit weit geöffneten Augen im Halbdunkel liegt. Wir lesen *Harry Potter,* und nach einer Weile fallen ihm die Augen ein bisschen zu: Er flüchtet für eine kurze Zeit. Er braucht künstliche Beatmung – aufgrund der gebrochenen Halswirbelsäule kann er sonst nicht atmen –, daher liegt er nach wie vor auf der Intensivstation, obwohl er mittlerweile stabil ist. Tommy hat so komplexe Bedürfnisse, dass es noch Monate dauern wird, bis er nach Hause zurückkann – vielleicht Jahre. Eine Infektion mit Pseudomonas-Bakterien schwächen ihn, sein Hals stinkt nach Kloake. Aus der Wunde des Luftröhrenschnitts sickert grüner Eiter; er hustet grünen Schleim; er hat einen künstlichen Darmausgang und einen Harnkatheter.

Ich sitze draußen vor seinem Zimmer und höre auf das Tuckern der Maschinen. Tommy hat sich in ein hybrides Wesen verwandelt, er ist abhängig von Geräten und kann nur seinen Kopf bewegen. Die ganze Welt fühlt sich grausam an. Ich höre seiner Mutter zu und frage mich, wie um alles in der Welt sie damit fertigwerden soll. Während Tommys Dad auf den Bohrinseln arbeitet, ist sie die meiste Zeit allein. Obendrein leidet sie an Depressionen. »Sie ist schon seit Jahren wackelig«, erzählt mir sein Dad. »Wir sind in eine schreckliche Situation geraten. Aber vielleicht wird das, was passiert ist, alles relativieren. So etwas schweißt Menschen auch zusammen. Man weiß gar nicht, wie viel Glück man hat, bis so etwas geschieht.« Ich versuche zu nicken, doch mein Kopf weiß es besser. Tommys Unfall wird seine Mutter nicht heilen können. Ein so krankes Kind bedeutet noch mehr Druck für ihren ohnehin geschwächten seelischen Zustand. Für ihre Finanzen. Für ihre Beziehung. Ein krankes Kind ist wie der erste Dominostein, der umfällt.

Tommy verbringt seinen zehnten Geburtstag auf der Intensivstation. Die Krankenschwestern schmücken sein Bett mit Lametta, das von Weihnachten übrig geblieben ist und das sie im untersten Fach des Küchenschranks gefunden haben. Mit chirurgischem Klebeband befestigen sie Glückwunschkarten an den metallenen Bettseiten und den Rändern seiner Beatmungsmaschine. Eine Schwester bringt sogar ein paar mit Helium gefüllte Luftballons mit, die sie an ihrem freien Tag gekauft hat. Doch die Luftballons sehen traurig aus unter dem grellen Licht der Intensivstation. Zu viel Plastik, zu viel Licht – alles wirkt künstlich, selbst das Leben. Tracy, eine der erfahrensten Schwestern auf der Kinderintensivstation, bringt Blumen aus ihrem Garten mit, eine bunte Mischung, große und kleine Blüten, ein struppiges, wirres Sträußchen, das sie in einem kleinen Plastikbecher auf die Beatmungsmaschine stellt. »Das ist besser«, sage ich. »Sieh mal, Tommy, was für bunte Blumen, wirklich wunderschön.« Tommy sieht sie an, schließt dann aber die Augen.

Dann kommt die Schwester vorbei, die heute die Schicht leitet. »Da oben sind keine Blumen erlaubt, Trace. Streng verboten.«

Tracy seufzt, nimmt die Blumen von der Beatmungsmaschine und stellt sie auf den Tisch. Ich beobachte, wie sie sich zu Tommy hinunterbeugt. »Mein Kleiner hat heute Blumen verdient«, sagt sie, küsst ihre Finger und legt sie auf Tommys Wange. »Zweistellig. Erst zehn und schon ein Herzensbrecher.« Sie liebt ihn. Wir alle lieben ihn. Mittlerweile ist er schon so lange bei uns. Doch Tracy liebt ihn am meisten. Den ganzen Tag spricht sie mit ihm, während sie ihn wäscht, seine Haut eincremt, seine Beine ausstreckt, und im Hintergrund läuft ein Fußballspiel oder Tanzmusik im Radio. Sie tanzt, es sieht schrecklich aus, sie stößt die Arme in die Luft. Es ist das einzige Mal, dass ich Tommy lachen höre.

Auf dem Boden neben seinem Bett stapeln sich Geschenke. Viele stammen von den Pflegern, doch sein Vater bringt einen ganzen Sack voll mit, als er ins Zimmer kommt. »Da ist ja mein Geburtstagskind!« Er küsst Tommy auf die Wange, und die beiden grinsen sich an. »Du hast dich dieses Jahr gut geschlagen.« Er nimmt ein Geschenk nach dem anderen aus dem Sack und legt es auf das Bett. Tommy macht große Augen.

Als er einschläft, bleiben seine Eltern noch eine Weile auf der Station. »Er hatte sich ein Fahrrad gewünscht«, sagt seine Mum. »Und ich hatte ihm versprochen, dass er zu seinem zehnten Geburtstag eins bekommt. Seit Jahren hat er um ein Fahrrad gebettelt. Aber ich wollte ihn nicht verwöhnen. Ich habe gesagt, er muss warten, es sei ein besonderes Geschenk, für einen besonderen Geburtstag. Und auch nur, wenn er brav ist.« Sie bricht zusammen und hält sich den Bauch.

Ich lege meine Hand auf ihre Schulter. »Es tut mir so leid«, sage ich. Die Tränen, die ich unterdrücke, verbrennen mir die Augen. Der Schmerz, den sie fühlt, dürfte kein Mensch erleben.

Tommys Dad legt den Arm um sie und drückt sie fest an sich. »Das geht vorbei. Jedenfalls glaube ich das, er ist ein Kämpfer«, sagt er. »Ich weiß, dass er wieder laufen wird. Ich weiß es einfach, Liebling. Ärzte irren sich ständig. Und in Amerika soll es alle möglichen Behandlungsmethoden geben. Ich werde Doppelschichten machen, wenn es sein muss, um sie zu finanzieren. Du wirst sehen, im Nu steht er wieder auf dem Fußballfeld!«

Er sieht zu Tommy hinüber, der umgeben von Maschinen schläft. Tommys Mutter blickt durch mich hindurch. Doch Tommys Dad dreht sich zu mir um und nickt langsam, wie wenn man um Zustimmung bittet.

Ich kann meine messerscharfen Tränen nur noch weiter in meinen Kopf zurückdrängen. Ein Lächeln vortäuschen. Ich wende den Blick ab und konzentriere mich auf Tracys Blumen. Die Farben der Natur.

8
Raumschiff Enterprise

Das Leben ist damit beschäftigt, sich zu erhalten
und sich selbst zu übertreffen;
wenn es sich aber nur erhält,
dann heißt leben nur nicht sterben.

Simone de Beauvoir

Hauptsächlich beobachte ich das Gesicht der Mutter, Details, die ich zuvor nicht bemerkt habe: der Schwung der Brauen, die zusammengebissenen Zähne, die geröteten Augen. Doch es ist Rhiannas Großvater, der offensichtlich die größte Last des Schmerzes trägt. Sein Gesicht ist wie ungebügelte Wäsche, zusammengeknüllt und zerknittert. Rhianna ist eine begabte Sängerin, Tänzerin und Schauspielerin. Seit ihrem zweiten Lebensjahr besucht sie die Theaterschule der Gemeinde, und in ihrer Freizeit sieht sie sich mit ihrem Großvater, der um die Ecke wohnt, Musicals an. Nach der Schule geht sie regelmäßig zu ihm, dann erledigen beide hastig die Schulaufgaben, damit sie sich anschließend die frühen Elvis-Filme, *South Pacific*, *My Fair Lady* oder *Mary Poppins* anschauen können. Ihre Mum erzählt mir, dass Rhiannas Zimmer voller Souvenirs ist, die ihr Großvater ihr geschenkt hat und aus der Zeit stammen, als er selbst noch »auf den Brettern, die die Welt bedeuten«

251

stand: abgerissene Eintrittskarten von Vorstellungen, die er gesehen hat, alte Tanzschuhe, die an den ausgefransten Schnürsenkeln zusammengebunden sind und an Wandhaken hängen; ein Zylinder, den er als Pantomime während einer Weihnachtsvorstellung für Kinder in Bognor Regis trug; eine gerahmte Bühnenbeleuchterurkunde; der Original-Regenschirm aus *Singin' in the Rain (Du sollst mein Glücksstern sein),* von dem er sagt, er sei nur einer von vielen gewesen.

Rhianna hat einen großen Kleiderschrank mit Kostümen aus vergangenen Vorstellungen, und jede einzelne hat ihr Großvater besucht: glitzernde Trikots, die Goldstaub auf dem Teppich hinterlassen, das jadegrüne Kleid einer Meerjungfrau, ein weißes, mehrschichtiges Ballettröckchen. Auf ihrer Patchworkdecke tanzen winzige Ballerinen, und neben ihrem Bett steht ihr kostbarster Besitz, eine winzige aufziehbare Spieldose mit einer Tänzerin, die sie jeden Morgen nach dem Aufwachen aufzog: ein Ritual, das für ihre Eltern zu einer vertrauten Geräuschkulisse geworden war.

Als dieses Geräusch eines Morgens ausbleibt, denkt ihre Mutter zum ersten Mal, dass etwas nicht in Ordnung ist. Auch an den folgenden Morgen ist es still. Das leise Klimpern, das sie normalerweise aus Rhiannas Zimmer begrüßt, bleibt aus. Als sie nach ihr sehen, stellen sie fest, dass sie noch tief schläft. In letzter Zeit schläft sie viel länger als sonst und ist trotzdem erschöpft. Sie führen es darauf zurück, dass Rhianna nachts oft aufsteht, um zur Toilette zu gehen. »Trink nicht so viel Milch vor dem Schlafen«, mahnt ihre Mutter. Trotzdem macht sie sich Sorgen. Rhianna war schon immer zierlich, doch jetzt schlottern die Kleider um ihren schmalen Körper.

Eines Morgens klagt Rhianna über Bauchweh und fühlt sich krank. Ihr Großvater bleibt bei ihr, während die Eltern zur Arbeit gehen. Als sie zurückkehren, ist Rhianna verwirrt und erkennt sie offenbar nicht. Alles Mögliche geht ihrer Mutter durch den Kopf. Rhianna ist sieben Jahre alt. In ihrem Zimmer riecht es nach Nagellackentferner. Hat sie ihn aus dem Badezimmer geholt und dabei etwas verschüttet? Vielleicht hat sie zu viele Dämpfe eingeatmet, weil sie sich so oft die Nägel lackiert. Kann es sein, dass sie in der Schule gemobbt wird? Seit einiger Zeit scheint sie das Interesse am Singen, Schauspielern und Tanzen verloren zu haben. Sie war so ein lebhaftes, selbstbewusstes Mädchen, und jetzt ist sie plötzlich so still. Sie befürchten, dass das Klimpern der Spieldose sie nie wieder wecken wird.

Ich muss an die Spieldose meiner eigenen Tochter denken: die winzige Ballerina, die sie so gern mit großen, faszinierten Augen betrachtet.

Rhiannas Zustand verschlechtert sich zunehmend, ihr Atem verändert sich, wird flach und schnell. Die Ärzte in der Notaufnahme handeln sofort, sie erheben eine Anamnese und nehmen ihr Blut ab. »Sie hat Diabetes«, erklären sie ihren Eltern. Etwas, das diabetische Ketoazidose (DKA) heißt. Sie überweisen sie auf die Kinderintensivstation, wo Trisha und ich Rhianna zum ersten Mal sehen. Trisha ist vor einigen Monaten von den Philippinen gekommen und nimmt an einem Orientierungsprogramm für Krankenpflegekräfte teil. Ich bin ihre Mentorin.

Ich habe den Übergang von einer jungen Krankenschwester, die von erfahrenen Pflegekräften gecoacht wird, zur erfahrenen Mentorin kaum bewusst mitbekommen. Es war ein schleichender Prozess, obwohl es dazu gehört, wenn man die Karriereleiter aufsteigt, dass man Verantwortung für angehende Pflegekräfte und Orientierungsprogramme übernimmt, auch für Krankenschwestern aus anderen Ländern, die nach den Rekrutierungskampagnen des NHS in Indien, Europa und auf den Philippinen nach London gekommen sind. Einer Krankenschwester aus dem Ausland als Mentorin zur Seite zu stehen, ist etwas anderes, als einheimische Pflegekräfte zu betreuen. Die meisten philippinischen Krankenschwestern, mit denen ich gearbeitet habe, sind in ihrem Land Fachkräfte und haben erheblich mehr Kenntnisse als ich. Trotzdem lächeln sie, wenn ich ihnen etwas erzähle, was sie längst wissen. Wir alle gehen davon aus, dass Krankenpflegekräfte und Ärzte Teamwork nicht im Hörsaal lernen, sondern nur durch Erfahrung. Kant hat es vortrefflich beschrieben: »Dass alle unsere Erkenntnis mit der Erfahrung anfange, daran ist gar kein Zweifel.«

»Bei uns kommt Diabetes immer häufiger vor«, erzählt Trisha.

»Er kommt überall auf der Welt häufiger vor«, antworte ich. »Jedenfalls Typ 2.«

Diabetes wurde zum ersten Mal um 1550 vor Christus entdeckt, als antiken Heilern auffiel, dass der Urin von Patienten, die abgemagert waren und häufig urinierten, Ameisen anzog. Man schätzt, dass allein in Großbritannien 3,9 Millionen Menschen an Diabetes leiden, und diese

Zahl nimmt bedrohlich zu (in Deutschland sind es aktuell mehr als sechs Millionen). Es gibt einige interessante Entwicklungen in der Behandlung von Typ-2-Diabetes, dazu zählt das Gift einer Riesenechse. 2005 wurde die Entwicklung des Medikaments Exenatid genehmigt. Es ist synthetisch, obgleich es aus dem Speichel der Gila-Krustenechse gewonnen wird. Doch Rhianna leidet an dem selteneren und viel gefährlicheren Typ-1-Diabetes.

Rhiannas Eltern sind verzweifelt. »Wir haben es nicht gemerkt. Wie konnten wir das übersehen? Sie trank so viel Milch. Sie hatte ständig Durst. Sie aß Unmengen, und trotzdem wurde sie dünner.«

»Es ist nicht Ihre Schuld«, sage ich ihnen immer wieder. »Sie sind nicht die Ursache.«

Rhianna ist meine einzige Patientin. Normalerweise kommt auf der Kinderintensivstation auf jeden Patienten eine Pflegekraft. Rhianna braucht verschiedene Therapien: Insulininfusionen, Volumenreanimation, Kalium und eine sorgfältige Überwachung, da allein das falsche Timing der Behandlungen verheerende Schäden anrichten kann.

Ihr Großvater sagt nichts, aber seine Augen sind voller Kummer und Schuldbewusstsein. Ständig schüttelt er den Kopf, während er zusieht, wie rasch Rhianna atmet.

»Wir beobachten sie sehr sorgfältig, überwachen ihre Parameter, ihre Blutwerte und auch den Blutspiegel. Sie atmet so schnell, weil sie versucht, das Kohlendioxyd auszustoßen. Das ist ein gutes Zeichen, sie kämpft.«

Wenn ein Kind, das an DKA leidet, dekompensiert, also aufhört, die Physiologie zu unterstützen, indem es Dinge wie den Blutdruck normal hält, dann hört es auch auf zu kämpfen. Und seine Überlebenschancen schwinden. Rhianna kompensiert. Obwohl es für ihren Großvater schrecklich ist, dies mit anzusehen, bin ich erleichtert, wenn ich beobachte, wie schnell sie atmet. Ihr pH-Wert ist der niedrigste, den ich jemals gesehen habe. Unser Säure-Basen-Gleichgewicht ist unglaublich: Wenn wir zu sauer oder zu basisch sind, besteht Lebensgefahr, und unser Körper kompensiert, um das zu korrigieren – darin offenbart sich unser Überlebenswille. Wenn der Säurepegel zu hoch ist, produzieren wir Wasserstoffionen, um ihn zu neutralisieren – wie Schwämme, mit denen man verschüttetes Wasser aufsaugt.

Wir können in erster Linie an der Anzahl der Schwämme, die der Patient produziert, erkennen, wie krank er ist, wie er auf zellulärer Ebene funktioniert oder auch nicht – das nennt man Homöostase. Menschliche Wesen sind unglaublich empfindlich. Wir müssen unseren pH-Wert innerhalb extrem enger Grenzen halten: Beispielsweise sollten wir einen pH-Wert zwischen 7,35 und 7,45 haben (alle Werte über 7 sind basisch, alle Werte unter 7 sauer). Wir Menschen sind basische Wesen. Liegt der pH-Wert eines Patienten bei 6,8, ist dieser mit menschlichem Leben inkompatibel. Irgendwann hören wir auf, Schwämme zu produzieren – wir dekompensieren. Unsere Kraft ist begrenzt.

Rhiannas pH-Wert ist in jeder Hinsicht inkompatibel mit dem Leben; wenn er auch nur geringfügig fällt, wird sie mit Sicherheit sterben. Mit ihrem Atem hält sie ihren pH-Wert besser, als wir es durch Einsatz von Technologie je könnten. Eine lebenserhaltende Maschine würde sie wahrscheinlich töten. Das wäre genauso gefährlich, wie einen Patienten damit zu behandeln, der an Asthma leidet. Dusan, der Chefarzt, gibt einigen Assistenzärzten eine Mini-Ausbildungsstunde, und ich höre zu:»Sobald wir den Patienten intubieren, besteht das Risiko eines bilateralen Pneumothorax, eines subkutanen Emphysems oder einer Hyperinflation, für die wir einen erfahrenen Anästhesisten sowie eine sofortige Intervention bräuchten.« Ich sehe Tracy an, die neben mir steht.»Was bedeutet das alles?«, flüstere ich. Sie zuckt die Achseln.»Wir können Luft hineinpumpen, aber nicht wieder herausholen.«

Wie bei Asthma erfordert die Behandlung eines Kindes mit DKA umfassende medizinische Kenntnisse, aber man muss auch an die Kraft der Natur glauben. Allmählich gewöhnen wir uns daran, den Patienten ganzheitlich zu sehen. Früher bedeutete die DKA-Therapie bei Kindern einzugreifen und ihre Werte zu korrigieren, ihnen Flüssigkeit, Insulin und Bikarbonat zuzuführen, bis wir einsahen, dass diese aggressive Behandlung das Gehirn sehr schnell anschwellen ließ und auf diese Weise Bewusstlosigkeit oder gar den Tod beschleunigten, wenn nicht sogar bedingten. Heute wird DKA auf sanfte Art und langsam behandelt. Wir erinnern uns an den Ampfer neben der Brennnessel. Wir lassen Rhianna schnell atmen, erlauben, dass ihre Werte schrecklich aussehen, und unterstützen damit die Natur, während sie sich stabilisiert. Ich passe auf, dass niemand hier allzu stark eingreift.

Trisha und ich arbeiten heute mit Tracy zusammen, die bald in Rente gehen wird und nie ins Management aufsteigen oder Ausbilderin werden wollte. Stattdessen entschied sie sich, ihr Leben der Pflege zu widmen und in ihrer Besoldungsstufe zu bleiben. Sie hat zwanzig Jahre mehr Erfahrung auf der Intensivstation als unser Chefarzt Dusan, der im Stationszimmer gerade ein Croissant verdrückt und sich dabei eine Röntgenaufnahme ansieht.

Ein neuer Arzt schreibt ein Rezept. Er tritt an das Beatmungsgerät, an dem Tracys Patient hängt, und fummelt an den Einstellungen herum. Er justiert das Atemzugvolumen und den Beatmungsalarm, woraufhin sich die Brust des Patienten stärker hebt als zuvor. Tracy reagiert sofort. Zuerst schiebt sie die Hand des Arztes beiseite, dann stellt sie die Einstellungen wieder so ein, wie sie waren, und überprüft den Atem ihres Patienten.

Der Neuling sieht sie fassungslos an. »Das CO_2 steigt an«, sagt er.

»Ja, ich weiß.« Tracy stellt sich mit verschränkten Armen zwischen das Beatmungsgerät und den Arzt. »Ich werde den Jungen später extubieren.«

»Das haben wir aber bei der Visite nicht abgesprochen.« Der Arzt wirkt verwirrt. »Und auf dem Krankenblatt steht davon auch nichts.«

Tracy lacht. Sie sagt nichts, sondern verscheucht ihn mit einer Handbewegung.

Er versucht einen anderen Ansatz. »Ich muss den Chefarzt darauf aufmerksam machen.«

»Tun Sie das«, entgegnet sie. »Er ist da drüben.«

In Großbritannien sind es die Ärzte – aber in Wahrheit die Pflegekräfte –, die darüber entscheiden, ob und wie ein

Patient von einer lebenserhaltenden Maschine genommen wird. In Deutschland ist das ähnlich, in den USA und Kanada übernehmen diese Aufgabe zertifizierte Beatmungsspezialisten. Tracy hat keine besondere Schulung für das Beatmungsgerät mitgemacht. Doch bei der Krankenpflege beurteile ich die jeweilige Qualifikation meistens danach, wem ich im Notfall einen meiner Familienangehörigen überlassen würde. Und auf dieser Liste stünde Tracy ganz oben.

Der Arzt wendet sich mit einem verächtlichen Gesichtsausdruck von ihr ab, und ich beobachte, wie er mit Dusan spricht, während der sich das letzte Stück seines Croissants in den Mund steckt. Er legt dem neuen Arzt eine Hand auf die Schulter, schüttelt den Kopf, sieht zu Tracy hinüber und lächelt. Sie sind alte Freunde und haben mehr zusammen erlebt, als die meisten von uns in ihrem ganzen Leben zu sehen bekommen. Sie vertrauen einander blind.

Tracy schüttelt den Kopf. »Wenn der Eid des Hippokrates lautet, ›Schädigung und Unrecht‹ bei Patienten auszuschließen, dann müsste der Eid der Krankenschwester lauten: ›Sorge dafür, dass die Ärzte ihren hippokratischen Eid einhalten können.‹« Sie lacht. »Ich glaube, alle frischgebackenen Ärzte sollten einen Monat als Pfleger arbeiten. Dann müssten wir bestimmt nie wieder eine Tasse spülen, die in der Spüle liegen geblieben ist.«

Rhianna atmet jetzt langsamer und tiefer; man nennt dies auch Kußmaul-Atmung. Adolf Kußmaul war ein Arzt im neunzehnten Jahrhundert, der das vertiefte, geräuschvolle Keuchen als Hinweis auf ein Koma und den bevorstehenden Tod identifizierte. Es sieht erschreckend aus – und wird gelegentlich als »Lufthunger« (Atemnot) beschrieben. Rhianna ist kaum noch bei Bewusstsein, sie bekommt offensichtlich nicht genügend Luft. Ich denke an die Frau, bei der ich das erste Mal eine Geburt miterlebte. Wie wir geboren werden, wie wir sterben. An die Zeit, in der wir am meisten Mensch sind, obwohl es am wenigsten danach aussieht. Rhianna verdreht die Augen, schnappt nach Luft, ihr Körper verkrampft bei jedem dieser seltsamen Atemzüge.

»Kann sie uns hören?«

»Ich bin sicher, dass sie uns hört«, lüge ich.

Doch ihre Mutter weiß nicht, was sie sagen soll.

Ihr Großvater mischt sich ein. »Du musst bald wieder gesund werden«, sagt er. »Die Vorstellung zum Jahresende steht kurz bevor.«

»Wird es ihr wieder besser gehen?«, fragt ihre Mum. »Wie lange muss sie noch auf der Intensivstation bleiben?«

Diabetische Ketoazidose kann zu einem Hirnödem, einem Anschwellen des Gehirns, zu Koma und Tod führen. Kommt es bei Kindern zu einem Hirnödem, so wie jetzt bei Rhianna, erholen sich 58 Prozent wieder vollständig, 21 Prozent überleben mit einem Gehirnschaden und 21 Prozent sterben.

Rhiannas Mutter fragt mich immer wieder, ob und wann sie wieder gesund wird. Es kann sein, dass sie sich nicht erholt, doch das behalte ich lieber für mich. Nicht, dass ich ihr nicht die Wahrheit sagen will, aber zu diesem Zeitpunkt hat es nicht viel Sinn. Ich hoffe, dass sie sie nie erfahren muss. Im Augenblick kann ich nicht viel für Rhianna tun. Nur die Zeit kann helfen – oder eben nicht. Doch Krankenpflege heißt vorauszudenken, selbst wenn das, was vor einem liegt, unvorstellbar ist. Ich schiebe die Möbel im Zimmer zur Seite, vergewissere mich, dass der Reanimationswagen in der Nähe steht. Als die Eltern in der Cafeteria der Klinik einen Kaffee trinken wollen, schlage ich vor, dass ihnen Tracy einen macht, falls die Ärzte kommen, um sie auf dem Laufenden zu halten. Der Raum fühlt sich schwer an, die Luft ist stickig. Das Beste, was ich tun kann, ist, dafür zu sorgen, dass Rhiannas Eltern anwesend sind, sollte ihre Tochter sterben, dass sie betreut werden, sich von ihr verabschieden können, sollte es zum Schlimmsten kommen. Der Tod eines Kindes ist etwas Unvorstellbares, doch noch schlimmer ist es, wenn es allein stirbt.

»Gibt es jemanden, den ich anrufen könnte, jemanden, den Sie gern hierhätten?«, frage ich. »Einen Familienangehörigen – oder jemanden aus Ihrer Gemeinde, Ihrer Kirche, falls Sie gläubig sind?«

Rhiannas Bruder kommt. Er ist acht Jahre alt, macht große Augen und bewegt sich ganz langsam. Mir fällt auf, dass er die Hände in den Hosentaschen behält. Auch Trisha bemerkt das. Es stellt sich heraus, dass sie einen Sohn im gleichen Alter hat, den sie auf den Philippinen bei ihrer Mutter zurücklassen musste, um als Krankenschwester für den NHS zu arbeiten und Geld nach Hause schicken zu können. Das ist nicht unüblich: Alle Pflegekräfte von den Philippinen, die ich von meiner Arbeit kenne, haben ihre Kinder zu Hause gelassen.

Trisha hockt sich vor ihn. »Du darfst alles anfassen. Und wenn du dir die Hände wäschst, kannst du auch ihre Hand halten, während ich dir erkläre, wozu all diese Schläuche da sind.«

Sie bringt ihn zum Waschbecken und hilft ihm. Als sie wiederkommen, sind seine Augen nicht mehr so weit aufgerissen wie vorher.

Trisha lacht. »Sie sieht bestimmt komisch aus, aber sie macht Fortschritte, dank der großartigen Ärzte. Vielleicht wirst auch du mal Arzt, wenn du groß bist.«

»Ich will Fußballspieler werden.«

»Klar«, sagt sie und sieht einen Augenblick zu Boden. »Mein Sohn auch.«

Als ich nach ein paar freien Tagen meine Schicht wieder aufnehme, liegt Rhianna nicht mehr auf der Intensivstation. Ihr leeres Bett wird gerade für einen neuen Patienten vorbereitet. Man bekommt immer einen Schreck, wenn man seine Schicht aufnimmt und nach einem Patienten sucht, der zuvor sehr krank gewesen ist, und man nicht weiß, ob er überlebt hat. Wenn Krankenschwestern und -pfleger von der Intensivstation nach Hause gehen, wissen sie nie, ob sie den Patienten, den sie gepflegt haben, am nächsten Morgen wiedersehen werden. Doch darüber darf man nicht allzu viel nachdenken, sonst könnte man seinen Job nicht machen.

»Wir haben sie auf die Normalstation verlegt«, sagt Dusan und wendet sich wieder dem Monitor des EKG-Geräts zu.

Ich bin froh, dass Rhiannas Familie nie von dem erfahren musste, was in meinem Kopf an Schrecklichem herumgeisterte. Ich sehe Rhianna nicht wieder, auch ihre Eltern oder ihren Großvater nicht, aber ich stelle mir oft vor, wie sie neben ihrer alten Spieldose aufwacht und wie sich ihre Eltern fühlen müssen, wenn sie die Musik wieder hören. Ich stelle sie mir gern im Haus ihres Großvaters vor, wo sie hastig ihre Hausaufgaben macht, um sich anschließend alte Filme anzusehen und von der Welt der Popstars zu träumen. Ich bin erleichtert, dass es für DKA inzwischen ein medizinisches Verständnis gibt, das die menschliche Physiologie und potenzielle Kompensationsmechanismen respektiert und das letztlich dazu geführt hat, den Menschen ganzheitlich zu verstehen, statt nur eine Reihe von Werten zu korrigieren. Rhiannas Gehirn erholte sich, ohne Schaden zu nehmen; jetzt ist sie wieder wirklich lebendig.

Die anderen Patienten auf der Kinderintensivstation schweben zwischen Leben und Tod, keiner von ihnen ist wirklich am Leben. Man kann Menschen nicht scheibchenweise pflegen. Hier bedeutet Krankenfürsorge, sich auch um die psychischen Störungen von Eltern zu kümmern, die durch die schwere Erkrankung ihres Kindes verschlimmert wurden. Gleichzeitig versorgt man das Kind selbst, das eine tiefer liegende medizinische Erkrankung und eine Lernstörung hat. Krankenpflege umfasst all das, und jeder einzelne Tag unterscheidet sich komplett vom anderen.

Die Kinderintensivstation, auf der ich arbeite, liegt im neunten Stock des Krankenhauses, im »Panda«-Flügel. Sie sieht futuristisch aus, sagt ein Vater: »Wie das Raumschiff *Enterprise*.« Es ist ein Ort seltsamer Stille, man hört nur

263

das gleichmäßige Brummen und den einlullenden Rhythmus der Beatmungsgeräte. Zum Glück ist die Intensivstation ein Bereich, um den die meisten von uns herumkommen. Hier behandeln wir Kinder mit lebenserhaltenden Maßnahmen, oft wegen Multiorganversagen, während sie sich von einer kritischen Erkrankung erholen. Die Station unterscheidet sich grundlegend von der Notaufnahme. Hier ist alles kontrolliert und organisiert (die Pflegekräfte sind oft Kontrollfreaks wie ich), und um jeden Bettplatz stehen die neuesten technischen Apparate: Maschinen, die die Beatmung des Patienten übernehmen, manchmal sogar ein ECMO-Gerät, das wie Herz und Lunge eines Patienten arbeitet. Es übernimmt den Blutkreislauf des Patienten und versorgt das Blut mit Sauerstoff, bis es wieder so intensiv rot leuchtet wie die letzten Strahlen des Sonnenuntergangs.

In der Mitte das Kind, das nichts wahrnimmt, sediert und manchmal pharmakologisch ruhiggestellt ist. Umgeben von Schläuchen, die die verschiedensten Aufgaben verrichten: Endotrachealtuben in Mund oder Nase; nasograstrale Sonden, die zum Bauch führen; ein zentraler Katheter in der Jugularvene, der sich aus dem Hals des Patienten fächert wie groteske Pfauenfedern; arterielle Zugänge, um den Blutdruck zu messen und regelmäßig Blutproben zu überprüfen, die dem Team bei den geringsten Abweichungen alles sagen. Eine erfahrene Pflegekraft auf der Intensivstation kann die Werte sogar voraussagen, noch ehe das Blut in das Analysegerät gelangt. Allein aufgrund der rötlichen Färbung kann sie dem Arzt verraten, wie hoch sein Sauerstoffgehalt ist.

Über den Schreibtischen hängen Leuchtkästen, hier kann man sich Röntgenaufnahmen ansehen, und es gibt Computer, die es den Pflegekräften ermöglichen, alle Vitalparameter ihres Patienten im Detail zu überwachen. Kein Mensch tut das. Niemand hat die Zeit, sich im Stationszimmer hinzusetzen. Gibt man Parameter in den Computer ein oder macht sich Notizen, sitzt man direkt neben dem Patienten. Ein unsichtbarer Faden hält einen dort fest, in der Nähe all der zahllosen Dinge, die passieren können. Doch die meiste Zeit ist man auf den Beinen und überprüft die vielen Geräte, die den Patienten am Leben erhalten, räumt auf, hält die Aufzeichnungen und die Medikamentenpläne auf dem neuesten Stand, leert Drainagen, wechselt die Spritzen mit den Katecholaminen aus, überprüft die Einstellungen der Beatmungsgeräte, spricht mit Familienangehörigen.

Manchmal ist auch ein Springer in der Nähe: Jeder Patient hat eine eigene Pflegekraft, die ihn rund um die Uhr betreut, der Springer holt technisches Equipment oder Medikamente, lagert den Patienten um oder bezieht das Bett neu, wechselt Verbände, überwacht Infusionen, überprüft zur Sicherheit doppelt und dreifach die Bluttransfusionen oder die Verabreichung von Betäubungsmitteln. Doch zunehmend muss auch auf Kinderintensivstationen gespart werden, deshalb steht manchmal keine Hilfskraft zur Verfügung. Wenn eine der Pflegekräfte zur Toilette muss oder Pause macht, muss sich die des benachbarten Patienten gleichzeitig um zwei Kranke kümmern, und die Wahrscheinlichkeit von Notfällen oder Fehlern steigt. Pflegekräfte überwachen besonders aufmerksam das Timing von

Sedierungen. Und die Stationsleitung hat ein sicheres Gespür dafür, wie sie die Aufgaben verteilt: Welche Pflegekraft wird welchem Patienten zugeteilt; welches Kind braucht möglicherweise eine besonders erfahrene Schwester, da es kränker oder instabiler werden kann. Mit der Zeit werden Pflegekräfte zu Experten, wenn es darum geht vorauszusehen, welchem Patienten es eher schlechter gehen wird, nicht aufgrund seiner Werte, sondern bedingt durch den Instinkt der jeweiligen Stationsleitung. Einer seltsamen Art von Telepathie.

Es gibt immer viel zu tun, doch heute reicht die Zeit nicht einmal aus, um die Station in Ordnung zu halten. Überall fliegt irgendwas herum, das nur halbwegs gereinigt oder aufgeräumt werden konnte: Auf dem Boden liegt Verbandsmull, neben dem Mülleimer stapeln sich leere Pappschalen, und aus aufgerissenen Verpackungen lugen Einweghandschuhe heraus. Eine der Toiletten ist laut einem Hinweis an der Tür gesperrt, auf dem Whiteboard steht die Telefonnummer vom Reparaturdienst. Das Wartungspersonal eines Krankenhauses muss sich die Arbeit aufteilen. Dringende Aufgaben werden vorgezogen: Rauch aus der Lüftungsanlage, und das Wartungsteam ist schneller zur Stelle als die Feuerwehr. Ein Brand auf einer Kinderintensivstation wäre eine Katastrophe. Krankenhäuser bereiten sich, so gut es geht, darauf vor, und die Pflegekräfte auf einer Kinderintensivstation absolvieren jährliche Brandschutzübungen.

»Was, wenn man einen Patienten nicht verlegen kann?«
»Dann lassen Sie ihn zurück.«

»Was, wenn man mehr Patienten hat als tragbare Beatmungsgeräte und Sauerstoff?«

»Dann nehmen Sie die, die weniger krank sind, zuerst.«

»Und was passiert mit den anderen?«

Im Behandlungsraum wartet eine Reihe von Beatmungsgeräten darauf, von einem Techniker oder einer Pflegekraft überprüft zu werden. Die Hämofiltrationsgeräte reinigen das Blut von schädlichen Substanzen, etwa Harnstoffen, dann fügt man eine spezielle keimfreie Lösung hinzu. Anschließend wird das gereinigte Blut dem Patienten wieder zugeführt, sodass diese Dialysegeräte die Aufgabe der Nieren übernehmen. Giovanni Alfonso Borelli (1608 – 1679) war ein Mathematiker aus Neapel, dessen berühmtes Werk, *De motu animalum* (»Die Bewegung der Tiere«), den Filtervorgang zum Thema hat: »Urin wird infolge der Enge und Konfiguration der Gefäße in den Nieren mechanisch von Blut getrennt.«

Das Verständnis der Nieren und die Pflege von Kindern, die einer Hämofiltration bedürfen, erfordern bis zum heutigen Tag gute Kenntnisse in Mathematik. Die großen Beutel mit der Filtrationsflüssigkeit liegen auf speziellen Waagschalen, so wird sichergestellt, dass das zirkulierende Blutvolumen des Patienten immer ausgeglichen wird. Die Tabellen, auf denen der Flüssigkeitsausgleich eingetragen wird, sind außerordentlich kompliziert und wichtig. Die Beutel mit den Abfallstoffen haben eine Farbe, die sich zwischen Stroh und seit Jahren abgelaufenem Senf bewegt. Was hinausgeht, muss auch wieder zugeführt werden. Trotzdem ist das System nicht absolut sicher. Eine Krankenschwester, mit der ich zusammenarbeitete, stellte einmal aus Versehen ihre Handtasche auf einer dieser Waagschalen ab, woraufhin das Gerät in null Komma nichts viel zu viel Blut durch den Dialysekatheter abpumpte. Der Dialysekatheter ist ein dicker Schlauch in der Jugularvene des Patienten. »Dialysekatheter durchspülen, Dialysekatheter durchspülen!« – das sind Worte, die keine Stationsleitung hören will.

Die Arbeit auf der Kinderintensivstation verändert die Sicht auf das Leben. Ein schwieriger Tag bedeutet, dass ein Kind stirbt, und jene, die sich um das Kind gekümmert haben, fragen sich, ob sie etwas anders hätten machen müssen, etwas übersehen haben – oder schlimmer noch, ob sie irgendetwas getan haben, das zum Tod des Kindes beigetragen haben könnte. »Ein schwieriger Tag auf der Kinderintensivstation ist nicht, wenn ein Kind stirbt, sondern wenn man es aus Versehen umgebracht hat«, meint ein Arzt halb im Scherz zu mir. Wir pflegen Kinder, die uns ein Leben lang verfolgen, während wir über unsere Taten grübeln und unsere Fehler wie einen Mantel mit uns herumtragen. Jeder weiß, dass eine Dinnerparty mit medizinischen Profis oft in gruselige Unterhaltungen ausartet, ein makabrer Sinn für Humor ist ihnen nicht abzusprechen. Es ist eine Form der Bewältigung, über Jahre hinweg entwickelt. Das bringt der Alltag mit sich. Doch obwohl wir uns alle erdenkliche Mühe geben, mit bestimmten Dingen fertigzuwerden, können wir manche Patienten nie vergessen.

Ich bin sicher, dass einige Fälle zu posttraumatischen Belastungsstörungen führen – auch wenn die Pflegekräfte dies niemals zugeben oder sich deswegen behandeln lassen würden. Aber es kommt vor, dass sie – wie auch Ärzte – die Lage nicht nur irgendwie meistern, sondern lediglich überleben. Ähnlich bestimmten Patienten. Die Arbeitsmoral von Pflegekräften und Ärzten aufrechtzuerhalten bezeichnete der schwedische Narkosearzt Göran Haglund, der 1955 die erste Kinderintensivstation gründete, als eine der größten Schwierigkeiten. Für den Wiener Psychoanalytiker Sigmund Freud wurzelte Moral in der Bindung von Mitgliedern einer Gruppe, die alle denselben Anführer bestimmt und damit ihr eigenes ideales Ego ersetzt haben (also das innere Bild von sich selbst oder dem, der man werden möchte). Ich diskutiere mit Dusan über den Gott-Komplex eines anderen Chefarztes, den wir beide kennen. »Wenn man an der Spitze eines hierarchischen Systems steht, was passiert dann mit der eigenen Moral? Wenn man ganz oben in der Nahrungskette steht und sämtliche Entscheidungen treffen muss, was geschieht dann mit dem eigenen Ego?«

Die geistig-seelische Verfassung ist bei Pflegekräften und Ärzten unterschiedlich ausgeprägt, und ich habe den Eindruck, dass Ärzte, mit denen ich auf der Kinderintensivstation arbeite, besser in der Lage sind, emotionale Erschütterungen wegzustecken, oder Verdrängungsmechanismen entwickelt haben (die möglicherweise gesund sind oder auch nicht). Forschungen zufolge sind Pflegekräfte besonders anfällig für moralischen Schmerz. Es ist seltsam, aber irgendwie bin ich froh darüber. Wer keine Schmerzen mehr empfindet, erleidet die schwersten Verletzungen.

Doch auch ich brauche Schutzmechanismen. An den meisten Tagen gehe ich nach Hause und vergesse die

Kinder, die ich gepflegt habe. Wie Menschen in anderen Jobs gelingt es mir, dafür zu sorgen, dass die Arbeit nach der Schicht keinen Platz in meinem Kopf bekommt. Doch heute wird das schwierig. Mahesh ist siebzehn, leidet an Muskeldystrophie (Muskelschwund) und braucht lebenserhaltende Geräte, um atmen zu können. Mahesh und ich sind mehr als Patient und Krankenschwester; wir werden Freunde. Er ist lustig, und er hat Spitznamen für uns alle, die er – da er nicht sprechen kann – mit seiner zittrigen Handschrift aufschreibt. Mich nennt er Scruff, Vogelscheuche (in meinem Pferdeschwanz steckt immer ein Stift, ich trage abgewetzte Schuhe und notiere mir Termine und Türcodes auf den Handrücken). Mahesh ist am Ende seines Lebens angelangt. Seine Familie und er haben die Entscheidung getroffen, einen Luftröhrenschnitt abzulehnen, und er soll auch nicht erneut intubiert werden, ihm soll kein Beatmungsschlauch in den Mund oder die Luftröhre gesteckt werden. Schon seine Anatomie würde es nicht mehr zulassen: Sein Beatmungsschlauch ist der kleinste, den wir haben, und verhilft ihm nur zu wenig Luft. Seine Familie verabschiedet sich gerade von ihm, sie verbringt die letzten Wochen bei ihm.

Meine Aufgabe besteht darin, es ihm so angenehm wie möglich zu machen und vor allem sicherzustellen, dass sein instabiler Beatmungsschlauch nicht ausfällt. Wenn es dazu kommt, stirbt er, da die Familie ja den Entschluss gefasst hat, ihn nicht mehr zu ersetzen. Ich muss vorsichtig sein. Deshalb habe ich den Tubus immer im Auge und erlaube niemandem, Mahesh umzudrehen oder zu bewegen, ohne dass ich dabei bin und den Schlauch festhalte. Jeden Morgen wechsle ich das Klebeband, um es sauber und trocken zu halten, damit es den Tubus richtig festhält. Der Schlauch darf nicht aus seinem Hals herausfallen. Eine einfache Aufgabe: das Klebeband zu wechseln und den Schlauch wieder richtig zu befestigen. Wie die meisten Aufgaben eines Krankenpflegers, wie Menschlichkeit selbst – einfach und dennoch ungeheuer wichtig.

Eines Tages halte ich das neue Klebeband in der Hand parat und schneide das alte ab. Doch ich habe nicht das Band abgeschnitten, sondern den Tubus selbst: die Manschette, die den Schlauch festhält. Ich habe das Plastik durchgeschnitten.

Es ist wie in dem Augenblick, nachdem man sich geschnitten hat und das Blut zu fließen beginnt. Bevor man erkennt, wie schlimm es wirklich ist. Die Sekunden dazwischen. Nur einige Sekunden vor dem Alarm, dem Zischen der entweichenden Luft, dem Blick auf Maheshs verzerrtes Gesicht, der nach Luft schnappt. Seine Augen flattern, blinzeln hektisch. Er keucht lautlos durch den Mund. Das Zimmer füllt sich mit Krankenschwestern und Ärzten. Chaos. Ich bin wie gelähmt. Der Schlauch – das Ding, das Mahesh am Leben hält – ist rausgefallen. Seine letzte Chance, am Leben zu bleiben. Mein entsetzlicher Fehler hat ihn getötet oder zumindest seinen Tod beschleunigt.

Wie alle Pflegekräfte lebe ich mit zu vielen Erinnerungen, doch manche sind stärker als andere. Ich erinnere mich an jedes einzelne Blinzeln von Mahesh, an jede stumme Träne auf seinem Gesicht, an die Gesichter seiner Eltern, als sie ins Zimmer eilen und sehen, was geschehen ist. Beide sind Ärzte, und obwohl sie anderen Fachrichtungen angehören, verstehen sie, was sie gerade sehen. Nichts entgeht ihnen. Sie schauen mich an. Was ein schlechter Tag auf der Kinderintensivstation bedeutet, wissen nur jene, die hier arbeiten. Mahesh überlebt. Schnell und fachmännisch wird er von dem Viennetta-Eis essenden Chefarzt neu intubiert, einem Mann, vor dem ich trotz unserer unzähligen Differenzen und Schwierigkeiten den höchsten Respekt habe, selbst nach dem Ende unserer zwölfjährigen Beziehung. Unsere Familie hat sich aufgelöst, und wir haben unser Haus verloren. Ich erinnere mich an Mahesh und daran, was mein Exmann regelmäßig tut. Er drückt mir die Zettel mit den Telefonnummern der Leute in die Hand, bei denen unsere Kinder gerade untergebracht sind, und auf der Rückseite steht die Übergabeanweisung von letzter Nacht: »Bett Nr. 5 KR (keine Reanimation), keine Reintubation«.

Ich vergebe meinem Exmann seine schlechten Tage, und davon gibt es viele. Ich weiß nur zu gut, womit es zusammenhängt. Hoffentlich hat auch er mir vergeben.

Ein schlechter Tag auf der Kinderintensivstation ist, wenn man sieht, wie ein Kind sich violett und dann schwarz verfärbt, von außen nach innen, wie es Zehen, Arme oder Beine verliert.

Ein schlechter Tag auf der Kinderintensivstation ist, wenn man sich Blutwerte anschaut und weiß, dass sie inkompatibel mit dem Leben sind, und eine Mutter fragt, ob man die lebenserhaltende Maschine auch abstellen würde, wenn es sich um das eigene Kind handelte.

Ein schlechter Tag auf der Kinderintensivstation ist, wenn man ein Kind pflegt, das eine so schlimme Kopfverletzung hat, dass man ein Loch in seinen Schädel bohren muss, damit die überschüssige Flüssigkeit abfließt, und anschließend mit ansehen muss, wie Teile des geschwollenen Gehirns auslaufen.

Ein schlechter Tag auf der Kinderintensivstation ist, wenn man ein Kind mit Bewegungsstörung vor sich hat, das nicht aufhören kann zu zappeln, ständig zuckt, immer angespannt ist, schwere Muskelkrämpfe hat, und man weiß, dass das nie ein Ende haben wird und Folge einer Maserninfektion ist – und die Eltern einen fragen, ob es ihre Schuld ist, weil sie das Kind nicht haben impfen lassen.

Ein schlechter Tag auf der Kinderintensivstation ist, wenn man die Pflege abbricht, also einem Kind etwas wegnimmt, das es am Leben erhält. Wenn man Leben beendet. Und damit irgendwie klarkommen muss.

Ein schlechter Tag ist, wenn man weiß, dass das Kleinkind, das sich im Kindergarten an einem Stück Fleisch verschluckt und einen Herzstillstand erlitten hat, jetzt wieder stabil ist, sein Gehirn aber aufgrund des mangelnden Sauerstoffs innerhalb der nächsten vierundzwanzig bis achtundvierzig Stunden anschwellen und mit hoher Wahrscheinlichkeit einen schweren Gehirnschaden hinterlassen wird, sodass es nie wieder laufen, sprechen oder lächeln wird.

Ein schlechter Tag ist, wenn ein Kind, das mit dem Epstein-Barr-Virus infiziert ist, eine dermaßen empfindliche Haut hat, dass sie sich teilweise auflöst, wenn man sie berührt, egal wie vorsichtig, obwohl man sie mit

Frischhaltefolie umwickelt hat. Wenn ein Stück des Kindes verloren geht. Oder ein Stück der Pflegekraft.

Ein schwerer Tag auf der Station ist, wenn man ein Kind auf dem Schoß hat, das im Sterben liegt, und das Kind allein ist, weil seine neue Betreuerin ihre anderen Kinder gerade nicht unbeaufsichtigt zurücklassen kann und man nicht weiß, wo sich die leibliche Mutter aufhält. Wenn man ihm über den Kopf streichelt, während es zum letzten Mal atmet, selbst wenn man es erst vor drei Stunden kennengelernt hat.

So tragisch die Kinderintensivstation auch ist, man darf nicht vergessen, dass es in den meisten Teilen der Welt etwas Vergleichbares nicht gibt. Man muss wissen, dass Kinder, die wir in Großbritannien und anderen westlichen Ländern auf der Kinderintensivstation pflegen, an anderen Orten der Welt einfach sterben.

Noch lange, nachdem mein Exmann und ich uns getrennt haben, weine ich, bis ich keine Luft mehr bekomme, mein Gehirn im Nebel versinkt, meine Haut sich pellt, selbst meine Knochen schmerzen. Am schlimmsten ist es für mein Herz. Ich habe ständige Brustschmerzen, Kribbeln im Nacken, Taubheitsgefühle. Mein Verdauungssystem – schon in den alten hebräischen Schriften galt der Darm als Sitz der Gefühle: Trauer, Freude und Schmerz – macht mich vollkommen krank; ich kann weder essen, schmecken noch riechen. Meine Nieren schmerzen, vielleicht weil sie – wie einst allgemein vermutet wurde – der Sitz des Denkens sind. (In vielen Versen der Bibel wird behauptet, Gott habe die

Menschen auf Herz und Nieren geprüft.) Natürlich halte ich das für Unsinn. Unser Verdauungssystem ist nicht der Sitz von Gemütsbewegungen, obwohl es von ihnen beeinflusst werden kann. Die Nieren sind mechanische Filter. Trotzdem fühle ich mich krank, und dann habe ich monatelang Rückenschmerzen, jedes Mal, wenn ich meine Kinder ansehe.

»Es ist besser, wenn wir beide getrennt und glücklich sind statt zusammen und unglücklich«, erkläre ich meiner Tochter.

»Nein, das stimmt nicht«, entgegnet sie offen. »Zusammen und unglücklich wäre besser für uns.«

Sie würde also, um im Bild zu bleiben, lieber auf der Intensivstation bleiben, als das Risiko einzugehen, zu leben oder zu sterben. So wie die Eltern eines Kindes die Entscheidung von Ärzten und Pflegekräften anfechten, die gegen weitere lebenserhaltende Maßnahmen sind, hätte sie es lieber, wenn wir am Leben blieben und unglücklich wären, weil der Kummer über unseren Tod viel größer für sie ist.

Für mich wird die Krankenpflege zu einer lebenserhaltenden Maßnahme. Eins der größten Geschenke, das sie mir macht, abgesehen von meinen wunderbaren Kollegen, einer klaren Struktur und einer sicheren Arbeitsstelle, ist der tägliche Hinweis darauf, dass es immer jemanden gibt, der noch schlimmer dran ist als man selbst. Es ist ein erschreckendes und zugleich tröstliches Geschenk. Die Zeit verfliegt. Die Krankenpflege ändert sich, sie wird intensiver, und jetzt habe ich eigene Kinder. Ich muss die Zähne zusammenbeißen und das Bild von ihnen verdrängen, es aus dem Fenster der Kinderintensivstation hinauswerfen, weit weg vom Krankenhaus. Doch jeden Abend, wenn ich nach Hause komme und meinen Kindern einen Gutenachtkuss gebe, bin ich wirklich dankbar, egal wie sehr mein Herz schmerzt.

Wie viele meiner Kollegen arbeite ich nicht nur auf der Kinderintensivstation, sondern nehme gelegentlich an Rettungseinsätzen teil, hole kranke Kinder in Allgemeinkliniken ab und helfe, sie zu stabilisieren, bevor wir sie auf die Intensivstation bringen, damit sie die Spezialbehandlung erhalten, die sie brauchen. Die meisten Krankenhäuser sind nicht dazu in der Lage, notwendige lebenserhaltende Maßnahmen für schwer kranke Kinder anzubieten. Das hat dazu geführt, dass Spezialteams gebildet wurden, die sich wo auch immer dieser Kinder annehmen und sie an einen sicheren Ort bringen. Doch derartige Rettungsteams befinden sich noch in den Anfängen, sodass sie vorläufig aus Pflegekräften und Ärzten bestehen, die auf einer Kinderintensivstation arbeiten. Die Verdrängungsmechanismen, die ich entwickle, um mit den extremen Anforderungen fertigzuwerden, sind nicht immer gesund.

Einmal fahre ich mit Dusan zu einer Allgemeinklinik, und als wir dort eintreffen, ist das Kind bereits tot. Wir versuchen alles, doch es nützt nichts. Ich treffe die Eltern zum ersten Mal, als Dusan und ich in einen kleinen Raum gehen, um ihnen zu erklären, dass ihre Tochter verstorben ist. Wir erklären ihnen, dass wir zu spät gekommen sind und nichts mehr für sie hatten tun können. Wir sagen nicht, dass sie friedlich starb oder keine Schmerzen hatte. Wir bringen es einfach nicht fertig.

Auf der Rückfahrt im Krankenwagen gestehe ich Dusan, dass meine Gefühle nicht stark genug sind. »Es müsste mir viel mehr ausmachen. Ich müsste trauriger sein. Am Boden zerstört. Trotzdem empfinde ich nichts. Vielleicht stumpfe ich allmählich ab.«

Er legt mir eine Hand auf die Schulter. »Wir kannten weder die Familie noch das Kind«, sagt er. »Es hat mit unserem Job zu tun.«

Trotzdem macht es mir Sorgen. Ich habe mich auf die Kinderintensivstation spezialisiert, um nicht nur auf einem Fachgebiet der Krankenfürsorge zu arbeiten, sondern auf allen: um die Extreme menschlichen Lebens zu erfahren. Um mit wachen Augen durchs Leben zu gehen. Stattdessen stelle ich fest, dass ich mich verschließe. Immer weniger fühle. Manchmal fühle ich gar nichts – trotz der grausamen Beispiele von Leid und Schmerz.

Es ist bereits Mittag, als ich endlich frühstücken will und plötzlich das rote Telefon schrillt. Ich werfe meinen Toast in den Mülleimer: keine Möglichkeit, ihn zu essen. Ich verlasse den Aufenthaltsraum und gehe durch den Gang nach links, wo das rote Telefon im Stationszimmer steht. Einer der Ärzte hat bereits abgenommen. Trisha folgt mir wie ein Schatten und erinnert mich daran, wie ich selbst vor vielen Jahren Anna folgte. Ben, der Arzt, macht sich Notizen. Natürlich. Ben ist einer von den Adrenalin-Junkies, die ständig um das rote Telefon lungern, um sofort ranzugehen, wenn es klingelt. Jedes Mal fasst er zusammen, was er alles gehört hat: Fieberkrampf eines Intubierten in Dartford; ein Vierjähriger mit Meningitis; akutes Atemnotsyndrom in Southend. Angekündigt: Lungenversagen; Stevens-Johnson-Syndrom (allergische Arzneimittelreaktionen der Haut); schwere Verbrennungen; Exfrühchen mit atrioventrikulärem Septumdefekt (AVSD; Fehlbildung des Herzens) und jetzt Lungenentzündung; Enzephalitis; Malaria; Sichelzellenkrise, schwere Windpocken – sieht nicht gut aus. Ben nennt uns nicht die Namen der Kinder, nur die möglichen Diagnosen und wie schwer sie erkrankt sind.

Im Stationszimmer steht ein Wagen voller Krankenakten, deprimierend umfangreich, wenn man bedenkt, wie jung die Kinder sind; die meisten sind Säuglinge. Es gibt Computerscreens und kistenweise Röntgenaufnahmen, auf denen die winzigen Skelette unserer Patienten zu sehen sind, Endotrachealtuben, fragile Knochen, jetzt schon verseuchte, fleckige Lungen, wie Reste von Zuckerwatte aus einer Jahrmarktsbude.

Der aktuelle Anruf betrifft ein etwa zweijähriges Mädchen. Charlotte liegt in einer Allgemeinklinik und hat starkes Fieber, eine hohe Herzfrequenz und winzige Spuren eines violetten Ausschlags. Scheint nicht besonders ernst zu sein. Sie ist bei Bewusstsein und spricht. Doch wir verstehen etwas von der Natur einer Sepsis. Das Krankenhaus, in dem ich arbeite, ist auf die Behandlung von Blutvergiftungen spezialisiert, die von Meningokokken verursacht werden. Es handelt sich dabei um eine schwere Infektion im Blutkreislauf eines Kindes – die gefährlichste Infektion überhaupt. Sie kann ein Kind innerhalb weniger Stunden töten. Acht Millionen Menschen sterben jährlich weltweit an einer Blutvergiftung, alle 3,5 Sekunden einer. Es ist eine Immunreaktion, ausgelöst von einer Infektion im Blut, die von Bakterien, Pilzen, Viren oder Parasiten verursacht wurde. Hippokrates hat sie als »Zerfall oder Zersetzung« von organischem Gewebe beschrieben, und ich kann mir keine zutreffendere Erklärung vorstellen. Die Kinder sterben von außen nach innen, ihre Gliedmaßen erinnern an schwarz verfärbte Würstchen, zu lange gekocht, die jeden Moment platzen können.

Erst seit Kurzem nehmen wir die Bedeutung einer Sepsis ernst und haben erkannt, welch maßgebliche Rolle sie spielt. Heute gilt eine Blutvergiftung als Hauptursache für den Tod von Müttern in Großbritannien, in Deutschland ist die Sepsis die zweithäufigste Todesursache bei Kindern.

Als das Rettungsteam eintrifft, hat sich Charlottes Zustand bereits deutlich verschlechtert. Tracy ruft mich an, um zu melden, dass sie unterwegs sind und ich alles vorbereiten soll. »Um den Schock zu behandeln, mussten wir ihr so viel Flüssigkeit zuführen, dass ihre Lunge mittlerweile darin ertrinkt. Sie hat jetzt Schaum vor dem Mund wie ein tollwütiger Hund.« Bei einer Sepsis sterben massenhaft Körperzellen ab, ihre Zerfallsprodukte gelangen ins Blut und lösen einen Amoklauf des Immunsystem aus. Wir pumpen bei jedem Sepsis-Kind jede Menge Flüssigkeit in die Venen, in der Hoffnung, dass sie dortbleibt, bis das Antibiotikum anschlägt, aber im Fall von Charlotte schwimmt das Kind anscheinend förmlich in Flüssigkeit, Blut und Blutzerfallsprodukten. Sie braucht einen Respirator, um das Lungenödem, das wir verursacht haben, zu bekämpfen, und Infusionen mit starken Medikamenten – Adrenalin, Dopamin, Noradrenalin –, damit ihr Herz wirksamer pumpen kann.

Als sie auf der Kinderintensivstation ankommt, warten wir bereits an der Tür. Sie liegt auf einer Trage und ist von Schläuchen umgeben, am Kopfende hat sie ein Beatmungsgerät und am Fußende einen Monitor. Tracy erklärt uns die Einzelheiten, während sie die Trage zum Bettplatz schiebt, wo Dusan sein ohnehin kurzärmeliges Hemd hochkrempelt. Charlotte hat so gut wie keinen Blutdruck mehr. Es ist nicht möglich, sie zu kanülieren, da wir ihre Venen nicht mehr finden. Ich strecke ihr Bein vor mir aus – kalt und blass wie der Ast eines absterbenden Baums – und lege ihr einen intraossären Zugang. Ich bohre die Nadel in den Schienbeinknochen, bis ein plötzliches Knirschen mir sagt, dass ich die richtige Stelle getroffen habe. Pflegekräfte und Ärzte üben dieses Prozedere an Crunchie-Riegeln. Trisha steht neben mir, beobachtet alles und wird grün im Gesicht. Doch für Empfindlichkeiten ist jetzt keine Zeit. Ich gebe ihr ein Dutzend einfacher Aufgaben: »Holen Sie die Flüssigkeit raus, überprüfen Sie die Medikamententabelle und die Kochsalzlösung, schieben Sie den Mülleimer beiseite …«

Es gelingt uns, Charlotte wiederzubeleben und an weitere Geräte anzuschließen, die die Rolle ihrer ausgefallenen Nieren übernehmen, auch an ein hochkompliziertes Beatmungsgerät, das sie braucht, weil ihr Sauerstoffgehalt so niedrig ist. Der Oszillator hört sich an wie ein Generator, der unentwegt brummt, doch Charlottes Brust zittert nur ein bisschen, kein richtiges Ein- und Ausatmen. Der Laktatwert misst den Säuregrad im Blut eines Menschen, an ihm lässt sich zuverlässig ablesen, ob ein Patient an einer Sepsis sterben wird. Ich schreibe mir Charlottes Werte auf. Die Sterblichkeitsrate bei Sepsis-Patienten mit einem niedrigen Blutdruck und einem Laktatwert, der höher ist als 4 mmol/l, liegt bei über 46 Prozent – ist also hoch. Charlotte hat so gut wie keinen Blutdruck. Und ihr Laktatwert liegt bei 9 mmol/l.

Der violette Hautausschlag hat sich ausgebreitet. Bei der Übergabe, lange nachdem meine Schicht längst hätte zu Ende sein müssen, ist mir klar, wie gering die Wahrscheinlichkeit ist, dass Charlotte am Morgen noch da ist. Sie wird mindestens drei Pflegekräfte brauchen, die sich ausschließlich um sie kümmern, und wahrscheinlich wird sie ihre nahezu abgestorbenen violetten Beine verlieren, ebenso die Arme. Kinder, die so krank sind wie Charlotte, reagieren auf eine Blutvergiftung mit einer derart starken Kompensation, dass sie sämtliche nicht lebensnotwendigen Körperteile stilllegen. Charlotte hat sich ihr Blut für die vitalen Organe aufgespart und es aus den anderen Gliedmaßen abgezogen. Ihre Extremitäten werden absterben. Wir markieren die violett-schwarzen Linien mit einem Kuli, um zu beobachten, wie schnell sich das Absterben der Gliedmaßen auf ihr Zentrum zubewegt.

Erwachsene reagieren ganz anders. Dieser Überlebenswille – dieser überwältigend starke körperliche Widerstand gegen den Tod – ist einer der Gründe, weshalb ich immer gern auf der Kinderintensivstation gearbeitet habe. Dieses

Zulaufen auf das Leben. Noch hat Charlotte nicht aufgegeben. Ihr Körper kämpft im Innern, so wie unsere Geräte es von außen tun. Doch ehe ich nach Hause gehe, sprechen wir noch über ihre Laktatwerte und ihre absterbenden Beine und Arme. »Vielleicht müssen wir sie amputieren«, sagt einer der Ärzte. »Rufen Sie das Chirurgenteam hierher, vielleicht kann es sie retten, vielleicht auch nicht. Auf keinen Fall kann sie verlegt werden.«

Ich sehe die Krankenschwester an, die mich ersetzen und wahrscheinlich Charlottes Bein festhalten wird, amputiert man es auf der Station. Sie ist noch ziemlich jung und musste sich in dieser Woche bereits um eine Mutter kümmern, deren Kind im Sterben lag. Die Mutter hatte verzweifelt versucht, das Kind mit einer Herzdruckmassage wiederzubeleben, nachdem die Ärzte es bereits aufgegeben hatten. Außerdem hat die Kollegin eine andere Mutter in die Leichenhalle begleitet. Ich frage mich, ob sie noch echte Tränen weint. Wie sehr die Arbeit sie mitnimmt. Dann sehe ich, dass Trisha weint.

Ich denke über den enormen Preis nach, den Krankenschwestern für all das zahlen müssen, obwohl ihre Arbeit so wenig wertgeschätzt wird. Ein Chirurg wird kommen und Charlottes Bein amputieren. Dann wird er wieder weggehen. Die großartigen Kinderärzte auf der Intensivstation werden der Familie erklären, was gerade passiert und warum. Dann werden auch sie wieder verschwinden. Die Krankenschwester wird Charlottes Bein festhalten, während es amputiert wird. Dann wird sie sich zehn oder zwölf Stunden lang zu Charlottes Eltern setzen, Charlotte die ganze Nacht überwachen, während die Eltern ihr tausend Fragen stellen, die sie den Ärzten gegenüber nicht geäußert haben: Hat sie Schmerzen? Wird sie wieder laufen können? Wird sie überleben? Kann sie mich hören? Wie konnte es dazu kommen? Was bedeutet das alles? Glauben Sie, dass sie es schaffen wird? Muss sie sterben? Charlotte müsste längst tot sein. Sie wird ihre Beine und Fingerspitzen verlieren. Das Ausmaß ihrer Erkrankung liegt jenseits unserer technologischen Möglichkeiten. Aber sie überlebt. Oliver Sacks schrieb, dass »der Überlebenswille stärker ist als die Krankheit, ein Wunder«. Charlottes Überlebenswille gibt uns allen Auftrieb. Er ist der Lohn für den Preis, den wir bezahlen. Kinder wie sie erleichtern unsere Arbeit. Sie helfen uns, die Energie zu finden, um sie liebevoll zu pflegen, einem fremden Kind den Vorrang gegenüber dem eigenen zu geben.

Und als Charlotte uns zwei Jahre später besucht, auf ihren Prothesen tapsend, lächelnd, süß, an der Hand ihrer Mutter und mit Pralinen für die Krankenschwestern, lassen wir alles stehen und liegen und scharen uns um sie. Dusan kommt vorbei und bleibt vor Charlotte stehen. »Das gibt's doch nicht! Du siehst ja toll aus.« Sein Blick sucht den meinen. Dieser Blick zwischen uns ist etwas, das sich schwer beschreiben lässt. Ich denke an unsere Gespräche über die Moral der Mitarbeiter und dass dieser kleine Augenblick unserem Team mehr Selbstvertrauen einflößt als alles, was ich mir sonst vorstellen könnte.

Dann taucht Tracy auf. Sie umarmt Charlotte, bis diese anfängt zu husten. »Freches Ding«, sagt sie. »Du hast mich ganz schön auf Trab gehalten, als du hier warst, und warst schrecklich ungezogen.«

Charlotte überreicht ihr die Pralinen und lächelt verschämt.

Tracy zerzaust ihr das Haar. »Schon gut, alles vergeben.« Ich denke an die vielen Sonnenuntergänge, die Charlotte sehen wird. Den goldenen Himmel. »Danke«, wiederholen ihre Eltern immer wieder. »Danke.« Und plötzlich bin ich so gerührt, dass mir der Atem stockt. Ich habe doch noch Gefühle. Noch bin ich nicht ausgebrannt, zum Glück. Es wird noch mehr Charlottes in meinem Leben geben. Charlotte ist wahrhaft lebendig, und ich bin es auch.

9

Knochenarbeit

Trotzdem halte ich an meinen Erfahrungen fest,
trotz allem, weil ich noch immer
an das innere Gute im Menschen glaube.

Anne Frank

Natürlich hat nicht jede Geschichte ein Happy End. Mittlerweile bin ich eine erfahrene Pflegekraft. Doch es gibt so vieles zu lernen, so vieles, das ich noch nicht verstehe. Unablässig denke ich über den Tod nach. Ich bin ständig davon umgeben. Und verstehe nicht, warum lieben Menschen so schreckliche Dinge widerfahren.

»Wenn Jasmins Herz zu schlagen aufhört, würde sie eine Reanimation nicht überleben. Wir würden alles für sie tun, aber keine Herzmassage vornehmen, um es wieder zum Schlagen zu bringen.« Dusan sitzt neben Jasmins Tante und hat seine Hand auf ihre Schulter gelegt, während er mit ihr spricht. Sanft und ruhig erklärt er ihr, dass eine mangelnde Sauerstoffversorgung Jasmins Gehirn so schwer in Mitleidenschaft gezogen hat, dass es teilweise abgestorben ist. Die Schädigung ist so groß, dass sie höchstwahrscheinlich nicht mehr aufwachen wird und man der Natur ihren Lauf lassen muss. »Unsere Mühen wären zwecklos«, sagt er. »Es tut mir so leid.«

Als Pflegekraft muss man den Charakter eines Familienangehörigen einschätzen können. Vermittelt man Informationen auf eine Art, die nicht verstanden wird, kann alles Mögliche schieflaufen: Familienangehörige verstehen beispielsweise nicht, dass ein geliebter Mensch im Sterben liegt, fühlen sich betrogen oder irgendwie ausgetrickst. Ich bin froh, dass Dusan dieser armen Frau erklärt, was mit ihrer Nichte los ist. Er ist ein hervorragender Arzt. Trotzdem findet er meiner Meinung nach nicht die richtigen Worte. »Keine Reanimation ermöglicht einen natürlichen Tod«, sagt er.

»Daran ist nichts natürlich.« Jasmins Tante dreht sich zu mir um. »Was soll das heißen, der Natur ihren Lauf lassen?«

»Sie stirbt«, erkläre ich.

Jasmins Tante steht viel zu sehr unter Schock, um Dusans Narrativ zu verstehen. Sie braucht unverblümte Informationen, um ihn zu überwinden. Sie schluchzt auf. Dann fließen die Tränen. Sie sackt gegen Dusan, und er fängt sie auf. »Es tut mir so leid.« Schließlich richtet sie sich auf, und Dusan reicht ihr ein Taschentuch. »Können wir jemanden für Sie kontaktieren?«

Sie sieht mich an, schüttelt den Kopf. »Könnten Sie bitte einen Priester rufen?«

Jasmin ist ein zwölfjähriges Mädchen und wurde nach einem Wohnungsbrand an ein Beatmungsgerät angeschlossen. Ihr Haar riecht so stark nach Rauch, dass wir Bedenken haben, jemanden aus der Familie zu ihr zu lassen. Jasmins Bruder liegt einige Betten entfernt, auch er wurde an ein Beatmungsgerät angeschlossen, das aber bald wieder abgestellt werden kann. Er ist nicht so gefährdet, er ist stärker. Die Mutter ist tot. Jasmin wurde sediert und liegt im Sterben, ihre Tante will sie aber trotzdem sehen. Der übliche Geruch nach Desinfektionsmitteln ist von dem Rauch verdrängt worden. Die Krankenpfleger legen einen Mundschutz an. Einer bittet um eine OP-Maske. Wir können für diese Familie nicht viel tun, aber noch schlimmer wäre es, wenn Jasmins Tante auch noch den Geruch mitbekommt. Manchmal können wir nichts weiter tun, als die Sache nicht noch schlimmer zu machen. Jasmins Zustand ist so schlecht, dass wir sie nicht bewegen können. Ich halte behutsam ihren Kopf, während meine Kollegin Nadia ihr, so gut es geht, das lange Haar wäscht, Strähnen drückt sie mit ihren Händen in einer kleinen durchsichtigen Plastikschüssel mit Wasser aus. Dieser Geruch dringt in meine Nase und nistet sich tief in meiner Erinnerung ein. Während ich Jasmins Kopf halte, spüre ich eine Veränderung. Doch auf dem Monitor tut sich nichts. Herzfrequenz, Blutdruck und arterielle Sauerstoffsättigung (SaO_2) bleiben unverändert. Das Beatmungsgerät schlägt nicht Alarm, um uns zu warnen, dass sie abgesaugt werden muss. Trotzdem hat sich Jasmin verändert. Sie fühlt sich leichter an – irgendetwas hat sich verschoben. Ihr Kopf ist so leicht wie eine Feder. Ich sehe zu Nadia, auch sie blickt mich an. In diesem Moment wird uns beiden bewusst, dass Jasmin soeben gestorben ist. Sekundenlang rühren wir uns nicht. Halten inne. Danach machen wir weiter, Nadia fährt mit einem dicken Kamm (dem ihrer Tochter, den sie in ihrer

Handtasche gefunden hat) durch Jasmins nasses Haar. Ich halte den Kopf, lasse das schwarze Wasser zwischen meinen Fingern in einen am Boden stehenden Plastikeimer rinnen. Dann bringe ich ihn zum Waschbecken und kippe das Wasser weg. Wieder steigt mir der Geruch nach Rauch in die Nase. Ich schließe die Augen und stelle mir den Häuserblock vor: wie Jasmin und ihr Bruder in ihrem Zimmer liegen und ihre Mutter verzweifelt versucht, zu ihnen vorzudringen. Ich höre die Schreie. Rieche das Feuer. Ich unterdrücke die Tränen, reiße mich zusammen. Jetzt ist keine Zeit, um zu weinen.

Der Priester ist unterwegs, wird aber noch eine halbe Stunde brauchen. Wir können nicht warten. Ich bespreche mit Jasmins Tante, was wir für Jasmin tun können. Sie fragt mich nicht nach meinem Glauben, sondern nach meiner Erfahrung. »Haben Sie das schon einmal gemacht?«

Nicht zum ersten Mal habe ich ein Kind getauft. Auf der Kinderintensivstation haben wir Weihwasser, falls ein Kind im Sterben liegt, die Eltern es noch nicht haben taufen lassen und der Priester es nicht rechtzeitig zu uns schaffen wird. Ich tauche die Finger in das Wasser und zeichne ein Kreuz auf Jasmins Stirn. Wenn es einen Gott gibt, wird er mir vergeben.

Patienten wie Jasmin begleiten mich ein Leben lang. Ich trage den Geruch nach Rauch in mir. Doch ihr Schicksal ist für mich nicht der schlimmste Teil der Pflege. Egal wie schrecklich, wie tragisch und wie falsch – die Pflege lehrt mich, dass es immer etwas gibt, das noch schlimmer ist. Kinder und Erwachsene zu pflegen, die missbraucht wurden – oder auch ihre Peiniger –, das ist meine Achillesferse. Geborgenheit zu vermitteln gehört zu unseren wichtigsten Aufgaben.

In der Klausel 17 im Verhaltenskodex für Krankenpflege- und Geburtshilfekräfte heißt es: *Unternehmen Sie alle notwendigen Schritte, um schutzlose Menschen vor Schaden, Vernachlässigung oder Missbrauch zu schützen.* Krankenhäuser unterhalten ein Heer von Personal, das hauptsächlich damit beschäftigt ist, den Schutz von Patienten zu gewährleisten. Es gibt Krankenschwestern und Ärzte, die allein für den Schutz von Kindern da sind, aufmerksame Hebammen, auf häusliche Gewalt spezialisierte Krankenpfleger und Familienbetreuer, die sich in den Gemeinden um junge Mütter kümmern, die in einer schwierigen Situation sind.

Aber es sind nicht die Krankenhäuser, in denen wir den am meisten gefährdeten Menschen begegnen. Wir gehen an einem einsamen, obdachlosen Teenager in der U-Bahn-Station vorbei. Wir wechseln auf die andere Straßenseite, um Männern aus Rumänien aus dem Weg zu gehen, die unter einer Brücke schlafen. Wir drehen die Lautstärke des Fernsehers auf, wenn wir hören, wie sich unsere Nachbarn streiten. Wir alle verschließen Ohren und Augen vor Missbrauch.

Sky ist eine junge Pflegekraft. Als sie feststellt, dass sie schwanger ist, meldet sie sich regelmäßig krank. Kehrt sie zu ihrer Arbeit zurück, ist sie voller blauer Flecken, die sich trotz des dick aufgetragenen Make-ups nicht gänzlich verbergen lassen, außerdem hat sie Probleme beim Luftholen.

»Was ist passiert?« Ich treibe sie im Aufenthaltsraum in die Enge.

Sie legt einen Arm um ihren Bauch. »Nichts. Ich habe am Wochenende die Wohnung aufgeräumt und bin gestolpert. Irgendwie bin ich gerade etwas ungeschickt.« Sie weicht meinem Blick aus, sieht mich dann doch wieder an und lächelt.

Es gibt andere Anzeichen. Abends geht sie grundsätzlich nicht mit Kollegen aus, aber als wir ein gemeinsames Frühstück nach einer Nachtschicht vorschlagen, um uns von ihr zu verabschieden, ehe sie in den Mutterschaftsurlaub geht – weil wir glauben, dass ihr das besser passt –, winkt sie ab. »Gavin braucht mich zu Hause«, entschuldigt sie sich. »Im Moment ist er ganz besonders besorgt um mich. Er ist wirklich ein Schatz.«

Gavin wartet vor dem Krankenhaus im Wagen. Er kontrolliert Skys Gehalt und gibt ihr ein Taschengeld. Ich mache mir Sorgen um sie, verschließe aber Ohren und Augen. Auch ich war ungeschickt, als ich schwanger war, rede ich mir ein. Gavin vergöttert sie.

Doch drei Jahre und zwei Babys später spricht Sky mich eines Tages an und erzählt mir, wie schrecklich es ihr damals ging. Es begann während der Schwangerschaft. Sie hatte Angst, dass Gavin sie umbringen würde.

»Das tut mir entsetzlich leid« – mehr bringe ich nicht heraus. Dann schwöre ich mir, nie wieder Ohren und Augen vor Misshandlung zu verschließen. Sie ist überall. Skys Angst war berechtigt. Häusliche Gewalt ist die Hauptursache für den Tod von Frauen zwischen achtzehn und vierundvierzig Jahren in Europa, noch vor Verkehrsunfällen oder Krebs. Als Krankenpflegerin und auch als Privatperson komme ich mit vielen Fällen von häuslicher Gewalt in Berührung. Drei meiner Kolleginnen wurden Opfer häuslicher Gewalt.

Schutzmaßnahmen sind Alltag im NHS. In Krankenhäusern sieht man ältere Patienten mit blauen Flecken auf den Oberarmen. Oder unerklärlichen Rippenbrüchen, Kopfverletzungen. Einmal entdecke ich eine hufeisenförmige Narbe auf dem gebrochenen Wangenknochen eines achtzigjährigen Mannes. Auch jüngere Patienten können gefährdet sein, insbesondere solche mit Lernstörungen oder die mit einer ansteckenden Geschlechtskrankheit in die Klinik kommen. Eine Krankenschwester erzählt mir, als wir beide einen Weiterbildungskurs absolvieren, von einem Mann, der schon mehrmals als Patient eingeliefert worden war und mit Sicherheit irgendwie ausgebeutet wird.»Er will uns nicht sagen, wer es ist, aber jeden Monat taucht er mit einem neuen Problem auf. Letzten Monat hatte er Bissspuren an den Genitalien. Menschliche Bissspuren. Er behauptete, sie stammten von seinem Hund.«

Alle Pflegekräfte werden in Sachen Patientenschutz ausgebildet: wie man Missbrauch erkennt, an wen man sich wenden kann und wie man eine mögliche Einweisung in die Psychiatrie kommuniziert. Trotzdem bekommen sie keine Supervision wie klinische Sozialarbeiter. Für die Krankenschwester, die sich die Geschichten der Opfer anhören und die Auswirkungen von körperlicher Gewalt ansehen muss, gibt es keine Betreuung. Ihre Knochen werden bei jedem Fall von Grausamkeit, von Misshandlung härter und spröder, und es gibt einfach zu viele davon. Meine eigenen Knochen sind viel zu hart.

2015 entschuldigte sich die Polizei von Greater Manchester für ihr Versagen in den Jahren 2008 bis 2010, es ging dabei um Mitglieder eines Missbrauchsrings, die minderjährige Mädchen mit Drogen gefügig machten und sexuell ausbeuteten. Sie entschuldigte sich für ihr Versagen, den Missbrauchsvorwürfen nachzugehen, und für ihr Versagen im Umgang mit den Opfern. Keiner der betroffenen Beamten wurde aufgrund seines Fehlverhaltens zu einer Anhörung bestellt, doch Sara Rowbotham, die für ein Kriseninterventionsteam des NHS arbeitete und in mehr als hundert Fällen ihre Besorgnis um die Opfer öffentlich gemacht hatte und wachsam das skandalöse Treiben verfolgte, wurde entlassen.

Wer schützt die Betreuer?

Ich selbst habe in meiner beruflichen Laufbahn zweimal eine Beratung angeboten bekommen. Einmal als Team, nachdem eine Krankenschwester Eltern die Leiche ihres Kindes hatte zeigen wollen und sie diese halb verwest im kaputten Kühlschrank einer Leichenhalle gefunden hatte. Das zweite Mal war, als der Schlauch eines ECMO-Geräts platzte und das gesamte Blutvolumen des Patienten sich auf Wände, Decke, Personal und andere Patienten ergoss. In beiden Fällen lehnten meine Kollegen und ich ab. Ich hätte gedacht, dass sich die Situation heute verbessert hat und Pflegekräfte, die unter extremen Bedingungen auf der

Intensivstation oder in der Notaufnahme arbeiten, regelmäßig eine Supervision erhalten, doch meine Kollegen berichten mir, nein, das sei keineswegs so, und ohnehin hätten sie auch gar keine Zeit dafür.

Dieser Mangel an Verständnis oder Fürsorge für Pflegekräfte, die traumatische Erfahrungen durchmachen, ist nicht neu. Nach dem Ersten und nach dem Zweiten Weltkrieg wurden viele Soldaten wegen Kriegsneurosen behandelt – posttraumatischen Belastungsstörungen. Krankenschwestern, die in Kriegsgebiete geschickt wurden, dagegen nicht. Studien über Kriegerlebnisse und wie sie sich auf die Psyche auswirken, bezogen sich immer nur auf Männer, obwohl neben den Soldaten auch Tausende von Frauen als Krankenschwestern an der Front tätig waren. In ihren Tagebüchern und Briefen beschrieben sie ihre Zeit im Niemandsland, wo sie Angriffe erlitten und teilweise selbst Amputationen durchführen mussten. Oder sie kümmerten sich um Soldaten, die ihre Gliedmaßen verloren hatten, mussten ihre Schreie hören, wenn es nicht genügend Medikamente gab. Aus der Nähe sahen sie Dinge, rochen und berührten sie, Dinge, die in ihr Innerstes eindrangen. Posttraumatische Belastungsstörungen wurden nie mit ihnen in Verbindung gebracht, infolgedessen wurden sie auch nie bei ihnen diagnostiziert oder behandelt.

In den vielen Jahren als Pflegekraft habe ich eine Menge gelernt. Manche Lektionen sind schmerzhaft, andere nur schockierend. Ein Knochengerüst gibt uns Menschen Schutz, ähnlich müssen Pflegekräfte Schutz bieten. Doch dann lerne ich, dass es gar nicht so einfach ist, einem Kind die Knochen zu brechen, da diese weich und biegsam sind: Sie sollen nicht brechen, nicht einmal unter beträchtlicher Kraftaufwendung. Doch für manche Kinder gibt es trotzdem kein Gerüst, keine Pflege, keine Zuwendung, keinen Schutz; der Schaden ist bereits angerichtet.

Ich lerne, wie viel Kraft man aufwenden muss, um einem Kind ein Bein zu brechen. Ich lerne, wie wenig Kraft man aufwenden muss, um eine Blutung im Gehirn eines Babys zu verursachen, man muss es nur ein bisschen schütteln. Trotzdem wird das Kind einen derart schwerwiegenden Gehirnschaden davontragen, dass der Vater, die Mutter oder der Betreuer, der dieses Baby misshandelt, weil er oder sie mit der Situation nicht fertigwird, anschließend wahrscheinlich noch weniger dazu in der Lage sein wird. Ich lerne, dass potenzielle Adoptiveltern keine Kinder mit schweren Gehirnschäden wollen. Ich lerne, dass Adoption nicht unbedingt Sicherheit für ein Kind bedeutet, nachdem ich ein Kind gepflegt habe, das von seiner Adoptivmutter gewürgt worden war. Ich lerne, die abstrakten Gemälde auf Kinderhaut zu dechiffrieren, und ich lerne erschreckende Wahrheiten: »Die Male weisen darauf hin, dass das Kind in kochend heißes Wasser getaucht wurde und die Beine gehoben hat, um nicht verbrüht zu werden. Doch das Verbrennungsmuster auf dem Po zeigt, dass es trotzdem eingetaucht wurde.«

Was für eine Erfahrung: Verbrennungsmuster auf den Beinen und auf dem Po eines Kindes!

Ich lerne das Münchhausen-Stellvertreter-Syndrom kennen, das heute Münchhausen-by-Proxy-Syndrom (MBPS) genannt wird. Eine Psychose, bei der der Betreuer (in 90 Prozent der Fälle die Mutter) eine Krankheit erfindet, damit das Kind in ein Krankenhaus eingewiesen wird. Eine Mutter bringt auf der Kinderstation die Ärzte mit einem Trick dazu, dass ihr Sohn unnötige und schmerzhafte Prozeduren über sich ergehen lassen muss, sogar einen chirurgischen Eingriff. Jedes Mal, wenn ich das Krankenzimmer verlasse, in dem Luke in seinem Bettchen liegt, ist er ruhig, fröhlich und strampelt mit den Beinen. Jedes Mal, wenn ich zurückkomme, steht seine Mutter über ihn gebeugt an seinem Bett, fährt zusammen, wenn sie mich sieht, und Luke schreit. Es ist ein Schrei, der einem durch Mark und Bein geht. Ich bleibe stundenlang bei ihm, verpasse meine Mittagspause, bis mein Magen knurrt, weil ich mir sicher bin, dass seine Mutter Luke irgendwie Schmerzen zufügen muss. Später diagnostiziert man das Münchhausen-by-Proxy-Syndrom bei ihr. Sie wird therapiert und erholt sich.

Das Krankenhaus verfügt über ein Team von Sozialarbeitern, spezialisiert auf Kindesschutz, psychische Gesundheitsfürsorge und Geriatrie. Der Kinderschutzberater kommt zusammen mit dem Gesundheitsbeauftragten einmal in der Woche auf die Station, um Fälle potenziellen oder tatsächlichen Missbrauchs zu besprechen – von Kindern, die sich in einer Notlage befinden, gefährdet sind oder bereits unter Misshandlung leiden. Manchmal erscheint auch eine Schulkrankenschwester. Sie arbeitet an verschiedenen Schulen in der Innenstadt von London und hat nur wenig Zeit. Die Tage, an denen jede Schule ihre eigene Krankenschwester hatte, um die Kinder auf Läuse zu untersuchen, ihr Gewicht und ihre Größe festzuhalten, sind vorbei. Sie ist schon lange als Schulkrankenschwester tätig. »Ich vermisse verstauchte Knöchel«, sagt sie, »oder Sprays gegen Asthma. Heute müssen sich Schulschwestern um Massenvergewaltigungen oder Initiationsriten mit Schlüsseln kümmern, dabei werden Unterarme tatsächlich mit einem Schlüssel aufgeritzt, um eine Narbe in vorgeschriebener Form zu hinterlassen. Wir haben mit Autoaggression und Angststörungen zu tun, mit pädophilen Belästigungen im Internet, außerdem müssen wir über Drogen aufklären, über ansteckende Geschlechtskrankheiten und wie man verhütet. Und damit fangen wir schon in der Grundschule an. Ich habe Zwölfjährige, die bereits die Pille nehmen. Bei meiner Arbeit geht es hauptsächlich – wie bei der Gesundheitsvorsorge – um den Schutz von Kindern.«

Während meiner Zeit als Kinderpflegerin lerne ich, was das heißt, es sind für mich die denkbar härtesten Lektionen: Schleudert man ein Kleinkind gegen die Wand oder wirft es die Treppe hinunter, kann man ihm Verletzungen beibringen, an denen es ein Leben lang leiden wird, etwa hartnäckige Krampfanfälle, bei dem ein Baby so steif wird, dass man ihm nicht einmal die Windeln wechseln kann. Ich weiß noch, wie ich es einmal versuchte. Und diese Anfälle bleiben.

Katie ist erst acht Monate alt und liegt schon eine ganze Weile auf der Station. Sie wurde gesund geboren. Doch als ich ihr zum ersten Mal begegne, sind ihre Muskeln versteift.

Sie hat einen schweren Hirnschaden infolge umfangreicher körperlicher Verletzungen. Die Ärzte lassen ihren winzigen Körper neunzehnmal röntgen. Der Befund weist auf mehrere Knochenbrüche hin. Man diagnostiziert eine Gedeihstörung, obwohl sie bei uns so schnell an Gewicht zunimmt, dass wir davon ausgehen, dass man sie bewusst verhungern lassen wollte. Ihr Bauch ist mit Narben übersät, die von Verbrennungen mit einer Zigarette herrühren. Sie hat chronische Schmerzen, trotz meiner Bemühungen, sie zu beruhigen. Stundenlang streichle ich ihr Köpfchen und versuche, sie in eine Windel zu wickeln, doch ihre Hüften und ihre Beinchen sind dermaßen verkrampft, dass es fast unmöglich ist. Tränen steigen mir in die Augen, wenn sie schreit, und ich bemühe mich, mir nicht auszumalen, was ihr zugestoßen ist. Was ihre eigenen Eltern ihr angetan haben. Die Medien bringen uns bei, uns vor Fremden in Acht zu nehmen. Dass Fremde Kinder misshandeln und verletzen. Meine Arbeit hat mir etwas anderes gezeigt: Es sind die Familien, die ihre Kinder misshandeln und umbringen. Eltern. Betreuer. Die Menschen, denen wir am meisten vertrauen müssten.

Menschen können sehr fürsorglich sein. Aber auch sehr grausam. Eine Pflegekraft muss Mitgefühl zeigen, darf nicht den Stab über jemanden brechen, muss sich in die Lage anderer Menschen versetzen können. Doch Gewalt gegen Kinder erfüllt mich mit Abscheu. Ich kann mir niemanden vorstellen, den ich mehr verurteile als Katies Eltern. Ich verbringe viele Stunden mit ihnen, bin bestrebt, mich nur auf meinen Atem zu konzentrieren. Gebe mir Mühe, ihnen in die Augen zu schauen und sie nicht zu bewerten für das, was sie getan haben.

Katie kann ich nicht helfen.

Aber eines Tages adoptiere ich selbst ein Kind.

Zum Adoptionsprozess gehört auch eine zweitägige Schulung bei Sozialarbeitern, auf der man über die Kinder spricht, die für eine Adoption vorgesehen sind, und über die eigenen Beweggründe, eine solche Entscheidung zu treffen. Trotzdem fehlen mir die Worte, um von Katie zu erzählen oder von den anderen Kindern, die ich versorgt habe und die gelitten haben.

Ich weiß mehr als die meisten Personen im Raum darüber, warum Kinder adoptiert werden müssen. Die Sozialarbeiter versuchen nicht, den angehenden Adoptiveltern Angst zu machen, weisen aber darauf hin, dass in Großbritannien nur selten Kinder zur Adoption freigegeben werden. Stattdessen nimmt man sie ihren Familien weg, weil sie misshandelt wurden oder das Risiko einer Misshandlung besteht, da die leibliche Familie ernsthafte psychische Probleme, ein Problem mit Alkohol oder anderen Drogen hat oder eine Mischung von alledem. Ein Missbrauch kann sexueller, emotionaler oder körperlicher Art sein oder auch eine Kombination aus alledem. »Wir sprechen nicht von Eltern, die ihren Kindern morgens nicht das Gesicht waschen«, erzählt ein Sozialarbeiter, wenn die Rede davon ist, dass Vernachlässigung die schlimmste Art von Misshandlung sein kann, »sondern davon, dass man kleine Kinder wochenlang allein lässt, dass sie aus Mülleimern essen, in manchen Fällen sogar ihr eigenes Erbrochenes essen.«

Doch das schreckt mich nicht ab. Ich habe die Menschheit von ihrer besten und ihrer schlechtesten Seite gesehen, und trotz allem glaube ich – wie alle Pflegekräfte, da bin ich mir sicher –, dass die meisten Menschen von Natur aus gut sind. Die Eltern, die ihre Kinder misshandeln, sind oft selbst adoptiert worden. Ich denke an Mandy auf der Neonatologie. Eine leibliche Mutter, die ihre Babys misshandelt hat, sowohl vor als auch nach der Geburt, wenn auch nicht bewusst. Und dass wir weder über ihre eigene Kindheit noch die ihrer Mutter je gesprochen haben.

Unser Sohn kommt im Alter von achtzehn Monaten zu uns, und ich trage ihn sechs Monate lang auf den Hüften. Er ist ein großes Kind, aber nicht mein eigenes. Deshalb behandele ich ihn so, als wäre er es, versuche ganz bewusst, das nachzuholen, was wir beide verpasst haben. Ich versuche, mich voll auf ihn zu konzentrieren, alles für ihn zu tun, damit zwischen ihm und mir die Bindung entsteht, die wir entwickelt hätten, wenn er in mir herangewachsen wäre. Er fühlt genauso. Natürlich ist er mit knapp zwei Jahren körperlich in der Lage, eine Flasche zu halten, tut es aber nicht. Stattdessen kuschelt er sich an mich, als wäre er gerade erst zwei Wochen alt, und ich halte ihm die Flasche an den Mund und schaue ihm beim Trinken zu. Nur dann nimmt er Blickkontakt zu mir auf. Nur dann fühlt er sich sicher. Ich gebe ihm so lange die Flasche, bis er wortwörtlich aus seinem Stramplerdasein ausbricht wie der *Unglaubliche Hulk*. Ich spüre, dass unser Blickkontakt in dieser Zeit wichtiger ist als alles andere.

Ich habe außerdem eine vierjährige leibliche Tochter und ein Buch, das demnächst erscheinen soll und dessen Fahnen ich korrigieren muss. Ich bin so erschöpft, dass Schlaf keine Abhilfe bringt, während ich mich anstrenge, dem Trauma meines Baby-Sohnes und den Bedürfnissen meiner vierjährigen Tochter gerecht zu werden. Jeden Abend lese ich der Vierjährigen aus einem Buch vor, und manchmal schlafe ich über *Ein Tiger kommt zum Tee* oder *Die kleine Raupe Nimmersatt* einfach ein. Einmal wache ich im Dunkeln auf und entdecke, dass meine vierjährige Tochter das Buch zugeklappt und mich zugedeckt hat.

Trotzdem dauert es nicht lange, bis mein Sohn nicht mehr mein Baby ist. Er ist ein Fremder. Monatelang leben wir so. Er küsst mich, aber nur durch eine Glasscheibe, krabbelt dazu auf die andere Seite der Glastür. Überall im unteren Drittel sind die Spuren seiner Küsse sichtbar. Ich wische sie nie ab. Ich denke an den Jungen, den ich Jahre zuvor gepflegt habe; Rohan hatte einen schweren Immundefekt und musste wegen seiner Krankheit hinter Glas leben. Auch mein Sohn hat sich hinter eine Wand aus schützendem Glas zurückgezogen. Er hat viel zu viel Angst, um mich rückhaltlos zu lieben.

Dafür liebt er seine Schwester auf den ersten Blick. Und sie ihn auch. Sie folgt ihm auf Schritt und Tritt wie ein beschützender Schatten. Abends finde ich sie an seinem Bett, wo sie seinen Kopf streichelt, während seine weit aufgerissenen Augen ihr entgegentanzen. Sie geht sanft mit ihm um, körperlich wie seelisch: Offensichtlich versteht sie, wie verletzt er ist. Während der Schulung hat man mir erklärt, dass bei Familien mit eigenen leiblichen Kindern das Risiko höher ist, dass das adoptierte Kind zurückgesetzt, nicht angenommen wird. Ein leibliches Kind kann extrem eifersüchtig reagieren.

Wir machen die entgegengesetzte Erfahrung. Meine Tochter liebt ihn über alles. Wenn ich ihm etwas verweigere, wird sie wütend. Wenn ich mit ihm schimpfe, stellt sie sich zwischen uns wie eine schützende Wand. Sie bringt eine endlose Geduld auf, liest ihm immer wieder aus einem Bilderbuch vor, in dem es über die Gesichter von Babys und ihre Gefühle geht. Man sagt mir, dass Kinder, die adoptiert werden, Probleme haben, sich in andere einzufühlen. Mein Sohn fühlt alles, was andere auch fühlen. Wenn er ein Bild von einem lachenden Baby sieht, lacht auch er. Wenn er das Bild eines Babys sieht, das weint, weint auch er. Jedes Mal. Ich sehe, wie meine Tochter das Bild mit dem weinenden Baby aus dem Buch reißt, und schimpfe mit ihr. Sie sieht mich herausfordernd an: »Ich will aber nicht, dass mein Bruder traurig ist.«

Wir spielen ein Spiel: Er kriecht unter meinen Pullover und taucht dann wieder auf, immer wieder. Er will in meinem Bauch sein, aus mir geboren werden, fast so sehr, wie ich es mir selbst wünsche. Doch meine Arbeit hat mich gelehrt, geduldig zu sein. Jeden Tag versuche ich, ihm das Gefühl von Sicherheit zu vermitteln, und er reagiert darauf. Wie Knochen, die langsam heilen, haben wir unsere Verbindung hinausgezögert, doch ich kann warten. Sanftheit, Verständnis und Spielen lassen unsere Skelette verschmelzen. Die Pflege rettet mich und meinen Sohn vor dem Trauma der Adoption. Wir haben nicht dasselbe Blut, aber dieselben Knochen: Sie sind zerbrechlich, hart und können heilen. Und wie bei der Pflege ist es am Ende nicht ich, die ihn rettet, sondern umgekehrt: Er rettet mich. Meine harten Kanten glätten sich. Ich fühle alles sehr intensiv. Er macht ein besseres Wesen aus mir. Eine bessere Mutter. Einen besseren Menschen.

Nicht alle Familien haben so viel Glück wie wir: 20 Prozent der Adoptivkinder enden letztlich wieder im Pflegesystem. »Alle Kinder, die adoptiert werden müssten, haben besondere Bedürfnisse«, erzählt mir ein Sozialarbeiter. »Sie brauchen keine gewöhnlichen Eltern oder Eltern, die gut genug sind, sondern ein therapeutisches Ambiente und keinerlei Erwartungen.«

»Adoptionen sind verheerend, egal wie sehr man sie schönredet«, erklärt mir eine Freundin. Sie ist selbst vor vierzig Jahren adoptiert worden. »Einem Kind zu helfen, ist nicht dasselbe, wie ein Kind zu retten. Es bedeutet zu akzeptieren, dass das Kind vielleicht niemals gerettet werden kann – und es trotzdem bedingungslos zu lieben.«

Eine Adoption hat große Ähnlichkeit mit der Pflege: Man muss in der Lage sein, einen Fremden zu lieben.

Und wie die Pflege ist Adoption immer etwas Trauriges, denn jedes Kind sollte in der Lage sein, mit seiner Mutter in Sicherheit aufzuwachsen. Pflege bedeutet, dass jemand auf irgendeine Art leidet, aber sie kann auch sehr schön sein. Mein Sohn wächst in Sicherheit auf und wird zum liebenswertesten Menschen, den man sich vorstellen kann. Seine Freundlichkeit färbt auf mich ab. Auf jeden.

Die zwei Dinge, auf die ich in meinem Leben am stolzesten bin, sind die Freundlichkeit meines Sohnes und die Liebe meiner Tochter zu ihm. Seine Beziehung zu meiner Tochter ist das Stärkste, was ich jemals erlebt habe. Mein Sohn hat all das Gute auf der Welt aufgesogen, und meine Tochter liebt ihn, wie die Welt es noch nie gesehen hat. Ihnen beiden eine Mutter zu sein ist das größte Privileg meines Lebens.

10
Schritt für Schritt

Jede Welle, die sich an einer Klippe bricht,
würde meinen, sie stürbe für das Wohl des Meeres;
ihr käme nie in den Sinn,
wie Tausenden von Wellen vor und nach ihr,
sie sei nur durch den Wind entstanden.

Wassili Grossman, Leben und Schicksal

Genauso wie eine Schwangerschaft ist Krebs anfangs unsichtbar, bis man selbst oder jemand, den man liebt, ihn bekommt – dann entdeckt man ihn plötzlich überall. Im Fitnessstudio sieht man eine Frau mit Kopftuch, die auf dem Laufband geht, statt zu rennen. Im Klassenraum des eigenen Kindes den leeren Platz, Lehrer, die flüstern und Tränen in den Augen haben. Krebs ist der Pollen in der Frühlingsluft. Wir alle atmen die Luft ein, doch nur der Wind bestimmt, wo der Pollen sich niederlässt. Und der Krebs ist auf dem Vormarsch, trotz all unserer Anstrengungen. Die Hälfte von uns wird an Krebs erkranken. In Großbritannien wird alle zwei Minuten bei jemandem Krebs diagnostiziert. In Deutschland erkranken jährlich fast eine Million Menschen an Krebs, fast halb so viele sterben an einem bösartigen Tumor. Jeder von uns wird eines Tages auf die eine oder andere Weise davon betroffen sein.

In der Onkologie gibt es immer viel zu tun. So wie auch in der onkologischen Ambulanz, in den Tageskliniken, in denen man eine Chemotherapie erhält. In der Ambulanz, wo die Patienten manchmal auf ihre erste Diagnose warten, gibt es nur Stehplätze. Schlangen von Menschen lehnen an der Wand, sie sind zu dünn, schwitzen, haben Schmerzen. Die Räume sind voller Menschen, die auf die Diagnose des Onkologen und einen Therapieplan warten und hoffen, dass der Hausarzt sich geirrt hat; dass der Röntgenspezialist, der eine Ewigkeit brauchte, um die Scans zu wiederholen, ohne einem in die Augen zu sehen, und dann sagte, er habe etwas entdeckt, das Anlass zur Sorge gäbe, sich getäuscht hat und dass ihr eigener sechster Sinn unrecht hat. Räume voller Menschen, deren Leben sich für immer verändern wird. Ein Raum ohne Boden, Patienten im Schwebezustand, kurz vor dem rasend schnellen Absturz; Patienten, die sich an ihre Zettel klammern und darauf warten, dass die Anzeige über dem Stationszimmer von 73 auf 98 springt. Am Wasserspender sind die Becher ausgegangen und das Wasser auch, und daneben stapeln sich leere Plastikflaschen.

Die Ambulanz ist stets überfüllt, und oft kommt es zu Notrufen, wenn Patienten bei ihrer ersten Chemotherapie anaphylaktische Schocks erleiden. Es ist eine Station ohne Betten, sie hat nur Stühle mit verstellbaren Rückenlehnen. Pflegekräfte hasten zwischen ihnen hin und her, geben die Medikamente für die Chemotherapie als Infusion in eine Vene, setzen Frauen mit Brustkrebs, die verzweifelt versuchen, ihr ohnehin dünnes Haar zu retten, Kühlhauben auf oder bringen Patienten mit schrecklichen Mundgeschwüren Eiswürfel, um ihnen etwas Erleichterung zu verschaffen. Krankenschwestern und -pfleger müssen extrem vorsichtig bei der Vergabe der Zytostatika sein, der Medikamente gegen Krebs. 1942, während des Zweiten Weltkriegs, entdeckte man, dass das auf Stickstoffbasis hergestellte Senfgas, das von den Streitkräften der US-Armee als Kriegswaffe entwickelt wurde, in den Knochenmarkzellen zu toxischen Veränderungen führte. Nach dieser Entdeckung behandelte man die ersten Krebspatienten mit Senfgas, was tatsächlich zu einer Rückbildung der Tumoren führte, allerdings gefolgt von einem raschen Rückfall. Trotzdem war erstmals belegt, dass Tumorzellen durch Chemikalien zerstört werden können. Japanische Ärzte beobachteten, dass das Knochenmark der Atombombenopfer von Hiroshima und Nagasaki vollständig zerstört war. Dem polnisch-amerikanischen Juden Sidney Farber wurde in den Vereinigten Staaten – wie es damals bei Juden üblich war – die Aufnahme zum Medizinstudium verweigert. Stattdessen studierte er Mitte der Zwanzigerjahre in Deutschland Medizin, wenig später kehrte er in die USA zurück, um dann doch noch sein Studium hier beenden zu können an der Harvard University. Er heiratete Norma Holzman, eine Autorin von Kinderbüchern und erfolgreiche Dichterin. Kurz nach dem Zweiten Weltkrieg fand Farber heraus, dass man Kinder mit akuter Leukämie mit dem Medikament Aminopterin (ein Folsäure-Derivat) behandeln konnte, weil es den Prozess blockierte, der mit der Teilung von Zellen einhergeht. Diese Blockade führte zur Entwicklung der modernen

Krebsmedikamente. Ich glaube, dass Farber genauso wie seine Frau auf der Suche nach Sinnhaftigkeit war. Auch Jane Cooke Wright suchte nach dem Sinn des Lebens. Ihr Vater war einer der ersten afroamerikanischen Absolventen der Harvard Medical School. Nach einem Studium an der Kunstakademie trat sie in seine Fußstapfen und wurde 1945 Ärztin. Jane Cook Wright identifizierte bei ihrer Lebensaufgabe, die Chemotherapie zu optimieren, Methotrexat, noch heute ein weitverbreiteter Anti-Krebs-Wirkstoff. Mit dieser Entdeckung rettete sie Millionen von Menschen das Leben. Später arbeitete sie mit der Krebsforscherin Jewel Plummer Cobb zusammen. Sie konnten nachweisen, dass sich mit Methotrexat Hautkrebs, Lungenkrebs und Leukämie bei Kindern wirksam behandeln ließ. Wie Farber und Wright wurde auch Cobb – die Urenkelin eines befreiten Sklaven – wegen ihrer Hautfarbe diskriminiert. Anfangs verweigerte man ihr an der New York University ein Stipendium, wurde aber zu ihrem und unserem Glück nach einem Aufnahmegespräch dann doch aufgenommen. Über ihre Erfahrungen an der University of Michigan, wo ihre Universitätslaufbahn begann, sagte sie: »Schwarze Studenten waren in den Barbecue-Restaurants und der beliebten Pretzel Bell Tavern nicht willkommen. Daher hatte ich zum Mainstream, zum allgemeinen gesellschaftlichen Leben auf dem Campus keinen Zugang.«

Chemotherapeutische Medikamente wirken toxisch. Das Unternehmen Cancer Research UK beschreibt die Chemotherapie als das Knacken einer Haselnuss mit einem Vorschlaghammer. Man kann es auch so beschreiben:

Zytostatika zerstören die Zellaktivität in bestimmten Phasen eines Zellzyklus, allerdings zerstören sie dann auch gleich alles. Die Behandlung von Krebs kann also selbst Krebs auslösen. Pflegekräfte in der Chemotherapie hängen ein »Betreten verboten!«-Schild an den Eingang der Station, um sicherzustellen, dass keine Risiken eingegangen werden. Sie tragen bei den Infusionen einen Kittel, zwei Paar Einmalhandschuhe übereinander, Mund- und Augenschutz und passen auf, dass nichts kaputtgeht. Die Zytostatika werden ganz vorsichtig angefasst, als wären es neugeborene Babys. Krebsmedikamente, die durch ein Missgeschick aus ihrem Behältnis austreten, bereiten größte Sorgen. Sie können eingeatmet werden oder in die Haut eindringen, und das kann das Krebsrisiko für die Pflegekräfte erhöhen. Weil sie die Zytostatika direkt dem Patienten beziehungsweise seinem Körper zuführen, können sich Krebskranke nach der Behandlung kaum auf den Beinen halten, erbrechen Galle, bis sie nur noch würgen, nehmen eine andere Farbe an und riechen anders – als wären sie vergiftet worden.

Marie Curie, eine Polin, die nach Frankreich auswanderte (in ihrer Heimat durften Frauen nicht studieren), bekam zwei Nobelpreise, einen in Chemie und einen in Physik, weil sie zwei chemische Elemente entdeckte, Polonium und Radium. Unter ihrer Leitung wurden erste Studien durchgeführt, die ihre Theorie des radioaktiven Zerfalls belegten. Ihre Erkenntnisse zur Radioaktivität waren die Geburtsstunde der Strahlentherapie. Eine Krebstherapie ist heute oftmals eine Kombination aus Chemo- und Strahlentherapie, verbunden noch mit einer Operation. Dank der medizinischen Fortschritte und der Kenntnisse der Ärzte sind die Überlebensraten mit jedem Jahr gestiegen. Wir verstehen inzwischen, wie wichtig es ist, eine Chemotherapie vorsichtig zu dosieren, wir kennen die Gefahren der Strahlentherapie. Marie Curie erkrankte an einer Art von Krebs, die aplastische Anämie genannt wird. Sie hatte Teströhrchen mit Radium bei sich getragen, die in den Taschen ihres Laborkittels aufleuchteten wie Sterne im Dunkeln über dem Bett eines Kindes – die Schönheit der Chemie. Neben der Therapie gibt es Faktoren, die die Wahrscheinlichkeit reduzieren können, dass man überhaupt Krebs bekommt. Nicht umsonst wird vor bestimmten Substanzen gewarnt, Substanzen, die in Zigaretten, im Alkohol, verbranntem Toast, in Reinigungsmitteln, Pestiziden und asbestverseuchten Räumen zu finden sind. Doch manchmal können Ärzte nicht sagen, weshalb jemand an Krebs erkrankt. Ich wollte herausfinden, weshalb bei meiner sich vegan ernährenden Freundin, die niemals geraucht oder Alkohol getrunken hat, Krebs diagnostiziert wurde, bei einem anderen Freund dagegen nicht, obwohl er bei Kentucky Fried Chicken ein und aus geht, Wein trinkt und jeden Tag Marihuana raucht. Warum eine Freundin mit Mitte vierzig stirbt, eine Frau, die ihr ganzes Leben damit verbrachte, anderen zu helfen, und einen Sohn hinterlässt, der jünger ist als meiner. Ich habe keine Erklärung gefunden. Während ich älter werde und um mich herum die Krebserkrankungen zunehmen, kann ich mir nur immer wieder vornehmen, gut und fröhlich zu leben und das zu schätzen, was uns zu dem macht, was wir sind: Liebe, Einfühlungsvermögen und Hoffnung (und das sind keine materiellen Werte). Ich versuche, mich jeden Tag daran zu erinnern, dass man den Wind nicht kontrollieren kann. Marie Curies Vater »genoss jede Erklärung, die er uns über die Natur und ihre Wege geben konnte«, doch keiner von uns kann die Natur wirklich erklären. (Curies Ehemann Pierre rutschte an einem regnerischen Tag aus, geriet unter eine Kutsche und starb an einem Schädelbruch.) Ja, manchmal gibt es keine Erklärung für den Krebs. Oder für die Karten, die wir ziehen. Doch die Krankheit erinnert uns daran, worum es am Ende wirklich geht.

Ich habe zwanzig Jahre lang als Pflegekraft gearbeitet. Doch erst als mein Vater an Lungenkrebs erkrankt und dann viel zu rasch dem Tod gegenübersteht, beginne ich die Bedeutung von Empathie und der ihr zugrunde liegenden Menschlichkeit zu verstehen. Wenn alles versagt hat – die Chemotherapie, die Radiotherapie und die Operation –, wenn die Hoffnung und das Team von Onkologen, Radiologen, Fachärzten und Krebsforschern das Zimmer verlassen haben, hat die Krankenpflegerin noch etwas anzubieten: Würde, Friede, ja sogar Liebe. Marie Curies Werk endete nicht mit ihrem Tod. Etwa 40 000 Patienten im Endstadium, also Menschen, für die eine aktive Behandlung nicht mehr möglich ist, werden jedes Jahr von Onkologieschwestern gepflegt.

Cheryl, die Krankenschwester meines Vaters, führt eine Pflege durch, die mir natürlich vertraut ist. Sie kümmert sich um die Medikamente, die ihm verschrieben wurden.

Nachdem sie sich gründlich die Hände gewaschen, Handschuhe angezogen und das Plastiktablett, auf dem sie die Medikamente stellen wird, mit Alkohol desinfiziert hat, um eine Infektion zu vermeiden, bricht sie das Ende einer winzigen Glasampulle ab, steckt eine Nadel hinein und zieht die sirupartige Flüssigkeit in die Spritze auf. Sie hält sie vertikal in die Höhe, bis die Bläschen am unteren Ende verschwunden sind, und presst die verbliebene Luft heraus. Aufmerksam überprüft sie Rezept und Dosis doppelt und dreifach. Der Onkologe meines Vaters hat sich für diese Behandlung entschieden, nachdem er mehrere wissenschaftliche Aspekte und patientenspezifische Faktoren berücksichtigt hat: unter anderem den Wirkstoffabbau der Medikamente in Relation zur Organrestfunktion bei Lebermetastasen, die maximale Plasmakonzentration und die unterschiedlichen Rezeptorbindungen von Opioiden.

Cheryl ahnt die Schmerzen meines Vaters voraus, noch ehe sie eintreten, achtet auf seine Körpersprache, hört auf den Tonfall seiner Stimme und nimmt die Lücken zwischen seinen Worten wahr: die Dinge, die ungesagt bleiben.»Mir geht es gut«, sagt er. Seine Stimme ist nur unwesentlich höher als sonst, doch sie hat sich so viele Stunden mit ihm unterhalten und ihm zugehört, dass sie sofort Bescheid weiß. Sie verabreicht ihm die Medizin und setzt sich schweigend zu ihm, lässt fünfzehn Minuten verstreichen, ehe sie etwas sagt, schiebt die Vorhänge erst beiseite, wenn der Schmerz nachlässt. Cheryl weiß, dass das Medikament nicht so gut gewirkt hätte, wenn sie es ihm zu früh verabreicht hätte. Sie weiß, dass sie die Vorhänge nicht öffnen darf, ehe er das Licht ertragen kann, und dass er sonst die Augen viele Stunden länger geschlossen hätte. Sie weiß, wie wenig Zeit ihm noch verbleibt und wie wichtig es ist, dass er die Augen öffnet, um meine Mutter anzusehen. Und meine Mutter ihn. Welchen Frieden ihr das später verschaffen wird.

Ich lerne, dass es bei der Pflege weniger um bestimmte Aufgaben geht, sondern darum, wie man es einem Patienten und seiner Familie so angenehm wie möglich macht. Es ist ein Privileg, Menschen in den schwierigsten, wichtigsten und extremsten Augenblicken ihres Lebens zu begleiten oder in der Lage zu sein, Menschen zu lieben, die einem vollkommen fremd sind. Die Pflege ist wie die Poesie ein Ort, an dem sich metaphorische und prosaische Bedeutungen überschneiden. Ein Loch im Herzen ist ein Loch im Herzen, und die Pflegekraft ist das Ding in der Mitte. Sie steht zwischen der Fähigkeit des Arztes, das tatsächliche Loch zu flicken, und der Angst und dem Verlust des Patienten – dem Loch im übertragenen Sinne. Pflege ist ein unterschiedsloser Ausdruck von Zuneigung, Mitgefühl und Menschlichkeit (oder sollte es zumindest sein). Sie erinnert uns an unsere Fähigkeit, andere zu lieben. Wenn die Art, wie wir mit unseren verletzlichsten Mitmenschen umgehen, ein Maßstab für unsere Gesellschaft ist, dann ist die Pflege der Maßstab unserer Menschlichkeit. Trotzdem ist Pflege ein extrem unterschätzter Beruf. Jeder, der mit Krebskranken zu tun hat, versteht, wie wertvoll Pflege ist, vielleicht weil er weiß, dass es nicht die häufig unmögliche Heilung ist, worauf es letztlich ankommt.

Den Nobelpreis für Physiologie oder Medizin erhielten 1989 die beiden US-Amerikaner J. Michael Bishop und Harold E. Varmus »für ihre Entdeckung des zellulären Ursprungs der potenziell krebserzeugenden sogenannten Retroviren« – sie hatten gezeigt, dass auch in gesunden Zellen krebsauslösende Gene (Onkogene) existent sind. Varmus ist ein Wissenschaftler, ein Virologe, der von Barack Obama zum Leiter des National Cancer Institute ernannt wurde. In seiner Nobelpreis-Dankesrede zitierte er *Beowulf*, und das erinnert mich an Cheryl, die Bedeutung der Pflege eines Krebskranken und wie wichtig Licht und Wärme sind, die ein Pfleger spenden kann. »Beowulf lehrt uns die Bedeutung der großen Hallen von Skandinavien während des schweren Lebens, das die Menschen dort vor mehr als tausend Jahren ertragen mussten – und wie die Konzentration von Licht, Wärme und Lebenskraft in ihnen Trost gegen die Dunkelheit des Winters, die Kälte und die ständige Bedrohung des Todes versprach.«

Die palliative Strahlentherapie wirkt so, als benutze man einen Suppenlöffel, um einen Nagel in den Sarg zu schlagen. Ein Körper ist dabei, sich zu zersetzen, liegt in einem dunklen Kasten gefangen, ist aber noch nicht wieder Teil der Erde geworden. Trotzdem wird die palliative Strahlentherapie zuweilen zur Kontrolle von Symptomen eingesetzt. Ein Tumor drückt auf die Luftröhre des Patienten, sodass dieser langsam erstickt, und die palliative Bestrahlung kann diesen Tumor angreifen und dem Patienten somit einen sanfteren Tod ermöglichen. Einen besseren Tod. Keinen natürlichen, aber einen leichteren. Der Ausdruck »natürlicher Tod« ist in Krankenhäusern weit verbreitet, als wäre es angenehm, eines natürlichen Todes zu sterben. Das ist es nicht. Der natürliche Krebstod sieht unnatürlich aus, ist grauenvoll. Die Betroffenen fangen an zu verfaulen, sie stinken, zersetzen sich, ihre Venen sind aufgebläht und verdreht, sie schwitzen, bis sie zerfließen wie Käse, den man nach einem Picknick in der Sonne vergessen hat. Ein natürlicher Tod kann grausamste Folter sein, und die palliative Bestrahlung, obwohl ebenfalls Folter, ist manchmal die sanftere Variante von Grausamkeit.

Mein Dad stirbt, doch jetzt in Zeitlupe. Trotzdem klammert er sich an jede Stunde und jede Sekunde, die ihm noch verbleiben. Er nimmt so viel Tramadol, dass er nur noch verschwommen sieht, und hat Mühe, lange wach zu bleiben. Doch wenn er kann, gehen meine Mutter und er zum Meeresufer und betrachten die Wellen, das Licht, die Vögel. In den Monaten seines Sterbens sieht er mehr Sonnenauf- und Sonnenuntergänge als in den dreiundsechzig Jahren davor. Sie sind wichtig geworden. Er akzeptiert die palliative Bestrahlung, und ich mache mir Sorgen. Ich möchte, dass sich seine Augen mit Sonnenuntergängen füllen und dass er die Hand meiner Mutter halten kann, und ich will ihn riechen, meinen Kopf auf seine Schulter legen, seinen Pullover einatmen und die Luft zwischen uns spüren – tausend Erinnerungen und das Vergehen der Zeit. Wenn ich neben meinem sterbenden Vater sitze, bin ich nicht Mitte dreißig. Ich bin wieder vier, sitze auf seinen Schultern, und er zeigt auf die Sterne und erzählt mir von den Planeten.

Oder ich bin vierzehn und habe mich gerade von meinem Freund getrennt, und er wiegt mich in seinen Armen, während ich schluchze. Ich bin Mitte zwanzig und reiche ihm meine frischgeborene Tochter, und sein Gesicht strahlt vor Freude, so vollkommen und absolut, wie ich es vorher oder seitdem nie wieder gesehen habe. All das will ich haben.

Am Weihnachtstag gehen wir an den Strand. Normalerweise legen wir nach dem Mittagessen die geplanten Brettspiele beiseite und schlafen auf dem mit Schokoladenpapier übersäten Sofa ein, doch es ist Dads letztes Weihnachten. Wir wissen es, weil weder die Chemotherapie noch die palliative Bestrahlung noch die Steroide angeschlagen haben. Wir wissen es einfach.

Am Strand ist es kalt, die Lippen meines Vaters sind bläulich. Er hasst die Kälte. Einmal trug er in der Sahara einen Pullover, weil es draußen »etwas frisch« war. Und hier ist es der Winter, die Irische See, sind es die sterbenden Knochen. Trotzdem will ich ein paar Fotos machen. Ich versuche, ganz normal zu wirken mit meiner großen Kamera und nehme heimlich ein paar Bilder auf, während ich so tue, als würde ich nach Muscheln suchen. Ich bemühe mich, die Farbe seiner Augen einzufangen, die von Grau zu Blau zu Grün wechselt, je nach Lichteinfall.

Genau diese Farben möchte ich einfangen, möchte dazu mehr Zeit haben, und die palliative Bestrahlung könnte mir einen Tag, vielleicht eine Woche oder gar einen Monat mehr schenken, dass dies möglich wird. Aber ich will auch nicht, dass der Löffel den Nagel so langsam in seinen Sarg schlägt, dass er das Funkeln in seinen Augen verliert, inkontinent wird, Schmerzen hat oder Flüssigkeit aus ihm herausläuft. Ich habe schon so viel gesehen, und es lässt sich nicht einfach ungesehen machen. Wir brauchen keine Kriege oder Verkehrsunfälle, um an die Schrecken des Lebens erinnert zu werden. Dafür haben wir den Krebs.

»Komm rein.« Mein Dad zieht die Bettdecke beiseite und macht Cheryl ein Zeichen.

Sie lacht, herzlich, aus dem Bauch heraus, und notiert weiter etwas. »Du bist ganz schön frech«, sagt sie.

Ihre Blicke kreuzen sich, und beide lächeln.

Es ist der letzte Tag meines Vaters, wir wissen es nicht, im Gegensatz zu Cheryl. Sie bleibt immer in seiner Nähe, zu Hause in seinem Schlafzimmer, in das er zum Sterben zurückkommen wollte. Höchstens geht sie kurz nach unten, um Tee zu kochen oder zu telefonieren oder um Platz zu machen, wenn ich im Zimmer bin. Bei meiner Mutter oder meinem Bruder bleibt sie im Raum. Sie bespricht an diesem Tag keine pflegerischen Maßnahmen mit mir. Heute bin ich die Tochter ihres Patienten. Sie legt mir oft den Arm um die Schultern und schickt mich hinaus, wenn sie meinem Dad hilft, den Toilettenstuhl zu benutzen. Auf dem Gang höre ich, wie sie vor Lachen brüllen.

Ich sitze neben ihm, beobachte meinen Vater und Cheryl und die Freundschaft zwischen ihnen, versuche diese Pflege zu verstehen, die ich mein Leben lang gemacht habe. Meine Mum ist unten, mein Bruder ebenfalls. Ich stelle mir vor, wie mein Bruder meine Mutter umarmt und wie sie schluchzt. Cheryl schaut meinen Vater einen Bruchteil länger an als sonst. Ich folge ihrem Blick, auch wenn es mir schwerfällt, ihn anzusehen. Mein Dad war nie ein großer Mann, und der Krebs hat ihn noch kleiner gemacht. Die Haut hängt um seine ausgezehrten Glieder, er hat eine andere Farbe, nicht unbedingt gelb, aber blass, die tief in den Höhlen liegenden Augen sind an den Rändern ergraut. Er hört nicht mehr. Trotzdem hat er das Hörgerät abgenommen und verständigt sich nur noch schreiend. Er kann nichts mehr schmecken. Das ist das Schlimmste. »Ich könnte genauso gut tot sein. Ich kann ja nichts mehr genießen.« Er sieht sich in Illustrierten Rezepte an, die er niemals kochen wird: Lamm-Tajine, Käsesoufflé, Steinbutt mit Knochenmark und Sellerie, französische Zwiebelsuppe. »Stell dir vor, ich habe noch nie Coq au Vin gekocht. Nicht ein einziges Mal im Leben«, schreit er.

»Aber du hast Ente à l'orange gemacht«, entgegnet Cheryl. »Mit reduzierter Brombeersauce, ausgerechnet. Du hast mir davon erzählt. Und von all den anderen erstaunlichen Gerichten, die du gekocht hast.«

Ich erzähle Cheryl von unserer Kindheit, wie wir in unsere Sozialwohnung in Stevenage kamen und die Fasanen fanden, die mein Vater geschossen und an den Türrahmen gehängt hatte, wie wir einen Freund zum Tee nach Hause mitbrachten und mein Dad gerade dabei war, gefüllte Herzen zu kochen, oder wie er jeden Nachmittag zum Schrebergarten ging und das Gemüse holte, das wir am Abend essen würden. Wie sehr mein Bruder und ich es hassten, die Erde von den Karotten zu kratzen und uns nach den sauberen, mit Pestiziden verseuchten Möhren in Plastikbeuteln sehnten, die wir bei unseren Freunden sahen. Dad driftet immer wieder in einen unruhigen Schlaf, während ich erzähle. Eigenwillig, wie er mit erhobenem Arm schläft, die Hand ruht auf der Stirn, als wäre alles in Ordnung, doch jedes Mal, wenn der Arm herunterrutscht, fährt er hoch. Er stöhnt. Sein Atem ist nun ruhiger.

Als ich aufhöre zu reden, wirft Cheryl ihm erneut einen Blick zu, dann mir. »Ich glaube, wir sollten deine Mutter holen, damit sie bei ihm ist.«

Ich will nicht nicken. Ich will das, was Cheryl andeutet, nicht wahrhaben. Dass Dad jetzt sterben wird. Ich sehe, dass er langsamer atmet, und er ist unruhig, dann wieder ganz still. Aber ich bin noch nicht so weit, mich von ihm zu verabschieden. Noch bin ich nicht darauf vorbereitet.

»Es ist so gemütlich hier drin«, sagt sie. »Und es ist so ein schöner Tag heute.«

Die Vorhänge sind halb geschlossen – Dads Augen sind noch lichtempfindlicher geworden. Doch ich sehe, wie die Sonne den Himmel golden färbt, ein Vogelschwarm tanzt Muster in die Wolken. Auf dem Dach höre ich eine Seemöwe schreien.

Dad stirbt zu Hause, in seinem Bett, meine Mutter hält ihn fest, mein Bruder hält ihn fest, ich halte meine Mutter fest. Kein Schmerz. Nur Würde. Trost. Einen schöneren Tod kann ich mir nicht vorstellen. Wir hatten Zeit, um die Dinge zu sagen, die wir sagen mussten, und jene ungesagt zu lassen, die wir nicht sagen wollten. Meine Mutter hatte Zeit, ihn anzusehen, und er konnte sie ansehen. Wir weinen und lachen. Er bleibt bis zur letzten Sekunde derjenige, der er immer war. Dad ist vorbildlich im Sterben. Meine Mutter hat mir beigebracht, ein volles Leben zu leben, voller Freude, voller Gefühle, Vergebung und Wahrheit. Mein Dad hingegen zeigt mir, wie man stirbt – mit Humor, Würde und ohne eine Spur von Angst. Während sein Körper schrumpft, wächst sein Geist, bis er den ganzen Raum erfüllt. Ich habe trotzdem Angst. Ich sehe, wie der Atem meines Dads langsamer und schwächer wird, ich will meine Mutter und meinen Bruder zur Seite schieben und die Hände auf sein Brustbein legen, versuchen, sein Herz neu zu starten, ihn wiederbeleben, so wie ich so viele andere Menschen wiederbelebt habe. Jede Faser meines Körpers ist darauf trainiert. Doch ich kann meinem Vater nicht helfen. Heute bin ich keine Reanimationsschwester. Ich bin nicht einmal eine Schwester. Ich bin eine Tochter. Und das schmerzt. Alles schmerzt.

Ich sehe aus dem Fenster, halte meine schluchzende Mutter, so fest ich kann, bis sie schließlich aufsteht und mein Bruder sie stützt. Der Himmel hat sich mittlerweile von Gold in das tiefste, unmöglichste Blau verwandelt. Es gibt keinen Mond. Ich lege den Kopf auf die reglose Brust meines Dads, horche auf seinen Herzschlag, so angestrengt wie ich nur kann. Doch er ist nicht mehr da.

Nur wenige Tage nach dem Tod meines Vaters schreibe ich nachts den letzten Absatz meines zweiten Romans *Where Women are Kings*. Ich habe einen Vertrag, bin dabei, einen Entwurf zu korrigieren und war vor Trauer wie gelähmt, solange ich mich um meinen Dad und meine Mum kümmerte. Die zwölfjährige Beziehung mit dem

Vater meiner Kinder ist unwiderruflich in die Brüche gegangen. Einen dunkleren Himmel kann ich mir nicht vorstellen. Doch ich will das, was mir am Herzen liegt, aufschreiben. Das, was gesagt werden muss. Ich weiß nicht, wie es anderen Romanautorinnen geht, aber ich kann mich nicht von meiner Arbeit und meinen Charakteren distanzieren. Ich werde wie Elliott in *E. T.*, ich fühle, was mein Protagonist fühlt. Meine Charaktere werden so real, dass ich von ihnen träume, mich mit ihnen unterhalte, sie sogar anfangen, mit mir zu streiten. Heute Nacht ist es umgekehrt. Mein Protagonist muss das fühlen, was ich fühle. Später werde ich mich mit meinem Lektor über das Ende streiten. Kein Mensch, so sagt er, wird das Buch kaufen, wenn die Hauptperson am Ende stirbt. Aber er spürt, wie sehr ich es brauche. In meinem ersten Roman, *Tiny Sunbirds Far Away*, geht es hauptsächlich um das Überleben, wie manche Familien es schaffen, alles zu überstehen. Aber dieser Roman ist Mitternacht. Schwarzblau, beängstigend und mondlos. Manche Familien können einfach nicht überleben.

Wenige Tage nach dem Tod meines Dads kehre ich zu meiner Arbeit zurück. Ich bin wie betäubt. Kalt. »Wenn ich jetzt nicht zurückfinde, werde ich es niemals können«, erkläre ich meinem Vorgesetzten, der fürchtet, es sei noch zu früh dafür. Doch mein erster Alarm an dem Tag führt mich in die Onkologie. Die Krebsstation ist ruhiger als andere Stationen des Krankenhauses. Die Pflegekräfte bewegen sich langsam, bedachtsamer, sprechen im Flüsterton.

Es gibt mehr Besucher, eine Unmenge von Familien mit geschwollenen Augen versammeln sich draußen vor den Krankenzimmern, noch im Mantel. Zehn Krankenzimmer befinden sich auf jeder Seite des Gangs, dann folgt ein kleines Stationszimmer, in dem Mitarbeiter des multidisziplinären Teams unglaubliche Stapel von Krankenakten durchwühlen. Schmerztherapeuten, ein Team zur Prävention und Eindämmung von Infektionen, Physiotherapeuten, Spezialisten für Wundpflege, Begleiterinnen, die sich mit Trauer und Tod auskennen, Hämatologen, Onkologen, Radiologen ... Der Klinikseelsorger flitzt zwischen den Zimmern umher, bietet gleichermaßen Atheisten, Agnostikern, Muslimen und Christen seelische Unterstützung an, Menschen, die gute und schlechte Zeiten erlebt haben.

Links vom Stationszimmer gibt es einen weiteren langen Gang, danach kommt man in die Hauptstation, in der jedes Bett durch einen Vorhang von den anderen abgetrennt ist und wo Familienangehörige auf Plastikstühlen sitzen. Die Patienten in den Betten sind bis auf die Knochen ausgemergelt, oft kahlköpfig. Je größer der Krebs wird, umso mehr schrumpfen sie. Hier hängen sie an Infusionspumpen, die sie mit Morphin versorgen. Am Ende des Gangs befindet sich ein Raum für Familienangehörige – hier überbringen Pflegekräfte und Ärzte schlechte Nachrichten. Darin sind sie hier Experten, weil sie wissen, dass Ehrlichkeit die einzige Sprache ist, die man versteht, wenn man wie gelähmt ist und friert. »Ihr Mann ist letzte Nacht gestorben. Es tut mir leid«, sagen sie statt: »Er ist im Schlaf friedlich von uns gegangen.«

Die Pflegekräfte rufen Angehörige an, bitten sie ins Krankenhaus und versuchen gleichzeitig abzuschätzen, wie hoch die Wahrscheinlichkeit ist, dass sie unterwegs einen Unfall bauen. »Schaffen Sie es heute Vormittag? Im Augenblick ist sie stabil, trotzdem wäre es besser, wenn Sie kommen könnten.«

Sie verlassen sich auf ihre Erfahrung, ungeachtet aller Vitalparameter oder Blutanalysen. Sie verlassen sich auf unzählige Gesprächsfetzen mit Angehörigen, um die richtigen Worte zu finden, damit sie schnell und sicher im Krankenhaus eintreffen; und wenn sie der Meinung sind, dass sie das nicht schaffen, rufen sie im örtlichen Polizeirevier an, damit die Beamten die Nachrichten persönlich überbringen und die Betreffenden ins Krankenhaus bringen. Auf der Onkologie, erzählt mir einmal eine Fachkraft, sind nicht Blutdruckwerte, Diagnosen oder Pflegepläne das Wichtigste, obwohl diese natürlich auch ihre Bedeutung haben, sondern die Telefonnummern der Familienangehörigen. »Vergessen Sie nie, sich die Telefonnummern leserlich aufzuschreiben.« Es gibt nichts Schlimmeres, als nicht rechtzeitig einen Angehörigen zu kontaktieren.

»Wir brauchen zwei Minuten länger«, sagt Ronald, der Schichtleiter, denn er weiß, dass der Ehemann gleich da sein wird. Er kennt ihn gut genug, um zu wissen, dass er dabei sein muss, wenn seine Frau stirbt. Dass es ungeheuer wichtig für ihn ist. Ronald bittet den behandelnden Arzt, die Herzmassage fortzusetzen, obwohl der Chefarzt dafür war aufzuhören. »Noch eine Runde«, sagt er. »Der Ehemann ist gleich da.«

Ronald weiß, dass der Satz »Sie liegt im Sterben« um vieles tröstlicher klingt als »Sie ist gestorben«, selbst wenn es nur um einen kurzen Augenblick geht. Ihm ist klar, dass man am Schicksal vieler Patienten nichts ändern, doch mit einem winzigen Akt der Menschlichkeit das Schicksal für die Hinterbliebenen erträglicher machen kann. Eine Krankheit betrifft nie nur eine Person. Der Ehemann wird sich nicht an den Arzt erinnern, der die Herzmassage durchführte. Nachdem Wochen, Monate und Jahre verstrichen sind, wird er die Brutalität der Wiederbelebungsmaßnahmen vergessen, das Blut, die Nadeln, die Gewalt, mit der man auf die Brust eines so zerbrechlichen Körpers drückte. Aber er wird sich immer daran erinnern, wie die Hand seiner Frau in der seinen lag, dass er bei ihr war, als sie starb, und ihr die Worte, die er sagen musste, ins Ohr flüsterte.

Ich laufe durch die Station, versuche, mir die Patienten nicht allzu genau anzusehen, doch irgendwie erinnern sie mich alle an meinen Vater. Die gleichen Schlafanzüge von Marks & Spencer, der gleiche trockene Husten, das nicht angerührte Obst auf dem Nachttisch, die Ehefrau, die zu freundlich lächelt. Als ich dem Team in ein Krankenzimmer folge, in dem ein Mann mit einer Sauerstoffmaske auf dem Gesicht sitzt, beiße ich die Zähne zusammen. Einer der Ärzte kommt gerade heraus und zieht sich die Handschuhe aus. »Falscher Alarm«, erklärt er. »Sie befürchteten eine allergische Reaktion des Immunsystems, aber es geht ihm gut.« Das Team verschwindet, einer nach dem anderen, aber meine Füße sind wie angewurzelt. Schließlich bin ich mit dem Patienten allein. Er zieht die Maske herunter und lächelt. »Haben Sie eine Minute Zeit?«, fragt er.

»Ja, natürlich.« Ich setze mich neben ihn und reiche ihm die Zeitung vom Nachttisch, um die er gebeten hat.

»Könnten Sie mir die Ergebnisse vorlesen?« Er schlägt die Zeitung auf der Seite mit den Pferderennen auf. Ich habe einen Haufen Papierkram zu erledigen, und in Kürze beginnt meine Unterrichtsstunde. »Ganz kurz«, sagt er. »Ich will Ihnen keine Umstände machen, aber ohne meine Brille kann ich einfach nichts mehr sehen.«

Ich lese ihm die Namen der Pferde und die Quoten vor.

Hin und wieder stößt er die Faust in die Luft. »Das ist er«, sagt er.

Ich sehe nicht auf, aber ich kann den metallischen Geruch der Chemotherapie durch seine Haut hindurch riechen und höre das Surren der Infusionspumpe. Doch es sind die Pantoffeln, die mir den Rest geben. Ein Paar Pantoffeln, die ordentlich unter dem Bett stehen. Genau wie die meines Dads.

Die Tränen, die ich seit Tagen unterdrückt habe, schießen mir so heftig in die Augen, dass ich das Wasserglas neben seinem Bett umstoße. »Tut mir leid«, sage ich. »Es tut mir so leid.«

Ich springe auf, um das Zimmer zu verlassen, und da ergreift er meinen Arm. Er zieht mich wieder zurück auf den Stuhl, und da breche ich in Tränen aus. Er zieht mich an sich und hält mich fest, an seiner rasselnden Brust, seine Rippen drücken gegen meine Wangenknochen, ich lasse meinen Tränen freien Lauf. Es müssen nur wenige Sekunden sein, doch es fühlt sich viel länger an. Er der Pfleger und ich der Patient.

»Lassen Sie es raus, Mädchen.«

»Es tut mir leid. Es ist so unprofessionell. Ich müsste Ihnen helfen.«

»Unsinn«, erwidert er. »Wir müssen uns alle gegenseitig helfen.«

Ich weine und kann gar nicht mehr aufhören damit, und mit jeder Zelle meines Körpers wünsche ich mir, dass der Krebspatient, der seinen Arm um mich gelegt hat und im Sterben liegt, mein Vater wäre.

Cheryl kommt zur Bestattung meines Vaters. Sie steht im Hintergrund, nah an der Tür, ein wenig abseits von den Freunden und Familienangehörigen, unauffällig und respektvoll. Trotzdem kann ich von dort, wo ich stehe und meine Mutter stütze, die Tränen in ihren Augen sehen. Auch meine Kinder neben uns weinen.

In seiner Rede bedankt sich mein Bruder ausdrücklich bei Cheryl. »Sie half meinem Dad, würdevoll und schmerzlos zu sterben, so wie er es sich gewünscht hatte. Sie sorgte dafür, dass er hin und wieder für eine Weile ins Hospiz ging, wenn meine Mutter es am meisten brauchte. Sie lockte ihn mit dem Versprechen auf Whisky, den er dort auch tatsächlich bekam. Und jedes Mal, wenn ich ihr aus London eine SMS schrieb, war sie da, rund um die Uhr. Als sie wusste, dass er sterben würde, kam sie sogar an ihrem freien Tag. Natürlich war sie eine professionelle Pflegerin. Doch sie war viel mehr als das. Für unsere Familie war sie unsere Pflegerin. Für meinen Dad war sie eine Freundin. Sie liebte meinen Dad. Und mein Dad liebte sie.«

Als ich an der Reihe bin, zittern mir die Beine. Ich trete an das Rednerpult und versuche, meine Mutter nicht anzusehen und nicht an meinen Vater zu denken, wie er hinter mir im Sarg liegt. Ich bin nie um Worte verlegen, doch heute habe ich nichts zu sagen. Stattdessen lese ich die Worte meines Vaters vor – das, was er selbst für diesen Tag geschrieben hat. Cheryl hat mir geholfen, es zu finden. Sie erinnerte ihn an seine Beerdigung, half ihm zu entscheiden, was er wollte. Sie unterstützte meine Mutter bei der Organisation der Bestattung, erklärte ihr, dass sie für den Plan meines Vaters, seine Asche im Meer zu verstreuen, wahrscheinlich eine offizielle Genehmigung bräuchte, bis meine Mutter ihr von einem kräftigen, ortsansässigen Fischer erzählte, der ein Boot hatte und sich nicht um Gesetze kümmerte. »Das ist ein Mann, der Ian gefallen würde«, sagte Cheryl.

Während ich die Worte meines Dads vorlese, sehe ich meine Mum immer noch nicht an. Aber ich werfe Cheryl einen Blick zu. Ich weiß nicht, wie ich sprechen soll. Meine Stimme versagt. Doch ihr fast unmerkliches Nicken gibt mir die Kraft, den Zettel festzuhalten, aufrecht zu stehen und ihn vorzulesen:

»Liebe ist das Einzige, was zählt. Ich spreche von euch und von mir: Die Liebe, die man mit seiner Frau, seinem Mann oder einem Geliebten teilt, mit seinem Sohn und seiner Tochter, und dann jene, die vielleicht die wertvollste ist, die Liebe zu seinen Enkeln. Ich spreche von einer Liebe, die so mächtig ist, dass man das eigene Leben hingeben würde, um sie zu verteidigen. Eine Liebe, die so erhaben ist, dass man einen Blick auf den Himmel erhaschen kann, genug, um daran zu glauben. Vielleicht haben manche von euch ihn bereits gesehen. Vielleicht haben sie genauso viel Glück wie ich. Das ist alles, was ich zu sagen habe. Verliebt euch. Es ist das Einzige, was am Ende zählt. Liebt einander.«

11
Am Ende des Tages

Die Größe und den moralischen Fortschritt
einer Nation kann man daran messen, wie sie mit
ihren schwächsten Mitgliedern umgeht.

Mahatma Gandhi

Sterben ist nicht immer das Schlimmste. Lange zu leben und im Alter Grausames zu erleiden ist ein fürchterliches Schicksal, das vielen von uns bevorsteht. Wir werden krank und sterben oder wir werden alt. Wir können nur hoffen, dass unsere Pfleger liebevoll mit uns umgehen, dass sie mitfühlend und uneigennützig sind. Doch kann man diese Eigenschaften erlernen? Sind sie angeboren oder veränderbar?

Seit Charles Darwin das Argument vorbrachte, dass Moral älter ist als Religion, haben sich Wissenschaftler, Theologen, Mathematiker, Evolutionisten und sogar Politiker mit dem Thema Altruismus beschäftigt, trotzdem ist der Ursprung der Selbstlosigkeit ein Rätsel geblieben. Darwin selbst räumte ein, dass die Vorstellung vom Überleben der am besten Angepassten vielleicht auch das Überleben der Uneigennützigsten umfassen könnte. Damit eine Gesellschaft vorankommt und überlebt, müssen ihre Mitglieder selbstlos sein – für das höher gestellte Wohl der Gruppe persönliche Opfer bringen. Der US-amerikanische Genetiker und Wissenschaftsjournalist George R. Price formulierte eine Gleichung, mit der er Licht in das Theorem der natürlichen Selektion bringen wollte. Diese Gleichung sollte den Beweis dafür liefern, dass Selbstlosigkeit Teil eines umfassenderen Überlebensmusters darstellt, in dem Altruismus keineswegs uneigennützig und moralisch, sondern eher egoistisch und genetisch bedingt ist. Er selbst kam aber mit dieser Vorstellung nicht zurecht. Er hätte es lieber gehabt, dass wir von Natur aus einfühlsam und gut sind. Price verbrachte den Rest seines Lebens damit, sich für soziale Gerechtigkeit einzusetzen, überließ Obdachlosen sein Haus, bis er schließlich Selbstmord beging, indem er sich eine Arterie durchschnitt, etwa so, wie Derek es versucht hatte. Er verstand diese Welt nicht mehr.

Ich habe auch immer darum gekämpft, einen Sinn in den Dingen zu erkennen, doch erst langsam wird mir klar, was Krankenpflege bedeutet. Ich lerne meine Lektionen auf denkbar härteste Art und Weise. Ich beobachte Cheryl wie ein Falke, mit der gleichen Aufmerksamkeit wie vor so vielen Jahren die ersten Pfleger in meinem Leben. Und dieses Mal ist es eine persönliche Sache. Ich musste auf der anderen Seite des Zauns stehen, um die Bedeutung von Mitmenschlichkeit wirklich zu begreifen. Mein Dad musste sterben, damit ich erkannte, wie wertvoll, zerbrechlich und verletzlich wir alle sind – nicht nur die Patienten im Krankenhaus, sondern wir alle, und dass der Tag kommen wird, an dem wir von der Selbstlosigkeit fremder Menschen abhängig sein werden. Es ist die Erkenntnis, dass mein Dad

Ihr Dad sein wird, es vielleicht bereits war. Dass Sie und ich vielleicht Gladys oder Derek sein werden oder Jasmins Tante. Pflege ist einfacher, als ich gedacht hatte. Sie bedarf nicht wirklich einer Theorie. Pflege bedeutet nichts anderes, als einem Hilfsbedürftigen Hilfe zu gewähren.

Doch wissen wir natürlich, dass genau wie in anderen Bereichen der Gesellschaft nicht alle Pfleger nette Menschen sind. Viele Fälle auf der Website des Nursing & Midwifery Councils, in denen das Fehlverhalten von Pflegekräften angeprangert wird, betreffen die Pflege von älteren Menschen: Es sind schockierende Beispiele für mangelhafte, ja grausame Pflege. Es geht um Patienten, die körperlich misshandelt oder von Pflegern fixiert, angeschrien, beleidigt, getreten und geschlagen wurden.

Die Altenpflege ist die wahrhaftigste Pflegeart von allen. Hier ist Technologie am unwichtigsten. Die Medizin verliert an Bedeutung und sogar die Heilung. Was zählt, ist der Kern der Pflege: Würde, Unterstützung, Zärtlichkeit und Respekt. Aber wir stecken gerade in einer Krise. Die Zahl älterer Menschen wächst so schnell, dass wir kaum Schritt halten können, und man geht davon aus, dass sie im kommenden Jahrzehnt noch einmal um 20 Prozent zunehmen wird. Während unsere Bevölkerung immer älter wird, platzt dieser Bereich in unserem Gesundheitssystem aus allen Nähten. Angesichts der Einsparungen weiß man manchmal nicht, wohin man einen älteren Menschen schicken kann, der medizinisch gesund ist, aber einer Basispflege bedarf. Deshalb bleibt er im Krankenhaus und besetzt das Bett eines anderen Patienten, der unter Umständen medizinisch versorgt werden muss. Der NHS zahlt jährlich 820 Millionen Pfund, um ältere Menschen in den Krankenhäusern zu behalten, obwohl sie keiner akuten ärztlichen Behandlung bedürfen (in Deutschland trifft das in den vergangenen zehn Jahren auf rund zwei Millionen Patienten über siebzig zu). Die Finanzierung der Gesundheitsversorgung in den Gemeinden reicht nicht aus, sodass das Gesundheitssystem unter der Last allmählich zusammenbricht. Ältere Menschen bauen in Krankenhäusern schneller ab; beispielsweise büßen sie täglich fünf Prozent ihrer Muskelmasse ein, wenn sie in Krankenhausbetten liegen. Je länger ihre Entlassung hinausgezögert wird, desto weniger wahrscheinlich wird diese, und desto schwächer werden die Patienten.

Die Altenpflege in den Krankenhäusern befindet sich im Umbruch. Krankenhäuser werden zu Orten, an denen an älteren Menschen komplizierte chirurgische Eingriffe vorgenommen werden, mit dem Ziel, deren Lebensqualität zu verbessern oder zu erhalten. Formulare mit der Aufschrift »Keine Reanimation« sind auf den geriatrischen Stationen noch immer üblich, doch im Gegensatz zu früher begründen dies Ärzte heute seltener mit:»alt, gebrechlich, wahrscheinlich zwecklos«. Wer nicht an einer fortgeschrittenen Krebskrankheit, einem Nierenversagen im Endstadium oder einem Herzversagen leidet, erhält nun dieselbe Chance auf Lebensqualität, ganz gleich, ob er fünfundsechzig oder fünfundneunzig ist, und die Krankenhäuser führen inzwischen auch riskantere und komplexere Behandlungen an älteren Patienten aus.

Da wir immer älter werden, hat dieser Umbruch bedeutende Auswirkungen auf jedes Gesundheitssystem. Altenpflege ist harte Arbeit: Ältere Patienten, die an Inkontinenz leiden, müssen auf einen Stuhl gehoben werden, wenn man ihre Betten neu bezieht und sich dabei mit ihnen unterhält. Man muss sie waschen, zur Toilette bringen, ankleiden, ihre Zahnprothesen reinigen, sie kämmen, ihnen helfen, den Löffel oder die Gabel zu halten, ihre Kopfkissen aufschütteln oder ihre Hand halten. Viele alte Menschen liegen viel zu lange im Krankenhaus oder sie werden unangemessen früh nach Hause geschickt, ohne dass die Pflege, die sie brauchen, gewährleistet ist, und landen dann umgehend in einer wesentlich schlechteren Verfassung wieder in der Klinik. Die Pflegekräfte laufen von Patient zu Patient und müssen unzählige Aufgaben erledigen. Es ist wie Arbeit an einem Fließband: Waschen, Medikamente ausgeben, Umlagern, Bettwäsche wechseln, Mahlzeiten servieren, die man nicht einmal einem Hund vorsetzen würde. Ich kenne eine Krankenschwester, die mehrmals Lasagne, die sie zu Hause zubereitet hatte, ins Krankenhaus schmuggelte. Die Medikamentenausgabe dauert eine Ewigkeit. Trotz der Regierungserklärung, »dass ältere Menschen angemessen behandelt und angehört werden sollen und man ihnen jederzeit mit Mitgefühl, Würde und Respekt begegnen soll«, ist die Personaldecke in Krankenhäusern so dünn, dass diese Forderungen einfach nicht eingehalten werden können.

Die meisten Pflegekräfte, mit denen ich zusammengearbeitet habe, waren liebevoll, mitfühlend und fürsorglich. Doch wie in jedem Job kann selbst ein guter Pfleger, eine gute Krankenschwester einen schlechten Tag erwischen. Hierfür können persönliche Probleme verantwortlich sein, aber auch externe Gründe oder politischer Druck. Es ist schwer, Mitgefühl aufzubringen, wenn die Gesellschaft, die eigenen Arbeitgeber und die Medien einem nicht genügend Wertschätzung entgegenbringen. Es ist schwer, immer freundlich zu sein, wenn man erschöpft ist und unentwegt in einem unsicheren Ambiente arbeiten muss. Burn-out – chronischer, nicht lösbarer Arbeitsstress – ist an der Tagesordnung und muss ernst genommen werden: Untersuchungen haben ergeben, dass Stress zu psychischen Problemen und koronaren Herzerkrankungen führen kann. Und für Pflegekräfte gibt es noch ein weiteres Risiko, das gelegentlich als sekundäre traumatische Belastungsstörung oder Mitgefühlserschöpfungs-Syndrom bezeichnet wird. Zum ersten Mal wurde es 1950 diagnostiziert und kann bei den Betroffenen auch zu Angstgefühlen führen. Außerdem hat es erschreckende Auswirkungen auf die Fähigkeit von Pflegekräften, sich qualifiziert um den Patienten zu kümmern, auf ihre Freundlichkeit und auf das Mitgefühl, das Patienten brauchen und verdienen. Einer Studie zufolge litten 85 Prozent aller Pflegekräfte in den Notaufnahmen am Mitgefühlserschöpfungs-Syndrom. Es muss von einem Burn-out unterschieden werden, der ein langer, schleichender Prozess ist und als eine Form von Depression gilt. Das Mitgefühlserschöpfungs-Syndrom tritt meistens auf, wenn man Menschen pflegt, die ein Trauma erlebt haben. Die Pflegekraft nimmt unentwegt einen Teil des Traumas auf – so wie ihre Kollegin, die einen Patienten mit einem Infekt pflegt, das Risiko eingeht, sich selbst anzustecken. Wer negativen Emotionen ausgesetzt ist, läuft Gefahr, diese selbst anzunehmen. Und Tag für Tag auch nur einen Bruchteil der Tragödien, des Kummers, der Einsamkeit und der Traurigkeit seiner Patienten in sich zu tragen, ist gefährlich und aufreibend.

Trotzdem gibt es keine Entschuldigung für schlechte Pflegeleistungen. Nicht eine einzige. Wenn ich eine schlechte Pflegekraft sehe, bin ich entsetzt. Zum Glück ist Mitgefühl ansteckend. Aber ich habe viele gute Pfleger erlebt, die einen schlechten Tag hatten. Obendrein gibt es etwas, das man wirklich unter die Lupe nehmen sollte. Es kommt vor, dass auf einer geriatrischen Station mit dreißig Betten nur zwei zertifizierte Pflegekräfte zur Verfügung stehen.

In dieser Woche ist so wenig Personal da, dass alle, so erzählt mir die Stationsschwester später, sich den ganzen Tag keine einzige Pause gönnen konnten. Eine Krankenschwester hat immer Traubenzucker in der Tasche, falls ihr Blutzuckerspiegel gefährlich absinkt: Sie ist an Tagen, an denen sie keine Zeit hatte, um etwas zu essen, schon ein paarmal bewusstlos geworden. Eine andere Schwester hat eine chronische Blasenentzündung, weil sie nicht zur Toilette geht, wenn sie gehen müsste. Es gibt Tage, an denen man tatsächlich keine Zeit dafür hat, Tage, an denen man bewusst kein Wasser trinkt, weil man weiß, dass man kaum zum Pinkeln kommen wird.

Unaufhörlich ändert sich die Welt: Etwas anderes berührt unsere Gesellschaft tiefer als die entsetzlich dünnen Personaldecken. Wir ziehen uns zurück, sondern uns voneinander ab, unsere Werte verändern sich. Wir glorifizieren die Jugend. Ältere Menschen werden nicht wie etwa in Westafrika oder in anderen Teilen der Welt als weise und wichtige Mitglieder der Gemeinde betrachtet. Bei uns gelten ältere Mitbürger als Last. Wir fürchten uns vor dem Altern. Und mit Recht. Obgleich ältere Bürger der britischen Wohltätigkeitsorganisation Age UK zufolge jährlich 61 Milliarden Pfund zur Volkswirtschaft beitragen, erhalten 900 000 ältere bedürftige Menschen keine soziale Fürsorge (in Deutschland beziehen rund 700 000 Rentner keine Sozialleistungen, obwohl sie einen Anspruch darauf hätten).

Im Augenblick habe ich das Gefühl, als hätte ich keine Reserven mehr, als würde mein Mitgefühl schwinden. Ich bin erschöpft. Ich habe mich vom Vater meiner Kinder getrennt, wir mussten unser Haus verkaufen, und ich kann kaum meine neue Miete bezahlen. Ich arbeite wie wahnsinnig, ich kümmere mich um meine Patienten, ich schreibe und unterrichte, und trotzdem reicht das Geld nicht. Noch gehöre ich nicht zu den unzähligen Pflegekräften, die ein kurzfristiges Darlehen aufnehmen oder die Hilfe einer Tafel in Anspruch nehmen müssen, aber ich bin nah dran. Ich ertappe meine Tochter dabei, wie sie ihre Schuhsohlen mit Klebeband repariert. Als sie mich bemerkt, springt sie auf und versucht, den Schuh hinter dem Rücken zu verstecken. Ich sehe mir die Löcher in der Sohle an, und sie legt einen Arm um meine Schultern. »Ist schon gut, Mum«, sagt sie, »wenn es jetzt regnet, werden meine Füße nicht mehr nass.« Sie ist zehn.

Ich bin eine Versagerin. Ich fühle mich wie die schlechteste Mutter der Welt.

Ich vermisse meinen Dad.

Inzwischen weiß und begreife ich endlich, was Pflege heißt. Ich habe die Fähigkeiten und Kenntnisse, um eine ausgezeichnete Pflegerin zu sein, doch inzwischen weiß ich nicht mehr, ob ich die Kraft dazu aufbringen kann. Ich fühle mich deprimiert, ausgelaugt und erschöpft. Und ich habe ernsthaft das Gefühl, am Mitgefühlserschöpfungs-Syndrom zu leiden.

Oft riecht man eine geriatrische Station schon aus der Ferne. Inkontinenz ist weit verbreitet, es fehlt an Mitarbeitern. Waschen, Toilettenbegleitung und Würde bleiben als Erstes auf der Strecke, wenn medizinischer Notstand herrscht. Ich laufe durch den Gestank, der so ätzend ist, dass mir die Augen tränen, auf eine Gruppe von Menschen zu. Sie haben sich um ein Bett versammelt, wo ein Arzt Brustkompressionen an einem Mann ausführt, der so klein ist, dass man hören kann, wie seine Rippen knacken. Es ist ein knirschendes Geräusch, ähnlich wie wenn man über frisch gefallenen Schnee läuft. Viel zu viele Menschen stehen um das Bett herum, und es sieht ganz so aus, als wären die meisten hier fehl am Platz.

Daher reagiere ich stattdessen auf einen blinkenden Alarm und gehe zu einem Mann, der offensichtlich Schmerzen hat. An Patienten vorbeizugehen, die in der Geriatrie liegen, ist eine Lektion in gutem Leben. Das Buch Hiob spricht davon, dass das menschliche Leben grundsätzlich begrenzt ist. Doch wir machen weiter, nachdem unser Körper aufgehört hat zu sein. Alle Patienten einer geriatrischen Station sehen aus, als befänden sie sich in einem Auflösungsprozess, als wären sie schon halbwegs wieder zu Staub geworden. Sie versinken in viel zu großen Betten. Überall in Krankenhäusern liegen ältere Patienten: auf der Inneren und der Chirurgischen, in der Ambulanz, auf der Onkologie und der Psychiatrie. Doch auf der geriatrischen Station begegnet man greisen, unglaublich fragilen Menschen. Patienten, die sich nach einem Sturz zu Hause erholen, die verwirrt sind oder an immer wiederkehrenden Lungenentzündungen leiden. Auf beiden Seiten des Schlafsaals stehen Bereiche mit jeweils vier Betten, in denen unfassbar alte Männer liegen. Die Frauenabteilung befindet sich auf der anderen Seite des Gangs.

Ein Mann mit papierdünner Haut und eingefallenen Wangen greift mit zittriger Hand nach einer dicken Schnabeltasse aus Plastik. Die Tasse hat Bissspuren auf dem Schnabel und steht auf einem Tablett außerhalb seiner Reichweite. Er spricht nicht oder kann nicht sprechen. Über seinem Kopf hat jemand mit entsetzlicher Sauklaue seine Patienteninformationen notiert. Im Stationszimmer gibt es eine ähnliche Tafel, auf der steht: »Nicht vergessen. Englisch sprechen.«

Die Schrift auf der Tafel ist grün: »Mr Guilder. Keine Allergien«. Außerdem steht da noch: »Besuchszeiten: 15 – 17 Uhr«. Doch nirgendwo sehe ich auch nur die Spur eines Besuchers, weder bei ihm noch bei einem anderen Patienten. Dass so wenige Angehörige ihre älteren Familienmitglieder besuchen, erstaunt meine internationalen

Kollegen. »So etwas gibt es bei uns nicht. Ältere Menschen, die niemanden bei sich haben. Allein leben. Von Fremden gepflegt werden.«

Ich bleibe stehen, atme tief durch und finde die Kraft zu helfen. Meine Augen sind kaum geöffnet, sie tränen, weil ich so erschöpft bin. Trotzdem kann ich nicht einfach an ihm vorbeigehen. Die Pflegekräfte sind viel zu beschäftigt, weit und breit ist niemand, der sich um den Mann kümmern könnte. Ich sehe nur die offene Tür eines Raums, aus dem jemand schmutzige Wäsche in knallgelben Plastiksäcken in den Gang wirft.

Ich werfe einen Blick auf die Uhr. Ich darf nicht zu spät kommen, um meine Tochter und meinen Sohn von der Kinderbetreuung abzuholen. Ich stelle mir vor, wie sie dasitzen, die letzten Kinder, wie üblich, wie sie aus dem Fenster starren, bis sich ihre Gesichter aufhellen, als sie mich sehen. »Tut mir leid«, sage ich. »Mach dir keine Sorgen, Mummy«, lautet die übliche Antwort. Sie beschweren sich nie. Und das macht mir ein noch schlechteres Gewissen.

Doch dann schweift mein Blick zu dem Mann im Bett, seinem Gesichtsausdruck, seiner Einsamkeit.

Ich erinnere mich an meine Mutter, nach einem langen Tag, als sie zur Sozialarbeiterin ausgebildet wurde, während sie gleichzeitig an den Wochenenden in einer Fabrik arbeitete, um ihr Studium zu finanzieren, oder freiwillig Nachtschichten bei den Samaritern übernahm. Sie muss völlig erledigt gewesen sein, und trotzdem blieb sie immer freundlich. Ich denke an Cheryl und wie viel sie meinem Dad bedeutete, wie oft sie kam, wie sie ihr eigenes Leben zurückstellte, um meinem Dad die Aufmerksamkeit zu schenken, die er so dringend brauchte.

»Hallo, Mr Guilder«, sage ich und ziehe den Vorhang zwischen ihm, dem Chaos auf der Station, dem vorbeieilenden Personal und den blinkenden Alarmlichtern halb zu. Ich setze mich auf den Stuhl neben seinem Bett, ohne darauf zu achten, dass er nass ist. Ich greife nach dem lauwarmen Tee und halte ihm die Tasse hin. Seine Hand zittert heftig. »Ich helfe Ihnen.« Ich stütze seinen Kopf mit einer Hand und halte die Tasse an seine trockenen, aufgesprungenen Lippen. Er trinkt wie jemand, der unglaublichen Durst hat. Ich will lieber nicht daran denken, seit wann er nichts mehr getrunken hat. Es ist nicht unbedingt die Schuld der Pfleger. Heute ist so gut wie gar kein Personal da. Doch das hilft Mr Guilder nicht. Beim Trinken entspannt sich sein Gesicht, das Zittern lässt nach. Nachdem er den Tee ausgetrunken hat, lehnt er sich im Bett zurück, erschöpft von der Anstrengung, am Leben zu bleiben. Er lächelt und macht einen etwas friedlicheren Eindruck.

Aber er zittert vor Kälte. Seine Bettdecke ist fast so dünn wie seine pergamentene Haut. »Ich hole Ihnen eine zusätzliche Decke«, sage ich. »Es ist kalt heute.«

Ich gehe an den abgeschlossenen Medikamentenschränken vorbei, dem doppelten Spülbecken und dem großen Whiteboard mit den Patientenlisten, den Namen der Fachärzte und dem großen Bereich, wo die Pfleger die Zahl der Stürze im letzten Monat, die der MRSA-Infekte, der Dekubitus-Fälle und andere vermeidbare Schrecken in Tabellen eintragen müssen, die in Krankenhäusern nicht auftreten sollten, aber trotzdem unvermeidlich sind. Ich gehe an der Patiententoilette vorbei zum Wäscheschrank, wo Laken und Kopfkissenbezüge liegen, aber keine Decken. Die Stationsschwester eilt an mir vorbei. »Die Decken werden später geliefert. Ich habe bereits angerufen. Sie müssen eine aus einer anderen Station holen.«

Auf demselben Gang befindet sich die Station für Privatpatienten, die immer größer wird. Es ist eine andere Welt. Hier scheint es alles zu geben, die Vorräte gehen nie aus. Mein Team hat die Reanimationswagen kontrolliert, um sicherzustellen, dass sie alles haben, was man braucht, aber auch nicht zu viel (eine Unmenge von Schachteln mit Handschuhen; ausrangierte, nicht mehr zugelassene Nasopharyngealtuben; alte Batterien; veraltete Defi-Pads; und einmal ein Schmuckkästchen voller Knöpfe). Zur Ausrüstung des Wagens gehören normalerweise Glukagon-Notfallsets, falls der Blutzuckerspiegel bei einem Diabetes-Patienten plötzlich absinkt, auch eine Flasche Lucozade. Oft fehlt dieses Energy-Getränk, und dann haben die Pfleger die jungen Ärzte der Nachtschicht in Verdacht, die nach einer zwölfstündigen Schicht auf den Beinen einen Energieschub brauchten.

Im Gegensatz zur normalen Station kommt man auf die Privatstation nur mit einem Code. Da diese Bereiche in den NHS-Krankenhäusern ja immer größer werden, kommt es manchmal vor, dass gewöhnliche Patienten einfach auf Privatstationen untergebracht werden, weil auf den normalen Stationen kein Bett mehr frei ist. Für den NHS ist das so etwas wie eine Bankrotterklärung. Tife sagte einmal: »Wenn man etwas vor aller Augen macht, fällt es niemandem auf. Die Privatisierung vollzieht sich direkt vor unserer Nase.« Ich klingle, und die Dame am Empfang lässt mich mit fröhlicher Stimme herein. Ich gehe durch den makellos sauberen Gang, vorbei an Familienangehörigen, zumeist sind es Männer aus dem Nahen Osten in Designerhosen mit einem Smartphone in der Hand. Viele Patienten bleiben aber lieber in ihren eigenen Ländern und lassen sich dort von westlichen Pflegekräften und Ärzten behandeln. Eine Menge Pflegekräfte haben etwa in Saudi-Arabien und anderen Ländern des Nahen Ostens gearbeitet, dort ein oder zwei Jahre viel Geld verdient, um Schulden abzuzahlen oder sich den Kauf einer kleinen Wohnung in der Heimat leisten zu können. Man verdient dort einfach besser, muss so gut wie keine Steuern zahlen und lebt in einem Ambiente, in dem man minimale Unkosten hat. Ich könnte das nicht. Nach ihrer Rückkehr sagte mir eine Freundin:»Als weibliche Pflegekraft wird man von den Männern ignoriert, man hört dir nicht zu und respektiert dich nicht. Manchmal spucken sie dich sogar an. In anderen Teilen der Welt kann es, was Gender und Kultur betrifft, ziemlich kompliziert sein. Man lernt eine Menge, aber nicht alles ist gut.«

Mohammed, ein befreundeter Arzt aus dem Oman, vermittelt mir ein anderes Bild, was die Pflege und medizinische Versorgung im Nahen Osten angeht.»Die Dinge ändern sich. Die Einstellung gegenüber Frauen wird besser. Inzwischen werden Pflegerinnen respektiert. Man verdient gutes Geld, aber die Hitze ist schrecklich. Ich bin hier im englischen Regen glücklicher.« Er sammelt Regenschirme in allen Farben und Größen, und auf der Tafel mit den Stationsmitarbeitern hängt nicht ein Foto, auf dem er lächelnd zu sehen ist, sondern das eines gelben Regenschirms.

Auf der Privatstation hat jeder Patient ein Einzelzimmer mit angeschlossenem Bad, Fernseher, Schreibtisch, einem gemütlichen Sessel und einem großen Spiegel. Alles ist picobello sauber. Auf dem Nachttisch liegt eine Speisekarte mit mehreren Gerichten zur Auswahl, auch koscher oder halal, und auf der Rückseite steht alles noch einmal auf Arabisch. Daneben ein kleines, in Zellophan verpacktes Set von Molton-Brown-Toilettenartikeln und ein Paar flauschige, in Plastik eingeschweißte Pantoffeln. Alle Betten haben zusätzliche Decken und zwei Kopfkissen, die Bezüge sind blütenweiß und weich. Wären da nicht die Beatmungsgeräte und die Apparaturen zum Absaugen, könnte man meinen, es sei ein Fünfsternehotel. Ich nehme mir ein paar Minuten Zeit, werfe einen Blick aus dem Fenster und denke an die abgenutzte Schnabeltasse aus Plastik mit dem lauwarmen Tee, die außer Reichweite des greisen Patienten stand. Ich suche den Wäscheschrank, und da gerade niemand in der Nähe ist, klemme ich mir zwei Decken für Mr Guilder unter den Arm.

Als ich in sein Zimmer zurückkehre, kämmt gerade die Krankenhausfriseurin einem alten Herrn im Nachbarbett das Haar. Ich lächle ihnen zu. Was für eine wichtige Aufgabe. Körperkontakt ist etwas, worüber wir oft sprechen – oder den mangelnden Körperkontakt zwischen alten Menschen und anderen. Man stelle sich vor, wie es sein muss, wenn man nie berührt wird. Untersuchungen haben gezeigt, dass positiver Körperkontakt wie Umarmungen bei älteren Menschen zu einer messbaren Reduzierung des Blutdrucks und der Pulsfrequenz beitragen kann.

Mr Guilder schläft. Er sieht fast aus, als wäre er schon tot, sein Mund steht weit offen, er keucht, aber ältere Menschen können tatsächlich so schlafen.

Ich verlasse ihn und gehe hinüber in die Frauenabteilung zu Mrs Jones, die mich an viele Frauen in meiner eigenen Familie erinnert, vor allem an meine Großmutter mütterlicherseits. Auch Mrs Jones ist eine Waliserin, die Tacheles redet, mit wunderbaren Locken und Augen, in denen der Schalk sitzt. Sie ist eine Persönlichkeit, sehr alt und extrem zäh. Sie leidet an einer chronisch obstruktiven Lungenerkrankung (COPD) und muss rund um die Uhr mit Sauerstoff versorgt werden, damit sie atmen kann. Ihre Lunge hat sie unbeweglich gemacht, und ihre Muskeln sind dermaßen geschrumpft, dass sie nicht mehr laufen kann und im Rollstuhl sitzen muss. Außerdem leidet sie an unzähligen anderen Krankheiten, darunter Herzversagen und Diabetes, doch all das hält sie nicht davon ab, das Leben zu genießen. Sie ist zweiundneunzig und kann innerhalb von wenigen Sekunden ein schwieriges Kreuzworträtsel lösen.

»Verpassen Sie mir ausnahmsweise heute Abend eine Extraportion Insulin, Schwester«, sagt Mrs Jones und grinst. »Ich bin ein bisschen unverantwortlich gewesen.«

Ich bleibe stehen und sehe mir ihre Werte an. Letzte Nacht hat sie einen Notfallalarm ausgelöst, aber es war kein Herzstillstand. »Haben Sie etwa wieder Gin getrunken, Mrs Jones?«

Mrs Jones fängt an zu lachen. Kichert. Hält sich die Hand vor den Mund. Ihr Alter schmilzt dahin, und plötzlich sieht sie aus wie zwanzig. »Jemand hat mir ein paar Leckerchen mitgebracht«, sagt sie. Patienten schmuggeln alles Mögliche ins Krankenhaus: Alkohol, Drogen, Avon-Produkte, Zeug, das sich an andere Patienten verkaufen lässt. Noch schlimmer, Patienten und Familienangehörige lassen umgekehrt Gegenstände aus dem Krankenhaus mitgehen: die Handtaschen der Krankenschwestern, Medikamente, Fernsehapparate, die Schmuggelware anderer Patienten, einmal sogar eine eins achtzig große Standuhr. Die Ersatzuhr ist jetzt am Fußboden festgeschraubt. »Es gibt nichts Traurigeres, als Gegenstände in einem NHS-Krankenhaus, die man am Boden festschrauben muss, damit keiner sie klaut«, sagt meine Kollegin. Doch Diebstahl ist keine Seltenheit. Zu Weihnachten werden regelmäßig alle Geschenke gestohlen, die Wohltätigkeitsorganisationen für Kinder auf den Intensivstationen spenden. Eines Nachts klaut jemand einer Pflegerin den Geldbeutel aus der Handtasche, die sie neben ihrem Kopf abgestellt hatte, als sie nur ein paar Minuten schlafen wollte. Pflegekräfte achten darauf, kein Bargeld mit auf die Station zu bringen, und schließen ihre Taschen immer irgendwo ein, damit ihnen während der Arbeit kein Geld gestohlen wird.

»Nein, es war schlimmer als Gin«, antwortet Mrs Jones. »Häagen-Dazs.«

Ich runzle die Stirn. Erst vor Kurzem hatte mir eine Hilfskraft erzählt: »Offensichtlich hat sie den Schrank voller Süßigkeiten und Schokolade. Wir kommen nie dahinter, woher sie das hat, ich vermute, von einem anderen Patienten, der dafür bekannt ist, dass er zu fremden Patienten ins Bett steigt.«

Aber Eis? Das ist wirklich beeindruckend. Mrs Jones schmuggelt nicht nur verbotene Dinge ins Krankenhaus, sondern bringt auch andere Patienten zum Lachen. Sie ist immer fröhlich, trotz der Schmerzen. Ich weiß, dass sie welche hat, weil ihre COPD wieder aufgeflackert ist, doch dann verfliegt ihr Grinsen plötzlich. Ich sehe, wie eine Gruppe auf uns zukommt.

Dr. Robertson macht seine Visite. Wie bei den Pflegekräften gibt es hin und wieder auch Ärzte, die nicht besonders freundlich sind. Dr. Robertson ist bei Patienten und Pflegern gleichermaßen unbeliebt. Er spielt sich auf und brüllt Befehle (Einmal fragte er die Reinigungskraft nach den Blutwerten einer seiner Patienten und wurde pampig, als sie ihm erklärte, sie sei da, um den Nachmittagstee zu machen.»Na und? Können Sie es nicht herausfinden? Oder jemanden auftreiben, der es weiß?«). Er hat die denkbar schlechtesten Manieren. Ähnlich wie der Chirurg, der mit Gegenständen um sich schmeißt, oder die Fachärztin, die grinst, wenn sie einem Patienten eine schlimme Nachricht überbringt. Doch die meisten Fachärzte, mit denen ich zu tun hatte, waren nett, ungewöhnlich und nicht selten sogar exzentrisch.

Dr. Robertson ist nicht exzentrisch, sondern einfach nur unfreundlich. Wir haben schon Stunden damit verbracht, uns Dinge auszudenken, um ihn zu ärgern, böse Streiche, die wir ihm spielen könnten, um uns an ihm zu rächen.

Aber Dr. Robertson ist nicht der Einzige, der respektlos und unfreundlich zu den Patienten ist.

»Mrs Jones ist zweiundneunzig und leidet an mehreren Erkrankungen, darunter COPD. Nun, wir werden sie untersuchen, und dann können Sie mir Ihre Diagnosen nennen«, sagt er zu seinen Medizinstudenten, die um ihn herumstehen, ohne Mrs Jones auch nur eines Blickes zu würdigen.

Jayne, die leitende Stationsschwester, verzieht das Gesicht. Die Medizinstudenten sind eine Gruppe von ernst dreinschauenden jungen Indern und Westeuropäerinnen auf High Heels. Offensichtlich kommen Medizinstudentinnen häufig in Bleistiftröcken, Tops mit einem tiefen Dekolleté und in Stöckelschuhen zur Arbeit. Ich habe keine Ahnung, warum sie das tun. Aber wenn sie ein paar Jahre mit Körperflüssigkeiten bespritzt und durchs Krankenhaus gehetzt wurden, werden sie wahrscheinlich einsehen, dass es besser ist, flache Schuhe und weniger elegante Klamotten zu tragen.

»Mrs Jones, wir wollen Sie untersuchen«, ruft Jayne mit lauter Stimme. »Richten Sie sich doch mal auf, seien Sie so nett.«

Ich schließe die Augen. Es überrascht mich, dass Mrs Jones sich nicht zu ihr umdreht. Doch als ich die Augen wieder aufschlage, lächelt sie. »Was haben Sie gesagt, Kleines?«

»Dr. Robertson ist da«, schreit Jayne. »Er wird Sie untersuchen, meine Liebe.« Sie schreit aus vollem Hals. Mrs Jones hält sich die Hand ans Ohr. Jayne beugt sich zu ihr herunter. Die Medizinstudenten stellen sich hinter ihr auf, als klebten sie an einem unsichtbaren Faden.»Der Doktor wird Sie untersuchen, meine Liebe! Damit es Ihnen besser geht!«

Nachdem Jayne mehrere Minuten so laut geschrien hat, dass ein paar Hilfskräfte aus dem Stationszimmer stürzen, schüttelt die Patientin im Bett nebenan erst missbilligend den Kopf und kreischt dann selbst los:»Ruhe. Ruhe!« Mrs Jones lässt die Hand sinken.»Ich bin nicht taub, verdammt«, erwidert sie.»Und kommen Sie ja nicht auf die Idee, mich zu fixieren, Kleines. Ich bin nicht verrückt!«

Die Gruppe macht sich aus dem Staub, Jayne läuft rot an. Leider ist es nicht das erste Mal, dass ich erleben muss, wie eine Krankenschwester bevormundend und respektlos zu einem Patienten ist (und manchmal sogar grausam). Ich habe eine Kollegin, der ich offen gestanden nicht einmal einen Hamster in Pflege geben würde. Sie ist zu allen Patienten grob, schnaubt verächtlich, wenn man sie um etwas bittet, und blättert im Stationszimmer in Illustrierten, während über ihr das rote Alarmlicht blinkt. Die Patienten leiden unter ihr. Sie werden noch kränker oder zumindest nicht so schnell gesund. Florence Nightingale bemerkte einst:»Wenn ein Patient friert, wenn ein Patient Fieber hat, wenn ein Patient bewusstlos wird, wenn er nach dem Essen krank wird oder Geschwüre entwickelt, dann ist meist nicht die Krankheit daran schuld, sondern die Pflege.«

Ich frage mich, ob sich das wirklich verschlimmert hat und Pflegekräfte und Ärzte unfreundlicher mit Patienten umgehen, oder ob wir die guten alten Pflegetage durch eine rosarote Brille betrachten. Ich frage mich, ob wir kollektiv an einem Mitgefühlserschöpfungs-Syndrom leiden. *Hiraeth* ist ein walisischer Ausdruck für Nostalgie oder der Sehnsucht nach etwas, zu dem man nie mehr zurückkehren kann, das vielleicht auch nie existiert hat. Ich hoffe, wir können wieder zur Menschlichkeit zurückfinden, falls es sie jemals gegeben hat. Und wenn nicht, dann hoffe ich, dass wir wie Mrs Jones sein können. Kämpfen wir gegen das Erlöschen des Lichts!

12
Es gibt immer zwei Tode

Es muss noch ein anderes Leben geben,
hier und jetzt …
Dieses ist zu kurz, zu bruchstückhaft.
Wir wissen nichts, nicht einmal von uns selbst.
Wir beginnen eben erst zu verstehen, hie und da.

Virginia Woolf

Hildegard Peplau war eine enorm produktive Autorin, und
sie schrieb, dass die Beziehung zwischen Krankenschwester und Patient (also das Kernstück dessen, was Pflege bedeutet) von Problemlösung und Abschluss gekennzeichnet
ist. Krankenschwester und Patient beenden ihre Beziehung,
wenn der Patient entlassen wird oder stirbt. »Es ist einer
der Schlüsselaspekte der Krankenschwester-Patient-Bezie-
hung, dass sie im Unterschied zu einer sozialen Beziehung
temporär ist«, sagte Peplau.

Sie hatte unrecht. Die Pflege hört nicht mit dem Ende
einer Schicht im Krankenhaus auf. Nicht einmal der Tod
kann sie beenden.

Ein kleiner weißer Sarg: die Beerdigung eines Säuglings.
Meine Kollegen und ich haben ihn mehr als sechs Monate
lang auf der Kinderintensivstation gepflegt. Samuel war ein
Frühchen, seine Lunge war unterentwickelt und benötigte

so viel unterstützende Maßnahmen, dass er eine chronische Lungenkrankheit entwickelte, die seine Lunge steif werden ließ. Es war schwierig, sie mit Sauerstoff zu versorgen, sodass sie anfällig für Infektionen wurde, die sich so verschlimmerten, dass er mithilfe von Geräten künstlich am Leben erhalten werden musste. Jeden Winter ist die Kinderintensivstation zum Bersten voll mit kleinen Samuels, ehemaligen Frühgeburten, die mit dreiundzwanzig oder vierundzwanzig Wochen überlebten und nicht das Glück hatten, sich normal zu entwickeln. Pflegekräfte verstehen, wie gefährlich das Ende einer so riskanten Entwicklung sein kann: dass Familien nach einer Frühgeburt oft ein endloses Trauma durchmachen, nur um ein Jahr später wieder auf der Intensivstation zu landen, wo ihr Kind, das sie nun umso mehr lieben, erneut um sein Leben kämpft.

Das Gesicht von Samuels Mutter ist vor Kummer verzerrt, ihre Augen wandern umher, ohne etwas zu sehen. Viele trauernde Familienangehörige haben sich in der Kirche eingefunden, ihre Gesichter sind voller Tränen. Ich betrachte sie. Wir alle lieben Samuel. Ich zähle fünf Krankenschwestern, drei von ihnen haben nach einer Nachtschicht eine zweistündige Fahrt auf sich genommen und sind mittlerweile seit einundzwanzig Stunden auf den Beinen.

Jo kümmerte sich am meisten um Samuel. Jo ist eine junge Schwester auf der Kinderintensivstation, und da Samuel an einem Infekt litt, mit dem er sich in der Klinik angesteckt hatte, musste man ihn in einem Krankenzimmer außerhalb der Station pflegen. Sie verbrachte die letzten Monate praktisch nur in diesem Zimmer: Zwölfeinhalb

Stunden saß sie täglich neben Samuel und seiner Mutter; zwölfeinhalb Stunden pro Nacht war sie mit Samuel allein, während seine Mutter in der nahe gelegenen Elternunterkunft schlief. Ich war gelegentlich dort aufgetaucht, um Jo eine kurze Pause zu ermöglichen oder mit ihr zusammen ein Medikament zu überprüfen. Dann sah ich, wie sie Samuel etwas vorsang, seine Hand hielt oder ihm das Köpfchen streichelte. Sein Blick folgte ihr durch das ganze Zimmer, und er strahlte sie an, als meine er es ernst, obgleich er Schmerzen haben musste. Jo hatte immer Seifenblasen dabei, die sie sanft über ihn blies und eine nach der anderen platzen ließ, bis Samuel vor Freude mit den Beinchen strampelte. Wenn ein Arzt seiner Mutter schlechte Neuigkeiten brachte, war sie immer dabei und blieb auch lange nach dem Ende ihrer Schicht bei ihr, um das, was der Arzt meinte, noch einmal in einfachen Worten zu erklären. Als er im Sterben lag, malte Jo seine Händchen an und machte Abdrücke davon auf einem Stück Pappkarton. Sie schnitt ihm eine Locke vom Hinterkopf ab und gab sie seiner Mum.

Sich so intensiv auf etwas einzulassen, ist gefährlich. Man kann Trauer nur eine begrenzte Zeit aufnehmen, anschließend richtet sie Schaden an. Es gibt viel zu wenig Supervision für die emotionale Last, die Pflegekräfte empfinden – und wie das, was sie sehen oder tun, sich auf ihr persönliches Leben auswirkt, ist kaum untersucht. Doch gute Pflegekräfte nehmen die Gefahr des eigenen Schmerzes auf sich, um zu helfen. Jo saß während des Trauergottesdiensts zusammengekrümmt da, und anschließend beobachtete ich, wie Samuels Mutter auf sie zuging und die beiden sich mitten in der Kirche umarmten. Die Trauer, die die Luft erfüllte, hing wie eine Wolke über dem winzigen Sarg neben ihnen.

In der Klausel 20.6 des Verhaltenskodex für Krankenpflege- und Geburtshilfekräfte heißt es:

Bleiben Sie objektiv und halten Sie jederzeit klare Grenzen zu den Menschen ein, die Sie pflegen (einschließlich zu jenen, für die Sie in der Vergangenheit gesorgt haben), ebenso zu ihren Familien und Betreuern.

Doch in einer guten Pflege gibt es keine Objektivität. Jo war eine hervorragende Pflegerin. Sie verstand, dass Pflegen dasselbe ist wie Lieben. Bis über den Tod hinaus.

Der »letzte Dienst« – das heißt die Versorgung eines Menschen nach dessen Tod – ist Aufgabe der Pflegekraft. Jemanden auf die Bestattung vorzubereiten ist das Intimste, was man für einen anderen Menschen tun kann. Es ist eine geheimnisvolle Prozedur, passend zu der Art, wie wir mit dem Tod umgehen, und etwas, das man nicht in Hörsälen lernen kann.

Ich sehe meine erste Leiche auf einer Station der Inneren Medizin. Ich bin noch in der Ausbildung und mache ein Praktikum. Die Krankenschwestern, mit denen ich arbeite, sind Raucher (eine von ihnen ist hochschwanger und ständig unterwegs, um schnell irgendwo eine Zigarette zu rauchen), tragen viel zu viel Schmuck und haben unmögliche Frisuren. Die Patienten auf dieser Station leiden an den unterschiedlichsten medizinischen Problemen – Diabetes, Demenz, Herzversagen und chronischen Lungenerkrankungen, offenen Beinen und gebrochenen Hüften –, man muss ihnen bei der Nahrungsaufnahme, beim Trinken und beim Toilettengang helfen. Der Arbeitsablauf ist eine ständige Wiederholung. Wir waschen die Menschen hintereinander und richten uns dabei nach den Bettnummern, nicht danach, ob und wann sie das Bedürfnis haben, auf die Toilette zu gehen: Bett eins ist zuerst dran. Wenn der Patient in Bett eins schläft, wird er geweckt.

Doch heute hinken wir dem Zeitplan hinterher. Die Patienten haben sich schon aufgesetzt, sie freuen sich, dass sie nicht gezwungen sind, sich auf einen Stuhl zu setzen oder auf der Station auf und ab zu laufen.

Als ich das Krankenzimmer betrete, sind zwei Krankenschwestern damit beschäftigt, die Gliedmaßen eines verstorbenen Mannes zu massieren. Ich schiebe einen Teewagen vor mir her. Der Wagen fängt an zu wackeln, macht ein klirrendes Geräusch. Ich bleibe stehen und starre sie mit offenem Mund an, bis Kelly, eine der Schwestern, zu mir aufsieht. »Oh, Kleines, mach dir keine Gedanken. Er hatte ein gutes Leben und fühlte sich wohl. Und am Ende war seine ganze Familie bei ihm.«

»Tut mir leid«, entgegne ich, während ich mitsamt dem Wagen rückwärtsgehe. »Aber ich habe das noch nie gesehen.«

Langsam bewege ich mich zurück, verneige mich beinahe bei jedem Schritt, habe ein Bedürfnis nach Förmlichkeit und empfinde Ehrfurcht. Ich beobachte, wie die Schwestern seine Hände und Handgelenke massieren, als wäre er noch am Leben, obwohl er eindeutig tot ist. Seine Haut ist vollkommen grau, sein Mund steht offen, und er sieht nicht menschlich aus.

»Lass den Wagen draußen und hilf uns«, sagt Kelly.

Am liebsten würde ich ablehnen. Ich suche nach einem Vorwand, nie wieder will ich so einen grauen Toten sehen. Aber ich weiß, dass ich da durchmuss.

Vor der Tür hole ich tief Luft, dann gehe ich wieder hinein, ohne Teewagen, in meinem Kittel. »Du kannst mit den Ellbogen beginnen«, sagt Kelly. »Die Leichenstarre ist bereits eingetreten, aber wir können sie noch wegmassieren.«

Ich habe das Gefühl, mich übergeben zu müssen, schlucke schwer. Dann versuche ich, mir den Mann nicht als Person vorzustellen: Nur so kann ich es schaffen. Ich denke an nichts anderes als seinen Ellbogen, der mittlerweile die Farbe von Misosuppe hat, während ich ihn sanft massiere und versuche, ihn weniger steif zu machen und den Mann selbst weniger tot. Ich gebe mir Mühe, nicht auf die Fotos seiner Kinder zu starren. Enkel? Großenkel?

Schließlich erklärt Kelly mir, was wir hier gerade machen – gegen die Totenstarre massieren, bevor wir die Arme mit Kissen stützen. »Damit sie sich nicht verfärben und Totenflecken bilden«, sagt sie. »Für Familien gibt es nichts Schlimmeres als einen solchen Anblick. Anschließend setzen wir ihm das Gebiss ein und heben auch das Kinn mit einem Kissen an. Dann waschen wir ihn. Machen ihn ein bisschen fein. Heften ihm ein Etikett an und hüllen ihn in ein Laken. Im Sommer ist das unerlässlich. Wenn eine Fliege in seine Nase oder seinen Mund gelangt, werden sehr rasch Maden entstehen.«

Ich sehe die andere Schwester an, sie ist schwanger und murmelt:»Leichentuch, nicht Laken.«Ich traue mich nicht zu fragen, was Totenflecken sind. Ich konzentriere mich darauf, die Vorstellung an einen mit Maden verseuchten Körper aus meinem Kopf zu vertreiben, an Fliegen, die nach dem Tod in unseren Körper dringen, an die Schrecken unseres menschlichen Daseins.

Später gehe ich nach draußen an die frische Luft.

»Ich würde gern wissen, worüber Sie gerade nachdenken«, sagt ein Mann auf der Bank neben mir.

»Leben und Tod«, antworte ich.

Er lacht.»Das klingt ernst.« Dann wendet er das Gesicht der Sonne zu und schließt die Augen.»Was für ein schöner Tag.«

Ich habe Savi bei mir, eine angehende Krankenschwester. Wir bereiten die Leiche einer Sechsjährigen für die Beerdigung vor, die im Teich ihrer Großeltern ertrunken ist. Es ist zu hell im Zimmer, obwohl wir uns Mühe geben, die Jalousien so dicht wie möglich zu schließen.

Der Raum ist in senffarbenes Licht getaucht. Das Mädchen, Freya, ist zu klein für das Bett. Ihr Kopf ruht auf dem Kopfkissen, ihre Augen sind geöffnet. Ich lege sanft eine Hand auf ihre Lider und bemühe mich, sie zu schließen. Doch sie springen immer wieder auf, als würde Freya aus einem Albtraum erwachen. Die Eltern, die Großeltern und zwei ältere Geschwister – acht und zehn Jahre alt – wollten lieber nicht im Zimmer bleiben, während wir diese letzten Rituale vollziehen. Sie warten im Familienraum, und ich vermeide mir vorzustellen, wie es ihnen dort ergehen muss, was sie einander nicht sagen können, wie sich vor allem die Großeltern fühlen müssen. Jeder Tod ist eine kleine Tragödie, doch Freyas Tod ist grausam.

Ein Katheter, ein Endotrachealtubus, ein Venenkatheter, zwei periphere Kanülen, ein intraossärer Zugang im Knochen, eine Brustdrainage, eine nasogastrale Sonde. »Wir können ihr das nicht alles abnehmen«, sage ich zu Savi. »Wir müssen es drin lassen. Ich schneide den Endotrachealtubus im Innern ihres Mundes ab, decke ihn ab, damit das Ganze nicht so furchtbar aussieht. Es ist natürlich entsetzlich für die Familie.«

Savi steht hinter mir, obwohl das Zimmer frei von Maschinen ist und es genügend Platz um das Bett gibt. »Es ist die erste Leiche, die ich sehe«, sagt sie.

Ich atme tief durch. Immer wieder vergesse ich es. Jetzt, da ich älter bin und so viele Jahre als Pflegerin arbeite, habe ich die Verbindung zu meinem jüngeren Ich verloren. Ich frage mich, ob ich noch wie früher fühle. Abgesehen von der Familie gibt es immer Menschen, die vom Tod eines Patienten im Krankenhaus erschüttert sind: Ärzte, Pfleger, die Frau, die Tee und Plätzchen brachte und sich jeden Tag mit dem Patienten unterhielt, die Hilfskraft, die ihm half, die Speisekarte zu lesen, der Friseur, der auf die Station kam, der Apotheker, der die Medikamentenliste überprüfte und ein paar Worte mit dem

Kranken wechselte. Doch am meisten nimmt es die jungen Pflegekräfte mit. Erfahrene Pflegekräfte haben Mechanismen entwickelt, um ihre Herzen zu betäuben und sich selbst zu schützen. Doch um so ein dickes Fell zu entwickeln, braucht man jahrelange Erfahrung. Ich weiß nicht, wie viele tote Menschen ich schon gesehen habe, aber es waren zu viele. Pflegekräfte verbringen sehr viel Zeit mit sterbenden Patienten – sind mit ihnen zwischen den Welten, zwischen den Worten – und mit frisch Verstorbenen, wenn sie noch nicht klinisch tot und ihre Lungen noch mit Sauerstoff gefüllt sind, wenn es im Zimmer noch nach ihren Schlafanzügen riecht und ihre Stimmen noch in der Luft hängen. Wenn ihre Partikel noch in der Luft schweben wie Staubkörnchen im Licht.

»Manchmal hilft es, wenn man darüber redet. Es laut ausspricht, meine ich«, sage ich zu Savi. »Als wäre das Kind noch da.«

Savi tritt hinter mir hervor. Tränen rollen über ihre Wangen. »Die arme Familie«, sagt sie.

Ich lege ihr den Arm um die Schultern und drücke sie sanft. »Es ist in Ordnung, wenn du weinst. Es ist sogar gut. Dann weiß die Familie, dass du mit ihr fühlst.« Am liebsten würde ich selbst meinen Tränen freien Lauf lassen, doch sie sind zu tief in mir vergraben. »Weint«, sage ich zu meinen trockenen Augen. »Weint!«

»In meiner Kultur hat man nur eine begrenzte Zeit zum Weinen. Hindus glauben, dass die Trauer dreizehn Tage dauern sollte. Und es ist die Familie, die ihre Toten wäscht. Es sind nicht die Schwestern.«

357

»Hier passiert das manchmal auch«, sage ich. »Aber nicht immer. Es ist besser zu fragen und die Familie dabei zu unterstützen, wenn sie es will. Diese Eltern stehen dermaßen unter Schock, dass sie sich kaum auf den Beinen halten können …« Ich betrachte Freya. Ihr Körper ist aufgedunsen, voller Prellungen, grau, bedeckt von Schläuchen. »Machen wir uns an die Arbeit«, sage ich zu Savi. Und dann an Freya gerichtet: »Okay, Liebling, jetzt waschen wir dich erst mal ein bisschen.«

Wie viele meiner Kollegen spreche ich immer mit den Toten. Es macht sie irgendwie weniger tot, es erlaubt uns, das zu tun, was wir tun müssen, ohne vor Trauer zusammenzubrechen oder zu spüren, wie unsere eigene Sterblichkeit die Luft zerreißt. Mit den Toten zu sprechen erhält uns am Leben. Nach dem Tod eines Menschen herrscht im Raum eine Atmosphäre, die man körperlich spüren kann. Wenn man es schon einmal erlebt hat – es ist wie ein Streit, wie etwas, das in der Luft hängt. Die meisten Pfleger, die ich kenne, sind pragmatisch und praktisch und glauben, dass tote Körper tot sind. Wir alle sind nichts weiter als Staub, der durch den Raum tanzt. Trotzdem hat natürlich jede Krankenschwester ihre eigene Geistergeschichte.

»Hol uns Wasser, dann fange ich an.«

Savi füllt eine Schüssel mit warmem Wasser.

»Mach es richtig heiß«, sage ich. »Dann fühlt Freya sich nicht so kalt an, wenn die Eltern kommen.«

Savi zieht die Nase hoch und wendet den Blick ab.

»Nimm dir Zeit«, füge ich hinzu. Mein Gesicht ist so trocken, dass es juckt.

Ich wische ein Tablett mit einem Alkoholtuch ab – aus reiner Gewohnheit: Freya wird sich mit nichts mehr anstecken können. Trotzdem sorgen diese Gewohnheiten für Normalität, es ist, als würde ich den zentralen Venenkatheter eines lebenden Kindes berühren. Es gibt kein Blut, doch aus den Rändern um die Instrumente in ihrem Gewebe sickert Flüssigkeit. Ich decke so viel wie möglich mit Verbandsmull ab. Ich entferne das Klebeband und erneuere es über den Schläuchen. Unter den Armen bilden sich Totenflecken. Ich bewege sie, massiere sie langsam, damit sie normaler aussehen, wenn die Eltern ins Zimmer kommen. Jetzt weiß ich, was Totenflecken sind. Ich kenne sie nur allzu gut. Geheime Worte wie Hypostase sind mir nicht mehr fremd.

Savi beginnt, Freyas Haut zu waschen; sie nimmt sich Zeit und geht ganz sanft vor. Dabei summt sie leise vor sich hin. Nachdem sie das Kind von Kopf bis Fuß gewaschen hat, legt sie ihm die Hand auf die Brust.»Führe uns von der Unwahrheit zur Wahrheit«, sagt sie,»von der Dunkelheit zum Licht.«

»Jetzt siehst du schon viel besser aus«, sage ich zu Freya, als ihre Augen schließlich geschlossen bleiben. Und das stimmt tatsächlich. Ihre Haut glänzt, nachdem Savi sie nach dem Waschen mit einer Babylotion eingerieben hat, und jetzt trägt sie auch einen Schlafanzug. Freya wirkt weniger tot, es sieht eher so aus, als schliefe sie.»Eins fehlt noch«, sage ich, krame in der Nachttischschublade und finde eine kleine Zahnbürste mit einem pinkfarbenen Dinosaurier am Ende des Stiels. Ich drücke ein erbsengroßes Stück von Freyas kaugummiartiger Zahncreme auf die Bürste, ehe ich ihre kleinen, viereckigen, makellos weißen Zähne putze, bis ich nur noch den Kaugummi rieche.

Im NHS ist das Personal ein komplettes Spiegelbild der Patienten, die es pflegt: Pflegekräfte, Ärzte, Hilfskräfte, Putzfrauen, Caterer und Techniker kommen aus aller Herren Länder – aus allen gesellschaftlichen Schichten, Kulturen und Religionen. Ich habe mit Pflegern gearbeitet, die Atheisten, Buddhisten, Muslime, Sikhs, Protestanten oder Katholiken waren; Schwestern, die Nonnen waren oder Religionen angehörten, von denen ich noch nie gehört hatte. »Ich glaube an Heilsteine und Engel«, erklärte mir einmal eine Kollegin. »Meine Religion ist der Wodka«, meinte eine andere. Doch egal woran sie glauben und wie intensiv sie ihre Religion leben oder nicht, der Glaube einer Pflegekraft gewinnt an Bedeutung, sobald der Patient stirbt.

Von Anfang an ermutigte das Christentum seine Jünger, sich um kranke Menschen zu kümmern. Doch auch in zahlreichen anderen Kulturen widmeten sich Menschen aus religiöser Überzeugung schon sehr früh der Pflege. Heute arbeiten viele Pflegekräfte nicht nach den Maßgaben einer Religion, trotzdem sind sie verpflichtet, die unterschiedlichen Glaubensrichtungen und spirituellen Hintergründe der einzelnen Patienten zu respektieren. Die besten Pfleger behandeln jeden Patienten so, als wäre er ein Familienangehöriger oder Nahestehender. Und die Pflege von Sterbenden ist die kreativste Art der Pflege. Mit der Sprache der Spiritualität lässt sich etwas in Worte fassen, das wir nicht verstehen. Die Rituale, die wir vollziehen, mögen sich von

Familie zu Familie unterscheiden, doch wenn wir jeden Einzelnen in seiner jeweiligen Individualität respektieren, zeigt sich darin Menschlichkeit. Pfleger haben diese Würde von Patienten wertzuschätzen, egal wie sie sich äußert – selbst wenn es bedeutet, dass sie ihre eigenen Überzeugungen notgedrungen zurückstellen müssen. Pfleger sind beispielsweise schon entlassen worden, weil sie für Patienten gebetet haben. Die Krankenhäuser argumentieren, dass sie die Pflicht haben, Pflege zu gewährleisten, ohne ihren eigenen Glauben ungefragt anzubieten. Ich habe mit Pflegekräften zusammengearbeitet, die ihren Glauben an Gott ebenso wenig hätten verbergen können wie die Behauptung, fliegende Elefanten zu sein. Es ist Teil ihres Seins, ein Grund, warum sie Pfleger geworden sind.

Wie alle habe ich mir Grundkenntnisse über die großen Weltreligionen angeeignet: die Glaubensinhalte, die mit Krankheiten und Seuchen, Leiden und Tod zu tun haben. Doch ein Hörsaal eignet sich nicht dazu, über Spiritualität in der Pflege nachzudenken. Ich kann nicht aus einem Lehrbuch für Pflegekräfte etwas über den Islam erfahren, sondern nur von meinem Patienten, der Muslim ist und mich vor seinem Tod bittet, sein Gesicht nach rechts, also gen Mekka, zu wenden. Oder von seiner Familie, einem unaufhörlichen Strom von Menschen, die ihn besuchen, und seiner offensichtlichen Freude, sie zu sehen, obwohl er Schmerzen hat. Ich erfahre, dass seine Familie mehr auf den Willen Gottes vertraut als auf die Worte der Ärzte und dass Gespräche über das Beenden der Pflege, über ihren Rückzug, immer die schwierigsten sind, egal welcher Religion man angehört.

Meine Erfahrungen mit den Zeugen Jehovas sind besonders hart. Eine junge Mutter in der Notaufnahme ist dabei zu verbluten. Trotzdem verweigert sie das Blut, das sie retten würde, und wir sind gezwungen, sie wegen ihres Glaubens sterben zu lassen. Das Ausmaß an Respekt, das eine Pflegekraft zuweilen für den Glauben eines Patienten aufbringen muss, kann dessen Tod zur Folge haben. Die Pflege eines Menschen wird – mit Recht – zunehmend ganzheitlich gesehen, doch manchmal bringt die Rücksicht auf die Seele eines Menschen mit sich, dass sein Körper stirbt.

Als meine Tochter fünf Monate alt ist, kehre ich zu meinem Dienst auf der Kinderintensivstation zurück. Ihr Dad bringt sie in die Kita, wenn diese um acht Uhr morgens öffnet. Ich selbst bin schon seit sechs Uhr dreißig unterwegs, hole die Kleine aber um sechs Uhr abends dort ab. Bei dem Gedanken, nicht bei ihr zu sein, wache ich jede Nacht schweißgebadet auf, doch ein Kind zu haben, macht einen anderen Menschen aus mir. Ich nehme kleine Dinge wahr, die eine große Rolle spielen. Die Trauerbegleiterin auf der Station war für mich schon immer wichtig, doch dann wird sie plötzlich lebenswichtig, und ich respektiere sie auf eine Art, die schwer in Worte zu fassen ist. Sie hat selbst Kinder und verbringt den ganzen Tag damit, Familien zu helfen, die ihre eigenen Kinder verlieren oder sie bereits verloren haben. Sie hilft auch dem Personal, von auszubildenden Krankenschwestern wie Savi, die ihren Gefühlen im Krankenzimmer freien Lauf lassen, bis hin zu den Fachärzten, die sich völlig abschotten. Sie ist eine hervorragende

Übersetzerin: »Was der Arzt damit sagen will, ist, dass wir für Sarah nichts mehr tun können. Was er in Wirklichkeit meint, ist, dass wir den Körper Ihres Kindes nicht retten können. Er hat sein Bestes versucht. Das haben wir alle getan. Aber etwas anderes können wir trotzdem noch tun. Für Sie und für Sarah. Ich bin da, und ich werde weiter für Sie da sein, und in den nächsten Tagen werden wir Erinnerungen sammeln. Wir werden dafür sorgen, dass Sarah keine Schmerzen mehr hat, sondern Ruhe und Frieden; und Sie werden sie im Arm halten können und hier sein, bevor sie stirbt und auch danach. Ich werde Ihnen zur Seite stehen, ich bin für Sie da.«

Wir alle werden eines Tages in einer Leichenhalle enden, doch ist dieser Ort für die meisten Menschen etwas Unvorstellbares. Bei meinem ersten Besuch dort hielt ich den Atem an, ging durch mehrere Türen und stand schließlich vor einer Reihe von weißen Kühlschränken. Die weißen Neonröhren, die weißen Kühlschränke und die weißen Wände ließen alles kalt und unwirklich erscheinen. Zu klinisch. Das Gegenteil von Natur. Es roch nach gar nichts – jedenfalls nach nichts, wonach es normalerweise im Krankenhaus riecht: Chlor, Schweiß, Blut, Jasmin, Urin, Aftershave, Lavendel-Handcreme, Pfefferminzbonbons, Zigarettenrauch im ungewaschenen Haar, Desinfektionsmitteln, Kot. Die Leichenhalle ist geruchlos. Es ist der nüchternste Ort, den man sich vorstellen kann. Wenn es tatsächlich Geister gibt, machen sie einen großen Bogen um Leichenhallen. Es gibt dort im wahrsten Sinne des Wortes kein Leben. Nur ein Nichts. »Jetzt sind wir hier«, erklärt mir ein Techniker, der hier arbeitet, bei meinem ersten Besuch, »und im nächsten Augenblick sind wir schon verschwunden.«

Wie man einen verstorbenen Patienten in die Leichenhalle bringt, variiert von Krankenhaus zu Krankenhaus, doch der Prozess verläuft ungefähr so: Die Pflegekräfte müssen die Leiche auf eine Trage heben, wenn sie sie nicht einfach in den Kühlschrank schieben können. Anschließend wird sie etikettiert und dokumentiert, dann wird der Kühlschrank geschlossen. Für übergewichtige Patienten – von denen es immer mehr gibt – sind spezielle begehbare Kühlschränke vorhanden, sodass man sie nicht heben muss. Für Babys gibt es einen kleineren Sonderbereich, und meistens werden sie von ihren Krankenschwestern oder Hebammen dorthin gebracht. Verstirbt der Fötus vor der vierundzwanzigsten Woche, wird sein Tod nicht registriert. »Wie sollen wir trauern – wir haben ja nicht einmal eine Todesurkunde?«

Ich bin nicht mehr so überempfindlich wie früher, was diese Dinge angeht. Ich habe mich an Leben und Tod gewöhnt und an alles, was dazwischen liegt. Trotzdem ist es schwer, die kalte Haut einer Leiche, die aus dem Kühlschrank der Leichenhalle geholt wird, zu beschreiben oder zu vergessen. Der Tod hat seine Phasen – wie das Leben –, und wenn man eine Leiche aus dem Kühlschrank der Leichenhalle holt, weil die Familie sie noch einmal sehen will, für die Beerdigung, die Einäscherung oder (wie es in Krankenhäusern häufig der Fall ist) für eine Obduktion, hat der Körper nur noch wenig Ähnlichkeit mit dem Menschen, der ihn früher bewohnte. Das Gesicht verändert sich; die Haut wechselt die Farbe. Der Körper wird kleiner und wächsern.

Die Leichenhalle ist aber auch der Ort, an dem ich furchtlose Liebe aus nächster Nähe gesehen habe. Einmal liegt eine schreckliche Woche hinter mir, in der mir die Sorgen über den Kopf wachsen. Weil ich als NHS-Pflegerin so schlecht bezahlt werde, weil ich meine Rechnungen nicht bezahlen kann, weil der Wagen nicht anspringt. Ich habe Kinder, die frieren und Halsschmerzen haben, und trotzdem habe ich sie in die Kita und in die Schule gebracht, vollgepumpt mit Paracetamol und Nurofen, und erwarte jeden Moment einen besorgten Telefonanruf mit der Bitte, sie abzuholen – ein Ding der Unmöglichkeit für eine Stationsleiterin, die ich inzwischen bin, mit einer vollen Schicht.

Zwischendrin begleite ich eine Mutter, die ihren toten Sohn sehen will. Ich erinnere mich, wie sie neben mir zittert, als wir den Raum betreten. Zachary liegt in ein weiches Leichentuch gehüllt in einem Sarg auf einem Wagen. Ich weiß noch, dass mir ein Satz durch den Kopf schießt: Wie egoistisch und klein sind doch deine Sorgen. Der Raum ist winzig und liegt direkt neben der Leichenhalle. Die Mutter beugt sich über ihr Kind und flüstert ihm etwas ins Ohr, das ich nicht hören kann. Es ist ein sehr privater Augenblick, und ich halte so viel Abstand, wie es in dieser Enge möglich ist. Doch dann tritt sie ein paar Schritte zurück, nimmt meine Hand und zieht mich neben sich. Sie weint nicht. Sie betrachtet ihren Sohn nur und fährt mit dem Daumen über den Rand seines Gesichts. Zachary sieht kleiner aus als vorher, und seine warme, dunkle Haut ist plötzlich glanzlos. Ich kenne ihn gut. Ich habe ihn monatelang gepflegt und mich in den letzten Tagen auf seinen Tod vorbereitet. Auf

Anregung der Trauerbegleiterin haben wir ihm, als er im Sterben lag, eine Haarlocke abgeschnitten und seinen Fuß mit goldener Farbe angemalt. Davon habe ich dann einen Abdruck gemacht. Ich habe Zachary zusammen mit seiner Mutter fotografiert und ihm rund um die Uhr seine Lieblingsmusik vorgespielt.

»Du siehst jetzt friedlich aus, mein Kleiner. Keine Schmerzen mehr. Keine OPs mehr. Keine Krankenhäuser mehr.« Sie merkt, dass ich weine und zittere. Sie zieht seine Decke zurück und streicht mit der Hand über seinen Körper, seinen Bauch, seine Knie und Füße. »Haben Sie Kinder? Ich habe Sie nie gefragt.«

Ich nicke und versuche, nicht laut zu schluchzen. Mein eisiges Herz bricht.

Sie senkt eine lange Zeit den Blick, berührt die Sohle seines Fußes, an dem noch Reste der goldenen Farbe schimmern. »Dann sind wir beide gesegnet.«

13
Und des Kindes Leib ward warm

Unterschätzen Sie nie die Fähigkeiten
eines menschlichen Wesens,
das sich etwas vorgenommen hat.

Edna Adan Ismail

Es ist mein letzter Tag als Pflegerin, und wieder gehe ich über die Brücke auf das Krankenhaus zu und betrachte dabei das Wasser, dessen Farbe grün, blau und grau changiert. Ich lasse die Farben nicht aus dem Blick. Ich bin jetzt vierzig und habe keine Ähnlichkeit mehr mit dem dünnen Mädchen, das sich eine Muschel ans Ohr hielt. Aber die Pflege hat mir geholfen, genau hinzuhören, und am Ende höre ich alles und nichts – gleichzeitig. Mein Schatten hat geänderte Zacken und tanzt noch immer.

Am liebsten würde ich die Zeit ausdehnen, um jede Sekunde meiner allerletzten Schicht auszukosten. Doch sobald ich in mein Büro komme, piepst der Alarm. Ich renne los und erfahre, dass ein Patient unerwartet auf dem Transport verstorben ist. Eine Krankenschwester, die ich nicht kenne, sitzt rittlings auf seinem großen Körper und drückt rhythmisch auf seinen Brustkorb, so fest sie kann. Sie wird ihm die Rippen brechen. Ein großer Schweißfleck erscheint auf dem Oberteil ihres Kittels, wie ein V-Ausschnitt, weitere sichelförmige Flecken unter den Achseln. Meine Kollegin Xuan kniet auf der Seite des Patienten, schiebt ihren hin- und herbaumelnden Ausweis auf den Rücken, öffnet den tragbaren Defi, und der knallrote Kasten fängt an zu sprechen, sobald sie den Deckel aufklappt.

»Kleben Sie die Pads auf die Brust des Patienten.«

»Verbinden Sie die Kabel der Pads neben dem Blinklicht mit dem Gerät.«

»Analyse läuft«

»Schock empfohlen.«

»Halten Sie Abstand.«

Xuan redet über das Gerät hinweg. Sie weiß, dass die Leute Maschinen ohnehin nicht zuhören. »Kommen Sie runter von der Brust – das Gerät führt eine Analyse durch. Okay, und jetzt halten Sie Abstand, wir müssen den Schock auslösen. Sauerstoff abziehen, Leute abziehen.« Während sie spricht, lässt sie den Patienten nicht aus den Augen, hebt die Hand und sorgt mit ihrem Körper und ihrer Stimme dafür, dass keiner ihrer Kollegen mit der Elektrizität in Berührung kommt. Es ist noch nicht lange her, dass in einem Londoner Unterrichtskrankenhaus eine Krankenschwester versehentlich einer anderen einen Stromstoß versetzt hat. Theoretisch besteht die Gefahr, dass jemand, der den Patienten berührt, wenn der Schock ausgelöst wird, oder auch nur einen Beutel mit Flüssigkeit, der an ihm befestigt ist, einen Herzstillstand erleidet.

Vertrauen zu Fremden ist das Wichtigste in einem medizinischen Notfall, für Patienten ebenso wie für das Personal. Die Geschichte des Wortes »Vertrauen« hat viel gemein mit den Prinzipien der Pflege. Seine Wurzeln reichen über das mittelenglische *protection* bis hin zu einem altnordischen Ausdruck für »Hilfe« und dem holländischen Wort für »Trost« oder »Geborgenheit«. Patienten müssen ihren Pflegern vertrauen, Pfleger müssen sich gegenseitig und den Ärzten vertrauen. Aber vor allem müssen sie sich auf ihre eigenen Fähigkeiten verlassen können, die eigenen Grenzen kennen, sich selbst kennen.

Nach jahrelanger Erfahrung kann ich in den meisten Fällen meinem Eindruck trauen. Ich vertraue darauf, dass ich alles – was immer *alles* hier bedeutet – schon einmal gesehen und über seine Bedeutung nachgedacht habe. Ich bin in der Lage, mich über Regeln hinwegzusetzen (wie Patricia Benner sagt, »verlässt sich die erfahrene Pflegekraft nicht mehr auf Prinzipien, Regeln oder Leitlinien, um Situationen einzuschätzen und Maßnahmen zu treffen«), vor allem aber kann ich mich auf mein Bauchgefühl verlassen. Ich traue mir selbst – dieser Stimme. Doch mein Job verlangt mehr als das. Ich muss dasselbe Ausmaß an Vertrauen auch völlig fremden Menschen entgegenbringen können.

Viele Angehörige eines Reanimationsteams sind sich noch nie begegnet, bis sie bei einem Notfall aufeinandertreffen. Der European Resuscitation Council, der sich wissenschaftlich mit Reanimation beschäftigt, empfiehlt, dass sich die Notfallmannschaften im Krankenhaus vor einer Schicht zusammensetzen, damit man weiß, von welchem Grad an Erfahrung man bei den Kollegen ausgehen kann und die Aufgaben entsprechend verteilt. Bei einem Herzstillstand müssen verschiedene Rollen übernommen werden. Teamleiter stehen am Fußende des Betts und beaufsichtigen ihre Kollegen, die Herzmassage, die Defibrillation, den Datenschreiber und die Medikamente. Doch in großen Krankenhäusern, in denen sich ständig alles Mögliche verändert, wo Angestellte Vollzeitjobs haben und zusätzlich zu Notfällen wie einem Herzstillstand gerufen werden, sind solche vorherigen Absprachen eher die Ausnahme. Vertrauen ist alles, aber Instinkt und Erfahrung erlauben ein rasches Urteil über die jeweiligen Fähigkeiten der Kollegen. Ein junger Arzt, der die Hände in den Taschen hat, ist nicht unbedingt arrogant, sondern möglicherweise zu Tode erschrocken. Einer Fachärztin, die den Puls eines Patienten am Handgelenk misst statt an einer größeren Arterie und dann irgendwelche Anordnungen gibt, kann man überhaupt nicht vertrauen. Normalerweise merkt sie selbst ziemlich schnell, dass sie keine Ahnung hat, und verzieht sich. Ein Anästhesist, der am Kopfende steht und sich um die Beatmung kümmert, ist vertrauenswürdig und fast immer hervorragend. Und einem besonnenen Arzt (oder Pfleger), der nicht herumbrüllt, sondern ruhig am Fußende steht und sich die ganze Szene ansieht, sich trotz der Dringlichkeit der Situation vorstellt, die anderen begrüßt und nach ihren Namen fragt, kann man am allermeisten vertrauen. Die besten und erfahrensten Ärzte, mit denen ich je zusammengearbeitet habe, sind mit Sicherheit auch die gelassensten und neigen dazu, in Situationen, in denen es um Leben und Tod geht, noch mehr Ruhe auszustrahlen.

Ich sehe zu, wie ein erfahrener Facharzt einen jüngeren Kollegen ins offene Messer rennen lässt, ohne einzugreifen.

Er weiß, dass er dessen Fehler später wieder ausbügeln kann, aber auch, dass der junge Arzt ohne diesen Fehler nichts lernen würde. Diesem Facharzt würde ich mein Leben anvertrauen – oder das meiner Kinder. Als Ärzte und Pfleger bewegen wir uns gefährlich nahe am Abgrund, wenn wir jüngeren Kollegen oder Mitarbeitern zu lange Zeit lassen, eine Vene zu finden oder den Beatmungsbeutel richtig anzulegen, während die Brust des Patienten sich nicht bewegt, kein Sauerstoff seine Lunge und damit sein Gehirn erreicht, während wir ruhig die Hände der auszubildenden Krankenschwester oder des jungen Arztes auf dem Gesicht des Patienten korrigieren. Es ist das Vertrauen in uns selbst, das uns befähigt, am Rand des Abgrunds entlangzubalancieren und zu wissen, an welchem Punkt wir eingreifen müssen, damit der Patient nicht stirbt oder zumindest nicht schneller stirbt als ohne uns.

Der Patiententransportbereich ist voll, obwohl eine Hilfskraft einen Wandschirm aufgetrieben und behelfsmäßig um das Team aufgestellt hat, das sich bei dem Patienten versammelt hat. Eine Hilfskraft aus einer anderen Abteilung ist aufgetaucht und schiebt die Patienten hinaus, die in Rollstühlen auf ihren Transport warten. »Das müssen Sie nicht mit ansehen«, sagt sie.

Xuan zählt dreißig Kompressionen, zwei Beatmungen. Zweifellos singt sie im Kopf einen Song von Lady Gaga, um im Takt zu bleiben. »Nelly The Elephant« gilt inzwischen als zu langsam.

Einer der Patienten im Wartebereich filmt mit seinem Smartphone, ein anderer beschwert sich, dass er schon seit vierzig Minuten auf ein Taxi wartet. Die Menschen scheinen immun gegen solche katastrophalen Ereignisse direkt vor ihrer Nase zu sein. Das ist neu – etwas, das mir erst seit etwa fünf Jahren auffällt.

Als der Piepser in Xuans Tasche Alarm gibt, übernimmt sie die Herzmassage, und jetzt ist sie diejenige, die schwitzt.

»Teilt das Team auf«, sagt sie, denn sie weiß, dass der Notruf ebenso gut eine Ohnmacht in der Phlebologie, einen Herzanfall in der Notaufnahme oder einen Angehörigen meinen kann, der eine stark allergische Reaktion auf Erdnüsse hat. Es könnte der Notruf für einen der fünf Reanimationsteams sein, mit denen ich zu tun habe: Erwachsene, Kinder, Geburt, Säugling oder Trauma. Ich nehme meinen Pager und renne los. Wie sich herausstellt, handelt es sich um einen Chefarzt, der im Aufzug zusammengebrochen ist. Es sind genügend Kollegen in der Nähe, die ihn stabilisieren und auf die kardiologische Station bringen können. Später erfahre ich, dass er überlebt hat.

»Es scheint dich zu überraschen«, sagt Xuan.

»Nichts gegen deine ausgezeichneten Thoraxkompressionen, aber so etwas ist wirklich selten.«

Die Überlebensrate bei Herzstillstand in Großbritannien beträgt innerhalb einer Klinik weniger als 20 Prozent, außerklinisch zehn Prozent (in Deutschland sind die Zahlen vergleichbar). Bei einer allmählichen Verschlechterung des Allgemeinzustands und anderen Begleiterkrankungen ist die Chance auf ein – vor allem neurologisch intaktes – Überleben nach einem Herzstillstand in einem Krankenhaus geradezu unterirdisch schlecht. Und trotz aller Fortschritte in puncto Technik und Ausbildung scheinen sich die Zahlen nicht besonders zu verbessern. Es sieht so aus, als wäre unsere Zeit eines Tages einfach vorbei, egal was wir dagegen unternehmen. Kinder haben noch geringere Chancen. Wenn die Herztöne runtergehen – man erkennt es an der Nulllinie im EKG – oder zu flach sind, liegt ihre Überlebenschance bei gerade mal fünf Prozent. Doch von diesen fünf Prozent wird nur ein Prozent keine irreparablen Hirnschädigungen davontragen.

In einem Casino in Las Vegas hingegen haben Menschen, die einen Herzstillstand erleiden, eine Überlebenschance von 75 Prozent. Dafür gibt es eine ganze Reihe von Hypothesen. Den Menschen geht es generell gut (das würden Sie nicht glauben, wenn Sie schon einmal ein Casino in Las Vegas besucht und Leute gesehen haben, die an Brustschmerzen leiden und trotzdem in die Ferien fahren), das Personal ist darin geschult, Thoraxkompressionen auszuführen, und ihr Job ist davon abhängig, dass sie alle vier Monate einer Auffrischung ihrer Fähigkeiten zustimmen. Außerdem werden die Gäste ständig überwacht, um Betrügereien auszuschließen, sodass ein Kollaps schnell entdeckt und sofort behandelt werden kann, notfalls mit Schocks. Außerdem wird der Raumluft in den Casinos zusätzlich Sauerstoff beigemischt, um alle wach zu halten – das haben mir meine Kollegen jedenfalls erzählt.

Die meisten Reanimationsexperten sind der Ansicht, dass die Qualität der Thoraxkompressionen entscheidend ist, ob jemand einen Herzstillstand überlebt. Es hat einen Grund, warum das Personal in Las Vegas alle vier Monate ein Auffrischungstraining besuchen muss – Forscher haben festgestellt, dass wir nach diesem Zeitraum vieles schon wieder vergessen haben. In Krankenhäusern bekommen die Pflegekräfte einmal im Jahr einen Grundkurs in lebensrettenden Maßnahmen, manchmal auch nur alle zwei und in manchen Häusern sogar nur alle drei Jahre. Es spart nun mal Geld, und auch, Kindern in unseren Schulen keine entsprechende Ausbildung für lebensrettende Maßnahmen im Fall eines Herzstillstands anzubieten, obgleich in Skandinavien, wo solche Kurse üblich sind, die Überlebensrate für Opfer von außerklinischen Kreislaufstillständen 30 Prozent beträgt. Vielleicht würden regelmäßigere Kurse diese Zahlen verbessern. Mehr Geld. Der Preis für die Rettung von Menschenleben.

Der Mann im Patiententransportbereich hat wie der Chefarzt Glück gehabt. Xuan erzählt mir die Einzelheiten am Ende der Schicht, während sie sich hinter dem behelfsmäßigen Wandschirm in unserem heruntergekommenen Büro umzieht. Ich erhasche einen Blick auf ihre Tätowierung, als sie den Kopf seitlich hinter dem Schirm herausstreckt. Genau in diesem Moment piepst der Pager.

»Ich gehe, dann kannst du die Übergabe machen«, sage ich und renne los, am Archiv vorbei und die Treppe hinunter, immer zwei Stufen auf einmal. Ich bin außer Atem, als ich an der ambulanten Kinderstation vorbeilaufe, wo ein kleiner Junge mit einer dicken Brille seine Nase an die Glasscheibe drückt. Ich renne an der Augenklinik und dem Geruch nach Raumspray vorbei, an der Kardiologie, wo die Geräte an der Wand aufgereiht stehen und ein Mann in

Jeans und dickem Pullover den Gang entlangschlurft, der genauso aussieht wie mein Dad.

Ich sehe ihn überall. Lange Zeit tue ich nur so, als wäre ich lebendig. In Wirklichkeit liege ich auf einem OP-Tisch – irgendwo zwischen zwei Welten. Aber die Zeit verfliegt, Gladys hatte recht. Aus Tagen werden Wochen, Monate und Jahre, während die Kinder und ich eine entsetzliche Zeit durchmachen. Aber meine Arbeit und die Kinder schenken mir Trost. Gelegentlich fließt das Blut aus der Nabelschnur in beide Richtungen. Und letzten Endes folgt nach der Nacht unweigerlich wieder der Tag.

Ich hole tief Luft, als ich an den psychiatrischen Abteilungen und an der Station vorbeikomme, auf der chronisch Kranke beatmet werden müssen, und weiter an der stetig wachsenden Station für Privatpatienten und der für Demenzkranke, an der Stroke Unit für Schlaganfallpatienten, der Station für plastische Chirurgie, dem Verbrennungszentrum, der Kardiologie, der neurologischen Intensivstation, der Abteilung für Geschlechtskrankheiten und der Brustkrebsklinik. Ich passiere die Labors und den OP-Saal der Zahnklinik. Unter mir befindet sich die Leichenhalle und über mir die geburtshilfliche Abteilung. Alles verschwimmt. Ich höre ein Baby schreien.

Der Piepser lotst mich zu einem Parkplatz vor der Notaufnahme, wo die Krankenwagen bereits Schlange stehen und Sanitäter Patienten versorgen, die zu krank sind, um ins Krankenhaus verlegt zu werden, oder im Sterben liegen.

Um jedes Krankenhaus zieht sich eine unsichtbare Linie. Innerhalb dieser Grenze kann das interne Reanimationsteam agieren, außerhalb davon muss ein Krankenwagen gerufen werden. Der krankenhauseigene Parkplatz liegt im Innern dieses Bereichs, obwohl der Patient sich außerhalb der Linie befand, als er in einem Bus saß und einen Herzstillstand erlitt. Es hat meinen Kollegen nicht an dem Versuch gehindert, ihn zu reanimieren. »Was sollte ich denn machen? Acht oder zwanzig Minuten auf den Krankenwagen warten? Bis dahin wäre der Mann mit Sicherheit hirntot gewesen.« Die Vorschriften hindern Pfleger und Ärzte nicht daran, auf einen Terroristen zuzulaufen.

Ich komme auf dem Parkplatz an und entdecke ein schwarzes Taxi, dessen Fahrer kupferfarbene Haut hat. Er ist ausgestiegen und deutet mit fahlem Gesicht auf die offene Tür. Eine Frau in den Wehen. Die Beine sind so dick wie Baumstämme. Meine Kollegin, eine Notfallpflegerin namens Beatte, hat ihre Hand ausgestreckt, ohne Handschuhe, und versucht das Baby aufzufangen, das bereits Anstalten macht herauszuflutschen. »Schnell, hilf mir!«

»Ich will keinen Ärger.« Der Taxifahrer steht hinter mir. Sein Taxameter läuft weiter. Alles ist voller Blut und Kot.

Die Frau hat die Augen geschlossen und stöhnt auf eine unmenschliche Art, die ich kenne. Sie ächzt. Dann folgt ein Geräusch, das sich anhört wie ein Auto, das über ein großes Schlagloch holpert. Ein hörbarer Aufprall.

»Wie heißen Sie?«, frage ich. Aber sie ist ganz woanders. Ich drehe mich zu Beatte um.

»Das ist Priscilla«, antwortet sie. »Die Hilfskräfte bringen gleich Decken, wir brauchen sie dringend.« Ihre Stimme klingt halb erstickt. Sie ist keine Hebamme. Ich auch nicht. Geburten liegen weit außerhalb unserer Erfahrung. Alles Mögliche kann passieren.

Ich sehe den Taxifahrer an. »Geben Sie mir Ihre Jacke.« Er zieht sie aus, und ich schiebe sie unter die Hände meiner Kollegin, die inzwischen völlig mit Kot beschmiert sind. Das Baby plumpst heraus, ganz ruhig. Priscilla schreit. Menschen scharen sich um uns. Eine Sekunde sehe ich auf. Das ganze Leben konzentriert sich hier, auf diesem Parkplatz, in diesem Krankenhaus. Leute aus allen Teilen der Welt: verletzlich, schwach und menschlich. Wir sind lebendige Geschichte.

Ein junger kahlköpfiger Mann kommt zu uns herüber, im Schlepptau sein Infusionsständer. Er trägt einen Pyjama. Aus seiner Brust, die so dünn ist, dass seine Rippen aussehen wie ein Xylophon, lugt ein Katheter. »Brauchen Sie Hilfe?«, fragt er.

»Es ist ein Baby«, ruft der Taxifahrer. »Ein Baby.«

Und dann stößt dieses Baby einen wunderbaren Schrei aus und verwandelt sich von einem leblosen Ding in ein atmendes Etwas. Die Decken werden gebracht. Ich untersuche das winzige Mädchen, Hautfarbe, Puls und Haltung, horche mit der kleinen Seite meines Stethoskops das kräftig schlagende Herz ab. Ein perfekter, schneller Rhythmus. Sie rennt aufs Leben zu. Ich reiche sie ihrer Mutter. »Herzlichen Glückwunsch zu Ihrer Tochter!«

Sie richtet sich ein bisschen auf, zwischen den Beinen, es ist nicht zu übersehen, eine einzige blutige Schweinerei. Die Nabelschnur ist noch nicht durchtrennt, ihr ganzer Körper zittert. Sie lacht und betrachtet ihr Baby, dann sieht sie zu dem Taxifahrer auf. »Gott ist groß.«

Wir finden einen Rollstuhl, helfen Priscilla und dem Baby aus dem Taxi auf den Sitz und breiten die Decken über die beiden. Noch nie habe ich eine Frau so strahlen sehen. Ich gehe neben ihnen her, während Beatte den Rollstuhl schiebt. Das Baby sieht genauso aus wie seine Mum; seine Augen sind größer als der Himmel.

Und wieder piepst der Pager los. »Trauma-Alarm, Notaufnahme.«

»Ich laufe schon mal vor.« Ich lächle Priscilla zu, aber sie ist zu sehr damit beschäftigt, ihre kleine Tochter zu bewundern, um mich zu beachten. Und genauso muss es sein.

Ich renne. Mein Herz rennt auch, noch schneller. Die Notaufnahme ist furchterregend. Sie erinnert uns daran, wie verletzlich das Leben ist. Und was könnte furchterregender sein als das? Die Notaufnahme zeigt uns, wie klein wir sind: Trotz aller Anstrengungen können wir nicht voraussagen, wer seinen Mann verlieren, wer einen Herzinfarkt oder einen Schlaganfall erleiden, wer ein Kind mit einem schweren Herzfehler zur Welt bringen, ein neugeborenes Baby wegen einer Infektion verlieren oder zu früh gebären wird. Wir können nicht vorhersehen, wer von uns eine lebenslange psychische Krankheit bekommt oder Selbstmord begeht. Wir haben keine Ahnung, wer von uns seine Kinder missbraucht. Wir können nicht wissen, ob wir jemanden brauchen werden, der unser Bettzeug wechselt, weil wir inkontinent sind, und wer dieser Jemand sein wird. Wir können nicht sagen, wer Diabetes, Asthma oder eine Blutvergiftung bekommt oder bei einem Brand sein Leben verliert. Wir wissen nicht, wer an Krebs erkrankt oder wie der Wind weht.

Selbst jetzt habe ich noch immer Angst, wenn ich die Tür zur Notaufnahme aufstoße. Lassen Sie uns also gemeinsam gehen. Ich hole tief Luft. Wenn Sie bei mir sind, ist alles erträglich. Nehmen Sie meine Hand. Halten Sie sie fest. Öffnen wir die Tür und sehen uns an, was immer da los ist, treten wir dem Grauen und der Schönheit des Lebens entgegen. Lassen Sie uns wirklich leben. Solange wir zusammenhalten, werden unsere Hände nicht zittern.

Dank

Mit Dank an die Champions der Menschlichkeit: Sophie Lambert, Juliet Brooke und Clara Farmer.

Anna Stein, Emma Finn, Alexandra McNicoll, Alexander Cochran, Jake Smith-Bosanquet und das Team der C+W Agency; Charlotte Humphery, Suzanne Dean, Chloe Healy, Fran Owen Mari Yamazaki, Sophie Mitchell und die Chatto and Vintage Teams; Tim Duggan, Will Wolfslau und das Tim Duggan Books Team; Amy Black, Kristin Cochrane und Doubleday Canada; Lucas Telles und Intrinseca; Elise Noerholm und Lindhardt von Ringhof; Fleur d'Harcourt und Flammarion; Georg Reuchlein, Katharina Fokken und Goldmann; Emanuele Basile und Mondadori; Heleen Buth, Jacqueline de Jong, Lisanne Mathijssen und HarperCollins Holland; Gunn Reinertsen, Synnøve Tresselt und Aschehoug; Katarzyna Rudzka und Marginsey; Sara Wunderly Gomes und Penguin Random House, Portugal; Rosa Pérez und Plaza & Janes; Pema Maymo und Montse Armengol Díaz und Columna und Grup62; Elin Sennero, Sara Nystrom und Albert Bonniers; Tina Pan und Locus; Ekaterina Novak und Family Leisure Club Ukraine; Luke Speed, Rebecca Keane, Damien Timmer, Rachel Bennette, Suzanne O'Sullivan, Nathan Filer, Lewis Buxton, Nicola Fisher, Edmund Glynn, Simon und Anne Nadel, Russell Schechter, Jonathan Gibbs und die St Mary's

University, Sarah Chaney, Janet Davies und das Royal College of Nursing.

Ich bedanke mich bei Cheryl, der Pflegerin meines Vaters, und bei allen Pflegekräften und Ärzten, mit denen ich gearbeitet habe und die mir so viel über Leben, Tod und alles dazwischen beigebracht haben. Ihr seid meine Helden. Zu guter Letzt danke ich den unzähligen Patienten, mit denen ich im Lauf der Jahre zu tun hatte. Was für ein außerordentliches Privileg war es, Ihre Pflegerin zu sein.

Tag für Tag verlassen sich Tausende von Menschen auf die Fürsorge von Pflegekräften, Hebammen, Gesundheits- und Pflegeassistenten. Die RCN Foundation dient der Unterstützung solcher Experten. Sie sichert Pflegekräfte ab, wenn sie in eine Notlage geraten, und steht ihnen mit Rat und Tat zur Seite, bis sie ihr Leben wieder selbst in die Hand nehmen können. Sie investiert in die Zukunft der Pflege, finanziert Lehr- und Fortbildungskurse ebenso wie innovative, von Pflegern geleitete Projekte und hilft, die Gesundheit, das Wohlergehen der Öffentlichkeit zu verbessern.

Wenn Sie mit einer Spende an die RCN Foundation dazu beitragen wollen, Pflegekräfte zu unterstützen und ihre Position in der Gesellschaft zu stärken, besuchen Sie die Website: www.rcnfoundation.org.uk.

Um die ganze Welt des
GOLDMANN-*Sachbuch*-Programms
kennenzulernen, besuchen Sie uns doch
im Internet unter:

www.goldmann-verlag.de

Dort können Sie
nach weiteren interessanten Büchern *stöbern*,
Näheres über unsere *Autoren* erfahren,
in *Leseproben* blättern, alle *Termine* zu Lesungen und
Events finden und den *Newsletter* mit interessanten
Neuigkeiten, Gewinnspielen etc. abonnieren.

Ein *Gesamtverzeichnis* aller Goldmann Bücher finden
Sie dort ebenfalls.

Sehen Sie sich auch unsere *Videos* auf YouTube an und
werden Sie ein *Facebook*-Fan des Goldmann Verlags!

www.goldmann-verlag.de
www.facebook.com/goldmannverlag

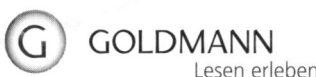

GOLDMANN
Lesen erleben